U0177278

卓越医生心血管创新教育丛书

总主编 李 妍

左心耳封堵
经典病例精析

· 名誉主编 韩雅玲 葛均波 袁祖贻 余江涛
· 主 编 李 妍 丁风华

西北大学出版社
·西安·

图书在版编目(CIP)数据

左心耳封堵经典病例精析/李妍,丁风华主编. — 西安:西北大学出版社,2023.11

(卓越医生心血管创新教育丛书/李妍总主编)

ISBN 978-7-5604-5235-7

Ⅰ. ①左… Ⅱ. ①李… ②丁… Ⅲ. ①心房纤颤-心脏外科手术-病案 Ⅳ. ①R541.7

中国国家版本馆 CIP 数据核字(2023)第 201888 号

左心耳封堵经典病例精析
ZUOXIN'ER FENGDU JINGDIAN BINGLI JINGXI

总 主 编	李 妍	
名誉主编	韩雅玲 葛均波 袁祖贻 余江涛	
主 编	李 妍 丁风华	
出版发行	西北大学出版社	
地 址	西安市太白北路 229 号	
邮 编	710069	
电 话	029-88303310 029-88302590	
网 址	http://nwupress.nwu.edu.cn	
电子邮箱	xdpress@nwu.edu.cn	
经 销	全国新华书店	
印 刷	陕西瑞升印务有限公司	
开 本	787mm×1092mm 1/16	
印 张	22	
字 数	500 千字	
版 次	2023 年 11 月第 1 版 2023 年 11 月第 1 次印刷	
书 号	ISBN 978-7-5604-5235-7	
定 价	200.00 元	

如有印装质量问题,请与本社联系调换,电话 029-88302966。

《左心耳封堵经典病例精析》

编撰委员会

名誉主编

韩雅玲　葛均波　袁祖贻　余江涛

主　编

李　妍　丁风华

副 主 编

马根山　王　斌　马文帅

编　者

（按姓氏笔画排序）

丁风华　上海交通大学医学院附属瑞金医院	张俊峰　上海交通大学医学院附属第九人民医院
马　超　空军军医大学唐都医院	张海鸽　空军军医大学唐都医院
马文帅　空军军医大学唐都医院	陈业群　汕头大学医学院第一附属医院
马根山　东南大学附属中大医院	金泽宁　首都医科大学附属北京天坛医院
王　彬　空军军医大学唐都医院	周　静　上海交通大学医学院附属第九人民医院
王　斌　汕头大学医学院第一附属医院	
卞小娟　空军军医大学唐都医院	周贤惠　新疆医科大学第一附属医院
方　舒　新疆维吾尔自治区人民医院	胡　浩　兰州大学第二医院
卢晓雷　兰州市西固区人民医院	胡　遵　湖南省人民医院
白宝宝　空军军医大学唐都医院	侯　颖　空军军医大学唐都医院
刘鹏云　空军军医大学唐都医院	姚　娟　新疆维吾尔自治区人民医院
汤雁玲　空军军医大学唐都医院	袁丽君　空军军医大学唐都医院
安　攀　空军军医大学唐都医院	贾若飞　首都医科大学附属北京天坛医院
孙　煌　昆明医科大学第一附属医院	殷　茜　空军军医大学唐都医院
李　妍　空军军医大学唐都医院	高　浩　新疆维吾尔自治区人民医院
李耀东　新疆医科大学第一附属医院	郭万刚　空军军医大学唐都医院
吴执茗　上海交通大学医学院附属瑞金医院	席小立　空军军医大学唐都医院
何　清　上海交通大学医学院附属第九人民医院	黄　珂　上海交通大学医学院附属瑞金医院
余　美　空军军医大学唐都医院	曾　迪　空军军医大学唐都医院
余阳阳　兰州大学第二医院	楚　轶　空军军医大学唐都医院
张广杰　兰州市西固区人民医院	潘宏伟　湖南省人民医院
张宇新　空军军医大学唐都医院	燕建锋　新疆维吾尔自治区人民医院
张盼盼　空军军医大学唐都医院	薛　凯　空军军医大学唐都医院

名誉主编

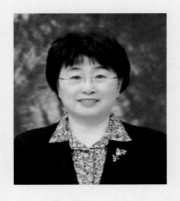

韩雅玲　北部战区总医院

中国工程院院士，主任医师，教授，专业技术少将军衔，博士研究生导师，著名心血管病专家。现任北部战区总医院全军心血管病研究所所长、心血管内科主任。兼任中华医学会心血管病学分会主任委员、中国医师协会全科医师心血管诊疗能力提升工作委员会主任委员、辽宁省医师协会会长、国家心血管中心专家委员会副主任委员兼冠心病质控中心专家委员会主任委员，《中华心血管病杂志》《临床军医杂志》、*Cardiovascular Discovery* 杂志主编等学术职务。

出版《左心耳封堵经典病例精析》，

推广左心耳封堵技术，

为房颤病人带来福祉！

北部战区总医院全军心血管病研究所

2023 年 5 月 1 日

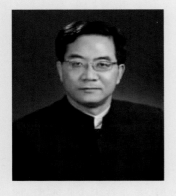

葛均波　复旦大学附属中山医院

中国科学院院士，主任医师，教授，博士研究生导师。现任复旦大学附属中山医院心内科主任、国家放射与治疗临床医学研究中心主任、中国心血管创新俱乐部创新学院院长、上海市心血管临床医学中心主任、上海市心血管病研究所所长、复旦大学生物医学研究院院长、复旦大学泛血管医学研究院院长、复旦大学泛血管基金理事长、教育部"心血管介入治疗技术与器械"工程研究中心主任。兼任中国医师协会心血管内科医师分会会长、中国心血管健康联盟主席、中国医学科学院学部委员、美国心血管造影和介入学会理事会理事、美国心脏病学会国际顾问、世界心脏联盟常务理事、世界华人心血管医师协会荣誉会长、美国哥伦比亚大学客座教授，*Cardiology Plus* 主编、*Herz* 副主编等学术职务。

我一直强调用新思想新理论武装头脑，用新技术新器械武装双手，左心耳封堵是预防房颤患者发生脑卒中的有力的新武器，越来越多的循证医学证据证实其有效性和安全性良好。本书通过38个精彩病例的细致入微的分析，对认识和提升左心耳封堵的技术技巧提供了重要帮助，相信广大医生一定能从中获益。

葛均波

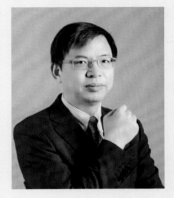

袁祖贻 西安交通大学医学院第一附属医院

主任医师，教授，博士研究生导师，国家杰出青年基金获得者。现任西安交通大学医学院第一附属医院心血管病医院院长。兼任中华医学会心血管病学分会常务委员兼动脉粥样硬化与冠心病学组组长、中国医师协会心血管内科医师分会副会长兼指南与共识工作组组长、中国老年医学学会心血管病分会副主任委员、国际动脉粥样硬化学会中国分会副主席、中国胸痛中心联盟副主席、陕西省医学会心血管内科专业委员会主任委员、陕西省胸痛中心联盟主席、陕西省心血管专科医师联盟主席，《中国动脉粥样硬化杂志》《中国分子心脏病学杂志》《中国介入心脏病学杂志》副主编等学术职务。

冠状动脉医生面临的房颤患者群是巨大的，房颤也可以是任何一种疾病的伴随疾病。因此越来越多的疾病会涉及到房颤如何管理和治疗。房颤左心耳封堵治疗是预防房颤带来危害的重要手段，越来越多的证据证实其良好的安全性、有效性。本书结合精彩病例，剖析细致、实战性强，是一本不可多得的心血管创新教育书籍。

袁祖贻

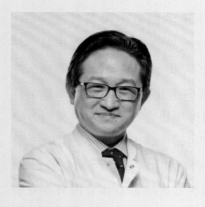

余江涛　德国科布伦茨和蒙塔鲍尔天主教联合医疗中心

主任医师,教授,博士研究生导师,德籍华裔心血管病临床医学专家,第五届"世界杰出华人医师霍英东奖"获得者。现任德国科布伦茨和蒙塔鲍尔天主教联合医疗中心大内科及心脏内科医院(代理)院长、高级医师总主管、心导管室主任。兼任世界华人医师协会理事及世界华人心血管医师协会首届副会长、德国华人执业医师联合会主席、中国房颤中心联盟左心耳封堵工作委员会主任委员等学术职务。

健康社会，造福民众！
积极探索和大力推广左心耳封堵的理念和技术！

余江涛

主编简介

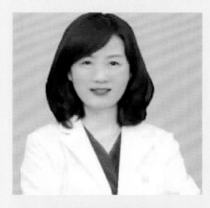

李　妍　空军军医大学唐都医院

主任医师，教授，博士研究生导师。欧洲心脏病学会 Fellow、美国心脏学会 Fellow、美国心血管造影及介入学会 Fellow、陕西省三秦英才科技创新领军人才、陕西省科技创新团队及重点产业链牵头人、空军高层次科技人才。现任空军军医大学唐都医院心血管内科主任。兼任国家卫生健康委员会首批介入培训导师、全军心血管分会常务委员、中国医师协会心血管分会委员、中华医学会心血管病学分会青年委员、美国心脏病学会委员、美国心血管造影和介入学会专家委员、陕西省心血管分会常务委员、陕西省医师协会心血管分会副主任委员、陕西省瓣膜联盟副主席、陕西省心血管代谢联盟共同主席，全球 ADR 技术带教导师、左心耳封堵带教导师、亚洲分叉俱乐部会员、亚太结构心脏病俱乐部黄金会员，中国慢性闭塞病变俱乐部会员、中国复杂冠脉病变俱乐部会员，《中华心血管病学》审稿人、《心脏杂志》常务编委、*JACC Cardiovasc Imag* 等国内外杂志编委等学术职务。

从事心血管病介入治疗 20 余年，临床经验丰富，擅长复杂危重冠心病、结构性心脏病介入治疗，率先开展多项临床新技术。

主持国家自然科学基金、科技支撑计划子课题、军队及省部级项目 19 项，获空军高层次科技人才资助。获中华医学会医学科学技术奖一等奖、军队医疗成果一等奖、中华医学会青年菁英奖、陕西省青年科技奖等荣誉。在 *Circulation*、*Diabetologia*、*Cell Death Differ* 等 SCI 收录杂志上发表学术论文 100 余篇。荣立个人三等功 1 次，获陕西省"三八红旗手"称号。享受全军优秀人才岗位津贴。

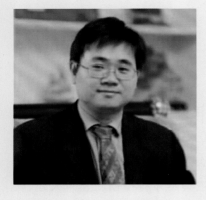

丁凤华　上海交通大学医学院附属瑞金医院

主任医师,硕士研究生导师。现为上海交通大学医学院附属瑞金医院心脏科主任医师、LAmbre 左心耳封堵器技术指导专家、LACbes 左心耳封堵器技术带教专家,拥有 WATCHMAN 和 WATCHMAN FLX 左心耳封堵全球带教资格。兼任中华医学会心血管病学分会精准心血管病学学组委员、中国医师协会心血管内科医师分会冠脉介入学组委员、中国医疗保健国际交流促进会难治性高血压与周围动脉疾病分会委员、中国房颤中心联盟左心耳封堵工作委员会委员、中国生物医学工程学会心律学分会左心耳封堵专家委员会委员、中国冠状动脉慢性闭塞病变介入治疗俱乐部会员、美国心脏病学会会员、上海医学会心血管病专科分会青年委员会副主任委员、上海医学会心血管病专科分会冠脉介入学组副组长、长三角心血管联盟心源性脑卒中防治专业委员会常务委员、上海卒中学会心血管内科分会常务委员,《中国介入心脏病杂志》青年委员会编委,*Cardiology Plus*、《介入放射学杂志》编委等学术职务。

主要从事冠心病和动脉粥样硬化发病机制研究和泛血管临床研究,擅长冠心病介入治疗和左心耳封堵,以及先天性心脏病、外周血管疾病的介入治疗。

主持国家自然科学基金 3 项、上海市科学技术委员会课题 2 项、上海市卫生健康委员会课题 1 项、上海交通大学医工交叉重点课题 1 项、上海交通大学医学院双百人课题 1 项。获上海医学科技奖二等奖、上海市科学技术奖二等奖和教育部高等学校科学研究优秀成果奖(科学技术)二等奖。担任主编,撰写著作 1 部,担任副主编,撰写著作 3 部,参与编写医学专著 8 部。发表学术论文 40 余篇,其中以第一或通讯作者在 SCI 收录杂志上发表论文 20 余篇。

心房颤动（简称房颤）是临床上较常见的快速性心律失常之一。最新的流行病学调查结果显示，目前我国约有 2000 万房颤患者，且其发病率随着年龄增加（每 10 岁）而成倍增长。房颤主要的危害是由左心房血栓造成的脑卒中和体循环栓塞。非瓣膜性房颤患者缺血性卒中的年发生率约为 5%，是无房颤患者的 2～7 倍。各类血栓事件显著增加了病死率及致残率，给社会和患者家庭带来了沉重负担。因而，减少血栓形成对于改善房颤患者预后而言至关重要，主要措施包括长期口服抗凝药物治疗和实施左心耳封堵术（LAAC）。

左心耳封堵治疗作为一项近 20 年发展起来的诊疗技术，截至目前，已被多起循证医学证据证明其预防缺血性卒中的效果不劣于甚至优于口服抗凝药物治疗，在临床有效性和安全性上的优异表现使得其受到越来越多专家同行的青睐。从 PROTECT AF 和PREVAIL 两项随机对照研究到 EWOLUTION 等注册研究的中长期结果来看，左心耳封堵术都显示出了良好的诊疗效果。2019 年，我国就左心耳封堵治疗发布了"纲领性文件"——《中国左心耳封堵预防房颤卒中的专家共识》，对左心耳封堵及其相关技术在非瓣膜性房颤卒中预防中的应用进行了较为全面的说明；2023 年《ACC/AHA/ACCP/HRS 心房颤动诊断和管理指南》对 CHA2DS2－VASc 评分≥2 分且有长期 OAC 禁忌证的患者即推荐实施左心耳封堵治疗，这也是继 2019 年《中国左心耳封堵预防房颤卒中的专家共识》中提出Ⅱa 推荐后首篇国外权威指南对左心耳封堵术给出Ⅱa 级推荐。这些重磅材料的发布无不证明左心耳封堵术作为一项具有革命性和颠覆性并跨越多个学科的导管微创心脏介入技术正在稳步走向成熟。

我国自 2012 年开始逐步开展左心耳封堵术治疗，十年发展、十年耕耘，广大的临床医师尤其是基层医生对于这项技术有了一定认识。中国人民解放军空军军医大学第二附属医院（空军军医大学唐都医院）心血管中心凭借其在房颤领域 40 余年的品牌和扎实的基础，在笔者的大力推动下，科室实现电生理、冠状动脉、结构性心脏病不同亚专业的医生共同联动，推进房颤新技术左心耳封堵的治疗。2020—2023 年，我中心完成 600 余台左心耳封堵手术，每年完成 150～200 台，积累了大量特殊复杂结构的左心耳病例的认识和治疗经验。同时结合自身的经验，梳理并形成了具有"唐都"特色的房颤"一站式"治疗、"ICE 指导下左心耳封堵5R5S 法"等，目前已经发展成为有 6 位左心耳封堵全球带教专家的大中心。

在临床应用过程中，笔者发现在左心耳封堵术推广应用方面仍存在诸多问题与困惑。为解决广大临床医师在学习左心耳封堵术中的困惑，缩短手术学习曲线，由笔者发起，在韩雅玲院士、葛均波院士、袁祖贻教授、余江涛教授的大力支持下，牵头成立国内首个冠状动脉-左心耳封堵术者菁英俱乐部，在开展区域培训的同时，邀请俱乐部成员单位共同参与撰写本书。本书重在贴近临床实战、细致剖析典型病例、快速传递临床实践中遇到的疑点和难点。本书作为"卓越医生心血管创新教育丛书"之一，分为上、下两篇，上篇围绕左心耳封堵治疗，从循证医学证据、围手术期管理、手术操作流程、术前影像评估、护理管理到术后随访等方面进行了全方位论述；下篇围绕涵盖八大类型左心耳形态的 38 例左心耳封堵经典病例，从术前评估、治疗策略、术中技巧到最后的要点精析，周密覆盖、细致剖析。相信这部实战性强的病例精析能带给读者不同的感受和收获。

由于编者水平所限，加上新病例、新技术、新方法的不断出现，书中难免存在瑕疵，敬请读者给予批评指正。

李妍

2023 年 10 月

目 录
CONTENTS

上篇

基础理论

JICHU LILUN

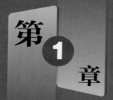

第1章 左心耳封堵医学循证

上海交通大学医学院附属瑞金医院　丁风华　黄　珂

早在1949年Madden等人首次在 *JAMA* 杂志上发表论文[1]，表示切除左心耳(left atrial appendage，LAA)能够预防心房颤动(atrial fibrillation，简称房颤，缩略词AF)相关血栓的形成，左心耳干预就开始被医者关注。但是在1952年，Leonard等人在 *N Eng J Med* 杂志上报道，由于左心耳切除术后并发症较多，建议放弃左心耳切除术式。1987年，Cox医生发明了外科迷宫术，旨在通过外科手段治疗房颤，在这项技术中经食管超声心动图(transesophageal echocardiography，TEE)被广泛应用于临床，左心耳干预就再一次被推到了房颤卒中预防的聚光灯下。1990年到1996年，有多项研究分别发表在 *J Am Coll Cardiol*、*Circulation*、*Stroke* 等知名杂志上，表明非瓣膜性房颤患者发生缺血性卒中事件，90%以上的血栓源自左心耳。

第一个经皮左心耳封堵装置(PLAATO，Appriva Medical Inc.)是一种经皮、经间隔自膨胀、球状镍钛合金笼，其左心房表面覆盖有封闭的聚四氟乙烯膜。尽管该设备于2001年首次置入人体后显示出可喜的结果，但由于财务问题，制造商停止了该设备的生产。

之后，WATCHMAN 和 AMPLATZER 心脏塞(ACP)及其随后的新一代 WATCHMAN FLX 和 Amulet 分别是使用最广泛的左心耳封堵术(left atrial appendage closure，LAAC)设备，具有较多的临床证据。值得关注的是，部分我国自主研发的左心耳封堵装置完成了临床研究并上市，例如 LAmbre、LACbes，还有数种我国自主研发的左心耳封堵装置正在研究或处在临床试验阶段。WATCHMAN 左心耳封堵器是目前循证医学最为充分、样本量最大、随访时间最长的封堵器。临床研究结果覆盖了随机对照研究、多中心注册研究、上市后真实世界注册研究等多种类型。其中基于2个重要的 RCT 研究，即 PROTECT AF 和 PREVAIL，美国食品药品监督管理局(Food and Drug Administration，FDA)于2015年批准其在美国上市[2]。

1.1 左心耳封堵与华法林比较

1.1.1 PROTECT AF

PROTECT AF 研究是首次正面对比 LAAC 与长期规律服用华法林在预防非瓣膜性

房颤患者发生卒中方面的安全性和有效性的研究。PROTECT AF 研究由梅奥医学中心牵头入选美国和欧洲 59 个中心的 707 例非瓣膜性房颤患者(CHADS2≥1 分),以 2:1 方式随机分配到 LAAC(皆使用 WATCHMAN 封堵器)组及口服华法林组,主要有效终点为卒中、心血管死亡及系统性栓塞的复合终点,主要的安全终点为大出血、器械栓塞和心包积液的复合终点。随访 18 个月共 1065 患者年的中期结果表明,LAAC 在有效终点方面不劣于华法林(3.0% vs 4.9%;$RR=0.62$,95% CI 0.35~1.25),但安全性终点发生率较高(7.4% vs 4.4%;$RR=1.69$,95% CI 1.01~3.19)(表 1.1)。该随访结果显示,LAAC 组在有效性上令人满意,但在安全性上较华法林差[2-4]。

但之后 PROTECT AF 研究 2.3 年共 1588 患者年的随访结果显示,在主要有效性事件方面,LAAC 组发生率低于华法林组(3.0% vs 4.3%;$RR=0.71$,95% CI 0.44~1.30),符合预先规定的非劣性标准;而在主要安全事件方面,对比华法林组,LAAC 组发生率较高(5.5% vs 3.6%;$RR=1.53$,95% CI 0.95~2.70)(表 1.2),但是 RR 优于 18 个月的随访结果,说明随着时间的推移,LAAC 患者的有效性和安全性获益均得到提高。而 PROTECT AF 研究 4 年的随访结果共计 2621 患者年于 2014 年也已发表在 JACC 杂志上,结果显示 LAAC 组主要有效性事件发生率不劣于对照组(2.3% vs3.8%;$RR=0.60$,95% CI 0.41~1.05)。虽在所有卒中事件方面,LAAC 组未显示明显获益,但在出血性卒中(0.2% vs 1.1%;$RR=0.15$,95% CI 0.03~0.49)和致残率方面显著获益(0.5% vs 1.2%;$RR=0.37$,95% CI 0.37~1.00)。在心血管死亡方面,LAAC 组也同样明显获益,相对于华法林组降低心血管死亡风险 60%(1.0% vs 2.4%;$RR=0.40$,95% CI 0.23~0.82)。在安全性方面,LAAC 组与华法林组的主要安全终点无统计学差异(表 1.3)。PROTECT AF 研究 4 年的随访结果也进一步证明了 LAAC 相比于华法林抗凝治疗的非劣性,同时也间接佐证了缺血性卒中的病理学,为非瓣膜性房颤患者预防卒中提供了新的治疗策略[4,5]。

在 PROTECT AF 18 个月随访过程中,暴露出早期 LAAC 并发症较多的问题,严重的心包积液、大出血、手术相关的缺血性卒中和器械栓塞分别为 4.8%、3.5%、1.1% 和 0.6%(表 1.4)。这说明 LAAC 有其学习曲线,随着术者经验的积累、器械的改进、术式的完善,手术的并发症将会明显降低。

表 1.1 PROTECT AF 有效终点及安全性终点 18 个月随访结果[1]

项目	干预组		对照组		率比(干预组/对照组[95% CI])	后验概率 %	
	事件/患者年	观察率(每100患者年的事件量[95% CI])	事件/患者年	观察率(每100患者年的事件量[95% CI])		非劣效	优效
意向治疗分析人群							
主要有效性终点	21/694.1	3.0(1.9~4.5)	18/370.8	4.9(2.8~7.1)	0.62(0.35~1.25)	>99.9	90.0
缺血性卒中	15/694.6	2.2(1.2~3.5)	6/372.3	1.6(0.6~3.0)	1.34(0.60~4.29)	71.8	20.1
心血管或不明原因死亡	5/708.4	0.7(0.2~1.5)	10/374.9	2.7(1.2~4.4)	0.26(0.08~0.77)	>99.9	99.3
出血性中风	1/708.4	0.1(0.0~0.5)	6/373.4	1.6(0.6~3.1)	0.09(0.00~0.45)	>99.9	99.8
系统性栓塞	2/707.8	0.3(0.0~0.8)	0/374.9	0.0	—	—	—
所有卒中	16/694.6	2.3(1.3~3.6)	12/370.8	3.2(1.6~5.2)	0.71(0.35~1.64)	99.3	76.9
全因死亡率	21/708.4	3.0(1.9~4.5)	18/374.9	4.8(2.8~7.1)	0.62(0.34~1.24)	>99.9	90.7
主要安全性终点	49/658.8	7.4(5.5~9.7)	16/364.2	4.4(2.5~6.7)	1.69(1.01~3.19)	—	—
成功治疗人群							
主要有效性终点	11/593.6	1.9(1.0~3.2)	17/370.2	4.6(2.6~6.8)	0.40(0.19~0.91)	>99.9	98.6
主要安全性终点	9/592.1	1.5(0.7~2.8)	16/363.6	4.4(2.5~6.7)	0.35(0.15~0.80)	—	—

表 1.2 PROTECT AF 有效性终点及安全性终点 2.3 年随访结果[2]

事件	器械组 (n=463)		华法林组 (n=244)		器械/华法林 率比(95%CI)	后验概率 %	
	事件/患者年	观察率[1]	事件/患者年	观察率		非劣效	优效
主要安全性终点[2]	39/1720.2	2.3(1.7~3.2)	34/900.8	3.8(2.5~4.9)	0.60(0.41~1.05)	>99	96
卒中	26/1720.7	1.5(1.0~2.2)	20/900.9	2.2(1.3~3.1)	0.68(0.42~1.37)	>99	83
缺血性事件	24/1720.8	1.4(0.9~2.1)	10/904.2	1.1(0.5~1.7)	1.26(0.72~3.28)	78	15
出血	3/1774.2	0.2(0.0~0.4)	10/916.2	1.1(0.5~1.8)	0.15(0.03~0.49)	>99	99
致残性卒中[3]	8/1771.3	0.5(0.2~0.8)	11/912.7	1.2(0.6~1.9)	0.37(0.15~1.00)	>99	98
非致残性卒中[3]	18/1723.7	1.0(0.7~1.7)	9/907.7	1.0(0.4~1.7)	1.05(0.54~2.80)	89	34
系统性栓塞	3/1773.6	0.2(0.0~0.4)	0/919.5	0.0	NA	—	—
心血管或不明原因死亡	17/1774.3	1.0(0.6~1.5)	22/919.4	2.4(1.4~3.4)	0.40(0.23~0.82)	>99	99
主要安全性终点[4]	60/1666.2	3.6(2.8~4.6)	27/878.2	3.1(2.0~4.3)	1.17(0.78~1.95)	98	20

注：NA=不适用。1—事件/每100患者年(95%CI)。2—主要有效性终点定义为卒中、系统性栓塞、心血管或不明原因死亡的复合终点。3—残性或致死性卒中中是指卒中后改良 Rankin 评分为 3~6；非致残性卒中中是指卒中后改良 Rankin 评分为 0~2。4—安全性定义为手术相关事件(需要干预或长期住院的心包积液、手术相关的卒中或器械血栓)和主要出血事件(颅内出血或需要输血的出血)。

表 1.3 PROTECT AF 有效性终点及安全性终点 4 年随访结果[3]

项目	器械组		对照组		率比(干预组/对照组)[95% CI]	后验概率	
	事件/患者年	观察率(每100患者年的事件量[95% CI])	事件/患者年	观察率(每100患者年的事件量[95% CI])		非劣效	优效
主要安全性终点	31/1025.7	3.0(2.1~4.3)	24/562.7	4.3(2.6~5.9)	0.71(0.44~1.30)	>0.99	0.88
缺血性卒中	19/1026.3	1.9(1.1~2.9)	8/564.9	1.4(0.6~2.4)	1.30(0.66~3.60)	0.76	0.18
心血管或不明原因死亡	11/1050.4	1.0(0.5~1.8)	16/573.2	2.8(1.5~4.2)	0.38(0.18~0.85)	>0.99	0.99
出血性卒中	3/1050.3	0.3(0.1~0.7)	7/571.0	1.2(0.5~2.3)	0.23(0.04~0.79)	>0.99	0.99
系统性栓塞	3/1049.8	0.3(0.1~0.7)	0/573.2	0.0	—	—	—
所有卒中	21/1026.3	2.0(1.3~3.1)	15/562.7	2.7(1.5~4.1)	0.77(0.42~1.62)	>0.99	0.73
全因死亡	34/1050.4	3.2(2.3~4.5)	26/573.2	4.5(2.8~6.2)	0.71(0.46~1.28)	>0.99	0.85
主要安全性终点	54/979.9	5.5(4.2~7.1)	20/554.6	3.6(2.2~5.3)	1.53(0.95~2.70)	—	—

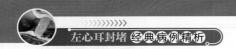

表1.4　PROTECT AF 中不良事件[1]

项目	干预组	对照组
	($n=463$)	($n=244$)
严重的心包积液[1]	22(4.8%)	0
主要出血事件[2]	16(3.5%)	10(4.1%)
手术相关的缺血性卒中	5(1.1%)	0
器械栓塞	3(0.6%)	0
出血性卒中[3]	1(0.2%)	6(2.5%)
其他[4]	2(0.4%)	0

注:1—定义为需要经皮或手术引流。2—主要出血事件定义为需要至少2个单位的红细胞或者手术来纠正。3—在这7个出血性卒中患者中,6个导致了死亡(干预组,$n=1$;对照组,$n=5$)。4—1例食管撕裂和1例手术相关心律失常。

1.1.2　CAP 研究

该研究分析纳入的队列为 PROTECT AF 研究中尝试植入封堵器的患者542例和接受 WATCHMAN 后续植入的非随机注册患者460例。研究结果显示,CAP 手术成功植入率由 PROTECT AF 的89.5%提高到95%,手术时间也由平均62分钟缩短至50分钟。手术或器械的安全不良事件发生率由7.7%下降到3.7%;围手术期的严重心包积液发生率由5%下降到2.2%,并且手术相关的卒中率为0(表1.5)。这一注册研究大大地证实了 WATCHMAN 左心耳封堵的安全性(表1.6)[6,7]。

表1.5　PROTECT AF 心包积液的根本原因分析[6]

项目	事件,n(%)
最初经房间隔穿刺	2/22(9)
辅助装置进入左心耳(例如导丝或导管)	4/22(18)
操纵进入左心耳内的输送系统	3/22(14)
输送鞘过房间隔到达鞘管	2/22(9)
WATCHMAN 释放过程	4/22(18)
无明确原因	7/22(32)

表 1.6 PROTECT AF 与 CAP 安全事件发生率[7]

项目	PROTECT AF	PROTECT AF			PROTECT AF		CAP	P¹	P²	P³
		早期	晚期	前 3 个患者	其他患者					
手术时间（均值±标准差,min）	62±34	67±36	58±33	82±40	55±29		50±21	<0.001	<0.001	<0.001
成功植入,n/总量(%)	485/542(89.5)	239/271(88.2)	246/271(90.8)	133/154(86.4)	352/388(90.7)		437/460(95.0)	0.001	0.001	0.136
7 天内手术或设备相关安全性不良事件,n/总量(%)	42/542(7.7)	27/271(10.0)	15/271(5.5)	19/154(12.3)	23/388(5.9)		17/460(3.7)	0.007	0.006	0.012
7 天内严重心包积液,n/总量(%)	27/542(5.0)	17/271(6.3)	10/271(3.7)	10/154(6.5)	17/388(4.4)		10/460(2.2)	0.019	0.018	0.308
手术相关卒中,n/总量(%)	5/542(0.9)	3/271(1.1)	2/271(0.7)	1/154(0.7)	4/388(1.0)		0/460(0.0)	0.039	0.039	0.675

注：P—根据卡方检验或方差分析。1—来自 PROTECT AF 队列和 CAP 队列的比较检验。2—对三组（早期 PROTECT AF、晚期 PROTECT AF 和 CAP）进行差异性检验。早期、晚期定义，根据定义，早期是指前半段和后半段植入 PROTECT AF 研究中、在任何给定机构植入的前 3 例患者与在该机构植入的所有后续患者之间的差异性检验。3—PROTECT AF 整个队列中患者。

此外,CAP 注册研究中分析了 PROTEC AF 研究中心发生的 22 例严重心包积液的根本原因包括房间隔穿刺(2 例)、导丝或导管过房间隔进入左心房(4 例)、输送鞘过房间隔(2 例)、输送鞘管在左心耳内操作(3 例)、WATCHMAN 释放过程(4 例)和其他原因(7 例)。这些可被纠正的主观或客观的因素不仅为后期术式优化、器械改良、术者的指导提供了方向,同时也揭示了利用 WATCHMAN 进行左心耳封堵可通过各种不同的方式提高成功率,减少围手术期的不良事件的发生[7]。

1.1.3 PREVAIL

由于 PROTECT AF 中 18 个月随访安全性结果劣于华法林,以及试验设计导致非劣性终点可能存在的偏倚,2009 年 4 月 23 号,美国 FDA 直接拒绝了 WATCHMAN 的市场准入,并要求按照 FDA 给出的关键问题重新组织新的临床试验再次深入评估 WATCHMAN 的安全性和有效性。于是,WATCHMAN 第 2 个随机对照试验应运而生——PREVAIL 研究。该随机对照试验继续由梅奥医学中心牵头,入组标准与 PROTECT AF 保持一致,入选了美国 41 个中心的 407 例非瓣膜性房颤的患者,以 2∶1 的比例随机分配到 LAAC 组及华法林组。PREVAIL 研究为了进一步评估 WATCHMAN 左心耳封堵的有效性及安全性,研究方案做了调整。①PROTECT AF 允许纳入低风险的房颤,其中 CHADS2 评分仅为 1 的患者占 34%,对此 PREVAIL 纳入 CHADS2 评分相对高(平均2.6±1.0)的患者;②PROTECT AF 研究允许 2 组患者术后长期使用阿司匹林或氯吡格雷进行长期抗栓抗凝,这种混杂的因素影响了其对终点事件的评价。同时,PREVAIL研究一共设立了 3 个共同的临床终点,包括 2 个多重主要疗效终点和 1 个多重安全性终点,共计随访 18 个月。其中,主要复合有效性终点为随访期间内的出血/缺血性卒中、系统性栓塞及心血管疾病或不明原因死亡,LAAC 组的发生率为 0.0640,华法林组的发生率为0.0630,由于置信区间上限 1.8900 超过了预先设定的最高上限 1.7500,因此不能得出非劣效性的结论(表 1.7)[5-8]。

表 1.7 PREVAIL 复合有效性终点结果[5]

器械组 随访 18 个月发生率	对照组 随访 18 个月发生率	随访 18 个月 两组率比(95% CI)	率比的非劣效性标准
0.0640	0.0630	1.0700(0.5700,1.8900)	95% CI 上限 <1.7500

次要复合有效性终点包括出血/缺血性卒中、系统性栓塞、术后 7 天到 18 个月中发生心血管和不明原因死亡。结果表明:LAAC 组发生概率为 0.0253,华法林组为 0.0200,因为风险差异化的置信区间上限小于预先设定的最高上限 0.0275,故 LAAC 组的有效性终点达到了非劣性标准(表 1.8)。

表 1.8　　PREVAIL 次要复合有效性终点结果[5]

器械组随访 18 个月事件发生率	对照组随访 18 个月事件发生率发生率	随访 18 个月两组率比（95% CI）	率比的非劣效性标准	随访 18 个月事件发生率差异（95% CI）	事件发生率差异的非劣效性标准
0.0253	0.02000	1.6000（0.5000,4.2000）	95% CI 上限＜2.0000	0.0053（−0.0190,0.0273）	95% CI 上限＜0.0275

安全性复合终点包括器械栓塞、动静脉瘘、心脏穿孔、心脏压塞和大出血事件,仅发生 6 例(2.2%),说明 WATCHMAN 左心耳封堵的安全性(表 1.9)。

表 1.9　　PREVAIL 研究的安全性复合终点结果[5]

项目	%（n/N）	95% CI
主要安全性终点结果	2.2%(6/269)	2.652%
	事件数量	受试者百分比/%
按类型划分的安全性事件		
器械血栓	2	0.7
动静脉瘘	1	0.4
心脏穿孔	1	0.4
心包积液伴心脏压塞	1	0.4
需要输血的大出血	1	0.4

值得一提的是,PREVAIL 研究中心入组的 41 个美国中心,其中有 18 个中心之前没有植入经验。然而对比 PROTECT AF、CAP 研究的植入成功率,PREVAIL 的成功率高达 95.1%,这也证明了 WATCHMAN 通过术式优化、器械改进等方法可以被新术者安全植入。同时,PREVAIL 研究的围手术期并发症发生率仅有 4.5%,较 PROTECT AF 研究下降了 49%(表 1.10)。

表 1.10　　各研究围手术期不良事件的对比[8]

项目	PROTECT AF	CAP	PREVAIL	P
成功植入	90.9	94.3	95.1	0.040
7 天内所有手术并发症	8.7	4.2	4.5	0.004
需要手术的心包积液	1.6	0.2	0.4	0.030
心包积液伴心包穿刺	2.4	1.2	1.5	0.318
手术相关卒中	1.1	0.0	0.7	0.020
器械栓塞	0.4	0.2	0.7	0.368

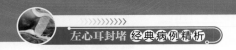

1.1.4 CAP2

为了避免 PREVAIL 研究中因入组患者少、随访周期短而表现过优的华法林组对整体结果的影响,也为了进一步探讨 LAAC 对非瓣膜性房颤患者预防卒中有效性与安全性,PREVAIL 的后续注册研究 CAP2(continued Access to PREVAIL)也由此诞生。CAP 和 CAP2 的 5 年随访结果也于 2019 年 11 月在 *J Am Coll Cardiol* 杂志上发表。CAP 研究共入组 566 例患者,平均随访 50.1 个月,共 2293 患者年,而 CAP2 研究入组 578 例患者,平均随访 50.3 个月,共 2227 患者年。与 CAP 研究相比,CAP2 入选患者年龄更大,卒中风险更高,而二者手术成功率相当,都在 94% 左右。5 年随访结果显示,CAP 与 CAP2 研究的 2 组患者出血性卒中事件均显著降低,分别为 1.30/100 患者年和 2.20/100 患者年(表 1.11),同时 2 组患者可分别降低基于 CHA2DS2 - VASc 评分预估的缺血性卒中发生风险 78% 和 69%(图 1.1),这一结果充分揭示了左心耳封堵的安全性和有效性。[9-12]

表 1.11 CAP 与 CAP2 注册研究 5 年随访结果[6]

项目	CAP		CAP2	
	每 100 患者年发生率(事件/患者年)	95% CI	每 100 患者年发生率(事件/患者年)	95% CI
主要有效性事件	3.05(70/2292.5)	2.4～3.9	4.80(102/2125.8)	4.0～5.8
所有卒中	1.48(34/2296.0)	1.1～2.1	2.25(48/2131.1)	1.7～2.9
缺血性卒中	1.30(30/2300.1)	0.9～1.9	2.20(47/2135.4)	1.7～2.9
出血性卒中	0.17(4/2359.9)	0.06～0.5	0.09(2/2221.3)	0.0～0.3
系统性栓塞	0.04(1/2359.8)	0.01～0.3	0.09(2/2221.9)	0.0～0.3
心血管或不明原因死亡	1.69(40/2363.2)	1.2～2.3	2.92(65/2227.2)	2.3～3.7
主要安全性事件	3.05(66/2160.9)	2.4～3.9	NA	NA
全因死亡	4.27(101/2363.0)	3.5～5.2	6.24(139/2227.2)	5.3～7.3

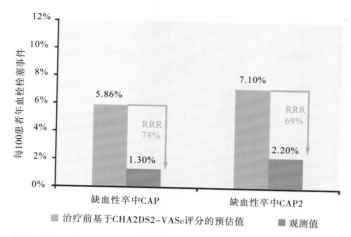

与基于 CHA2DS2－VASc(充血性心力衰竭、高血压、年龄≥75 岁、糖尿病、卒中/短暂性脑缺血发作、血管疾病、年龄 65～74 岁、性别)评分预测的缺血性卒中发生率相比,左心耳封堵的患者在 CAP(Continued Access to PROTECT AF)和 CAP2(Continued Access to PREVAIL)中分别相对下降了 78%(4.56/100 患者年)和 69%(4.70/100 患者年)。PROTECT AF—WATCHMAN 左心耳系统对房颤患者的栓塞保护作用;PREVAIL—房颤患者 WATCHMAN 左心耳封堵与长期华法林治疗对比的前瞻性随机评价;RRR—相对风险降低。

图 1.1　CAP 与 CAP2 LAAC 组可降低基于评分预估的缺血性卒中的发生风险[6]

该研究指出,CAP 和 CAP2 2 个前瞻性研究是拥有最大样本量且最长随访时间的注册研究。尽管相比于 2 个随机对照研究(PROTECT AF 和 PREVAIL),这 2 个注册研究入组的患者不良事件的发生风险更高,但是总体来看手术成功率表现优异,同时出血性卒中的发生率也是有报道以来最低。更值得一提的是,1 年随访时安全停药率(华法林)高达95%,不仅为如今 LAAC 后用药给予提示,也增加了 WATCHMAN LAAC 作为抗凝替代疗法的新证据。

1.1.5　PROTECT AF 和 PREVIAL 5 年荟萃分析

基于 PREVIAL 和 PROTECT AF 5 年随访数据,Vivek 等人于 2017 年 10 月在 *J Am Coll Cardiol* 发表了一篇荟萃分析。研究入选了 1114 名非瓣膜性房颤患者,以 2∶1 的比例分为 LAAC 组和华法林组,总共随访 4343 患者年。在 PREVAIL 试验中,卒中、系统性栓塞或心血管/不明原因死亡的第 1 个复合主要终点未达到非劣效性;而第 2 个主要终点是术后缺血性卒中/系统性栓塞达到了非劣效性的统计学效应;华法林组的缺血性卒中发生率较低(0.73%)。在荟萃分析中,组间的复合终点相似,全因脑卒中/系统性栓塞(HR:0.961;P=0.87)也是如此。LAAC 组的缺血性卒中/系统性栓塞发生率在数值上更高,但这种差异没有达到统计学意义(HR:1.71;P=0.080)。然而,出血性卒中(HR:0.20;P=0.0022)、致残性/致命性卒中(HR:0.45;P=0.03)、不明原因死亡(HR:0.59;P=0.027)、全因死亡(HR:0.73;P=0.035)和术后出血(HR:0.48;P=0.0003)的差异结果有利于 LAAC(表 1.12 和图 1.2)[10-12]。

表 1.12 PROTECT AF 与 PREVIAL 5 年荟萃分析结果[7]

项目	器械组 (n=732)		对照组 (n=382)		风险比(95% CI)	P
	事件量	发生率（每100患者年）	事件量	发生率（每100患者年）		
E有效性:卒中/系统性栓塞/心源性死亡	79/2856.0	2.8%	50/1472.8	3.4%	0.82(0.58~1.17)	0.2700
所有卒中或系统性栓塞	49/2849.4	1.7%	27/1472.9	1.8%	0.96(0.60~1.54)	0.8700
缺血性卒中或系统性栓塞	45/2850.2	1.6%	14/1479.1	0.95%	1.71(0.94~3.11)	0.0800
出血性卒中	5/2954.8	0.17%	13/1499.0	0.87%	0.20(0.07~0.56)	0.0022
缺血性卒中或系统性栓塞＞7天	37/2862.1	1.3%	14/1479.1	0.95%	1.40(0.76~2.59)	0.2800
致残性卒中	13/2943.0	0.44%	15/1493.8	1.0%	0.45(0.21~0.94)	0.0300
非致残性卒中	31/2879.1	1.1%	12/1484.3	0.81%	1.38(0.71~2.68)	0.3500
心血管或不明原因死亡	39/2960.5	1.3%	33/1505.2	2.2%	0.59(0.37~0.94)	0.0270
全因死亡	106/2961.6	3.6%	73/1505.2	4.9%	0.73(0.54~0.98)	0.0350
主要出血	85/2748.4	3.1%	50/1414.7	3.5%	0.91(0.64~1.29)	0.6000
非手术相关主要出血	48/2853.6	1.7%	51/1411.3	3.6%	0.48(0.32~0.71)	0.0003

注:在 PREVAIL 中 2 例卒中被排除,因为加基线 MRS 评分未获取。致残性卒中定义为增加改良 Rankin 评分≥2 分的卒中。

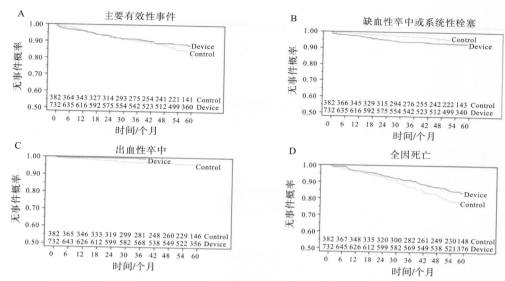

图 1.2 PROTECT AF 与 PREVIAL 相结合：主要有效性事件的 K - M 曲线[7]

5 年的荟萃分析表明，与华法林相比，WATCHMAN 左心耳封堵对非瓣膜性房颤具有预防卒中作用，并进一步减少大出血，特别是出血性卒中，以及死亡事件的发生。

1.2 左心耳封堵与新型口服抗凝药比较

PRAGUE - 17

早期的 PROTECT AF 和 PREVAIL 研究是 WATCHMAN 与华法林的头对头比较，5 年的合并随访证实 WATCHMAN 左心耳封堵的有效性和安全性。而 PRAGUE - 17 研究是 LAAC 与非维生素 K 拮抗剂口服抗凝药（NOAC）的头对头研究。研究入组 402 名患者，按 LAAC：NOAC＝1：1 进行随机分配（图 1.3）。主要研究终点包括卒中或短暂性脑缺血发作（transient ischemic attack，TIA）；系统性栓塞事件；临床大出血事件；心血管相关死亡；围手术期/器械相关并发症。次要研究终点包括除主要研究终点外的患者生活质量系数；小出血事件；药物经济学比较；细胞因子浓度比较；心耳解剖形态与封堵成功率之间的关系等。4 年研究随访发现，对于高风险的非瓣膜性房颤患者，左心耳封堵在预防心脑血管事件方面不劣于新型口服抗凝药。而且，与 NOAC 治疗相比，LAAC 可以显著降低非器械相关出血事件的发生率（图 1.4）。在新型口服抗凝药广泛应用的时代，左心耳封堵与其具有相似的临床获益结果，可以作为房颤患者的非药物性治疗手段。PRAGUE - 17 研究是目前第 1 个比较左心耳封堵和新型口服抗凝药的随机对照研究。多种封堵器的使用及多种新型口服抗凝药的入组所得出的非劣效性结果，使得该研究的最终结果将极大程度上促进左心耳封堵在欧洲心脏病学会（European Society of Cardiology，ESC）《心房颤动治疗指南》中的推荐级别。[7,10-14]

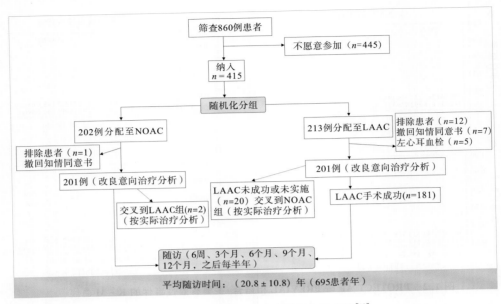

图 1.3　PRAGUE - 17 研究随机入组方案[13]

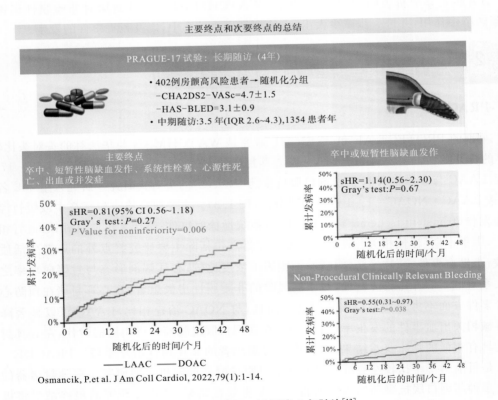

Osmancik, P.et al. J Am Coll Cardiol, 2022,79(1):1-14.

图 1.4　PRAGUE - 17 研究 4 年随访[13]

　　左心耳封堵与新型口服抗凝药相比达到非劣效性结果,且左心耳封堵显著减少非操作相关出血。

1.3 左心耳封堵对抗凝禁忌患者的保护作用

ASAP 研究

以上研究皆是在非瓣膜性房颤患者中对比左心耳封堵与抗凝药的有效性和安全性。对于抗凝禁忌患者，LAAC 是否合适，ASAP 试验便评估了 WATCHMAN 左心耳封堵器在华法林禁忌的非瓣膜性房颤患者中使用的安全性和可行性。ASAP 的初期结果表明，接受 WATCHMAN 左心耳封堵的患者，缺血性卒中发生率为 1.7%，其对于有华法林禁忌证并单独使用阿司匹林的患者可降低其缺血性卒中 77% 的发生率，对于阿司匹林联合氯吡格雷的患者可降低其 64% 的风险（表 1.13 和图 1.5）。ASAP 研究 5 年的随访结果也指出，CHADS2 评分相同但仅接受阿司匹林的人群预计缺血性卒中/系统性栓塞发生率 73%，相比这一数据，ASAP 中患者实际缺血性卒中/系统性栓塞发生率降低了 75%（图 1.6）。[9,14]

表 1.13　ASAP 临床终点结果[9]

项目	全部队列事件/患者年
主要有效性	8/175.0(4.6%)
全因死亡	9/180.0(5.0%)
所有卒中	4/176.0(2.3%)
缺血性卒中	3/176.9(1.7%)
出血性卒中	1/179.1(0.6%)

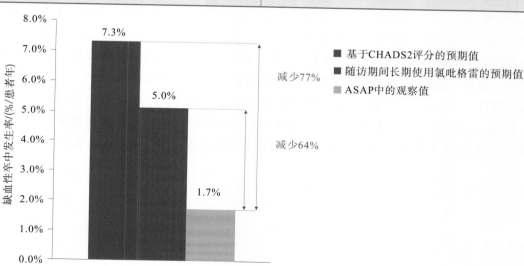

图 1.5　ASAP 平均随访 14.4 个月结果[9]

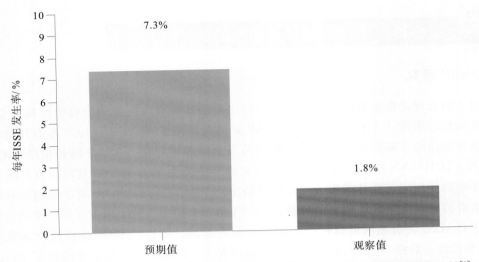

图 1.6　ASAP 研究 5 年随访关于缺血性卒中/系统性栓塞发生率预期值与观察值比较[9]

1.4 左心耳封堵在真实世界中的实践效果

WASP 研究

　　WASP 是一项前瞻性的注册研究,旨在评估真实世界中东南亚及澳大利亚等地区 9 个心脏中心植入 WATCHMAN 左心耳封堵器后的随访结果。主要研究终点为手术成功率、安全性和长期有效性,包括出血事件、缺血性中风/短暂性脑缺血发作/系统性栓塞及全因死亡率。WASP 研究总共纳入 201 名患者,平均年龄 70.8 岁±9.4 岁,CHA2DS2 - VASc 评分 3.9±1.7,HAS - BLED 评分 2.1±1.2,其中 53% 患者属于亚裔。手术植入成功率 98.5%,7 天围手术期并发症发生率 3%。2 年随访结果显示,入组患者的缺血性卒中发生率和大出血事件发生率分别为 1.9% 和 2.3%,与基于评分的评估值分别降低 77% 和49%。值得一提的是,亚裔与非亚裔相对降低值对比分别为缺血性事件 89% vs 62%,出血性事件 77% vs 14%。此外,亚裔患者的心耳大小也显著大于非亚裔患者(23.4mm±4.1mm vs 21.2mm±3.2mm)(图 1.7、图 1.8,表 1.14)。该研究首次证实亚裔患者行 WATCHMAN LAAC 与非亚裔患者在缺血性卒中和大出血事件中临床获益更多。

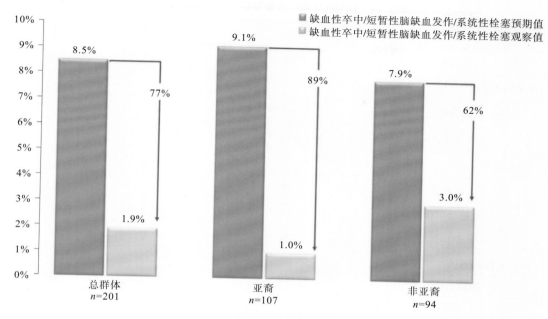

图 1.7 WASP 研究 5 年随访缺血性卒中发生率[10]

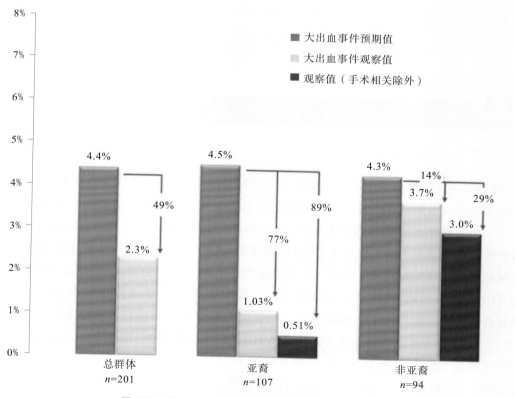

图 1.8 WASP 研究 2 年随访大出血事件发生率[10]

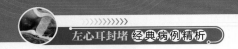

表 1.14　WASP 研究中亚裔与非亚裔手术结果[10]

特征	亚裔	非亚裔	P
植入成功	99.1%(105/106)	97.9%(93/95)	0.60
LAA 封堵			
完全封堵或分流尺寸＜5mm	100.0%(105/105)	100.0%(93/93)	NS
分流尺寸≥5mm	0.0%(0/105)	0.0%(0/93)	
LAA 直径			
样本量	106	92	
均值±标准差	23.4±4.1	21.2±3.2	＜0.0001
中位数	23.0	21.5	
最后使用的器械尺寸/mm			
均值±标准差	27.4±3.4	25.3±3.2	＜0.0001
中位数	27.0	24.0	
最后使用器械的压缩比/mm			
均值±标准差	17%±7%	17%±6%	0.93
中位数	16%	17%	

注：P—独立样本 t 检验；LAA—左心耳。Wilcoxon 秩和检验用于比较中位数。

1.5 　新一代左心耳封堵器的临床表现

1.5.1　PINNACLE FLX

　　PINNACLE FLX 是多中心前瞻性的非随机对照研究,旨在评估 WATCHMAN FLX 作为非瓣膜性房颤患者预防卒中非药物疗法的安全性与有效性。研究共入组美国 29 个中心 400 名患者,1 年随访结果于 2021 年由 Saibal Kar 等人发表在 *Circulation* 上。主要安全性终点定义为术后 7 天或出院前(取较晚者)死亡、缺血性卒中、系统性栓塞或手术/器械相关的需要开胸的不良事件。主要有效性终点定义为随访 1 天,由中心实验室判定的 TEE 下有效封堵(器械残余分流≤5mm)。研究结果发现,手术成功率 98.8%,主要安全性终点发生率仅为 0.5%,单侧 95% 置信区间上限为 1.6%,达到了实验预期目标 4.2%(P＜0.0001),该实验结果远低于以往 WATCHMAN 其他研究(图 1.9)。主要有效性终点发生率为 100%,单侧 95% 置信区间下限为 99.1%,远高于实验预期目标 97.1%(P＜0.0001),1 年时 90% 的患者没有探测到任何残余分流(表 1.15)。围手术期无任何心包积液、器械栓塞及死亡事件,随访 1 年,器械相关血栓发生率为 1.8%。[14,15]

主要安全性终点

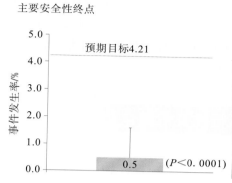

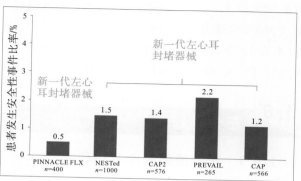

图 1.9 PINNACLE FLX 主要安全性终点[11]

表 1.15 PINNACLE FLX 实验残余分流情况[11]

器械周围分流	植入时	45 天	12 个月
分流尺寸≤5mm	100.0%(376/376) [99.0%,100.0%]	100.0%(389/389) [99.1%,100.0%]	100.0%(344/344) [98.9%,100.0%]
0mm<分流尺寸≤5mm	7.4%(28/376) [5.0%,10.6%]	17.2%(67/389) [13.6%,21.4%]	10.5%(36/344) [7.4%,14.2%]
分流尺寸>5mm	0.0%(0/376) [0.0%,1.0%]	0.0%(0/389) [0.0%,0.9%]	0.0%(0/344) [0.0%,1.1%]
经食道超声心动图无法由核心实验室评估的纰漏	2.3%(9/385) [1.1%,4.4%]	0.8%(3/392) [0.2%,2.2%]	0.9%(3/347) [0.2%,2.5%]

注:数据是%(n/N)[最小,最大];所有病例经食管超声心动图评价的器械周围血流均≤5mm。

1.5.2 Amulet IDE

Amulet IDE 是一项前瞻性、多中心、随机对照研究,纳入来自全球 150 家中心的 1878 名卒中高危(CHADS2 评分≥2 或 CHA2DS2 - VASc 评分≥3)非瓣膜性房颤患者,1:1 随机分入 Amulet 或 WATCHMAN 封堵器。随访 5 年。研究共有 3 个主要终点,分别用于评价 Amulet 封堵器的安全性、有效性和封堵效果。主要安全性终点是手术相关并发症、12 个月内的全因死亡或大出血(BARC≥3 型)的复合终点。主要有效性终点包括 18 个月内的缺血性卒中或系统性栓塞。评价封堵的主要终点是 45 天随访时的有效封堵率(有效封堵指 TEE 下残余分流≤5mm)。1831 例患者,其中 Amulet 组 915 例,WATCH-MAN 组 916 例。2 组术后 45 天的随访率分别达 98.7%和 98.5%,术后 18 个月随访率也均在 90％以上。3 个主要终点均达到非劣效性结果。其中，2 组的主要有效性终点（术后 18 个月）发生率分别为 Amulet 2.8％ vs WATCHMAN 2.8％（$P<0.001$）；主要安全性终点（术后 12 个月）分别为 14.5％ 和 14.7％（$P=0.0002$）；有效封堵率分别为 98.9％ 和 96.8％（$P<0.0001$），同时还达到了优效性终点（$P=0.0025$）。

1.6 左心耳封堵"一站式"治疗的可行性及价值

1.6.1 房颤消融联合 LAAC

Karen P. Phillips 等人 2019 年在 ESC 上发表文章，数据来自 2013 年至 2015 年期间在欧洲/中东/俄罗斯（EWOLUTION）和亚洲/澳大利亚（WASP）并行运行的 2 个前瞻性、真实世界 WATCHMAN LAAC 注册研究。在 1140 名患者中，11 个中心的 142 名受试者接受了合并房颤消融和 LAAC。平均 CHA2DS2 - VASc 评分为 3.4±1.4，HAS - BLED 评分为 1.5±0.9。LAAC 的成功率为 99.3％。30 天器械和（或）手术流程相关的严重不良事件发生率为 2.1％。在 726 天±91 天的平均随访时间后，92％的患者已经停止口服抗凝治疗。缺血复合终点发生率卒中/短暂性脑缺血发作/全身性血栓栓塞为 1.09/100 患者年；非手术性大出血为 1.09/100 患者年。这与代表每个风险评分的预期比率相比，相对降低了 84％ 和 70％。这些国际、多中心注册研究的长期结果显示，在停用口服抗凝药的高卒中风险消融后患者群体中，全因卒中预防有效，晚期出血事件显著减少（图 1.10 至图 1.12）。[14,15]

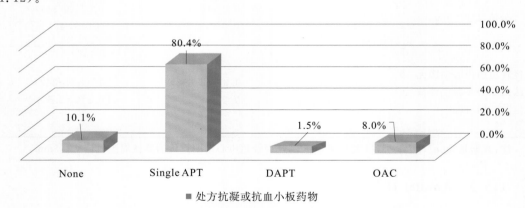

图 1.10　2 年随访结束时间点患者抗血栓药物方案[14]

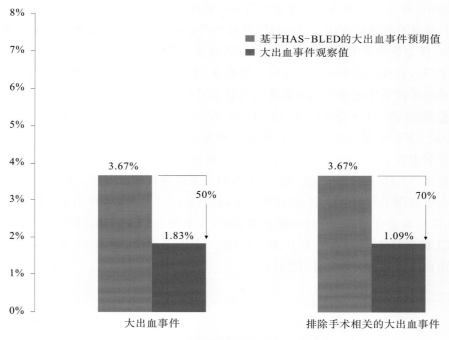

图 1.11 出血事件对比评分降低情况[14]

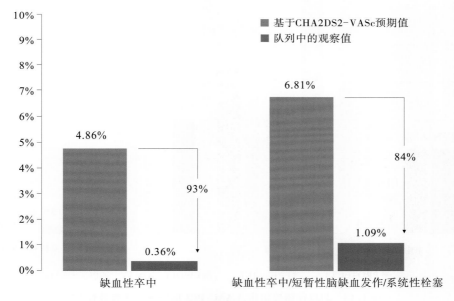

图 1.12 栓塞事件对比评分降低情况[14]

1.6.2 冠脉介入联合 LAAC

对于因冠状动脉疾病接受了经皮冠脉介入术(percutaneous coronary intervention, PCI)治疗的房颤患者,其抗血栓形成策略是一项常见且困难的挑战。该研究旨在评估"一站式"LAAC 联合 PCI 作为替代卒中预防策略的可行性和安全性。从 2017 年 3 月至 2019 年 10 月,在北京阜外医院招募出血风险升高和严重稳定型冠心病需要 PCI 的房颤患者接受 LAAC 作为替代卒中预防措施。LAAC 可以在与 PCI 相同的环境中进行(即"一站式" LAAC/PCI),也可以作为 PCI 之后的分期手术。LAAC 后所有患者均接受双重抗血小板治疗。通过医院临床记录审查和标准化电话访谈评估围手术期和中期临床结果。结果:共招募患者 24 例,其中分期手术 13 例(54.2%),"一站式"手术 11 例(45.8%)。平均 CHA2DS2 - VASc 和 HAS - BLED 评分分别为 4.5±1.4 和 3(IQR 3,4)。分期手术队列中的 6 名患者(46.1%)在 PCI 后接受了三联抗栓治疗,其中 2 名患者在 LAAC 前出现了轻微出血。1 名患者("一站式"组)在手术后 1 天出现胃肠道出血。否则,没有与器械相关的并发症或围手术期卒中/心肌梗死。平均随访 19 个月±5.4 个月后,未发现死亡、心肌梗死、卒中和全身栓塞。在这项初步研究中,在平均 19 个月的随访中,"一站式"LAAC 联合 PCI 被证明是有效的,无卒中、MI、VARC‐2 大出血或 CV 死亡,安全且无大出血围手术期出血或器械相关并发症(图 1.13)。

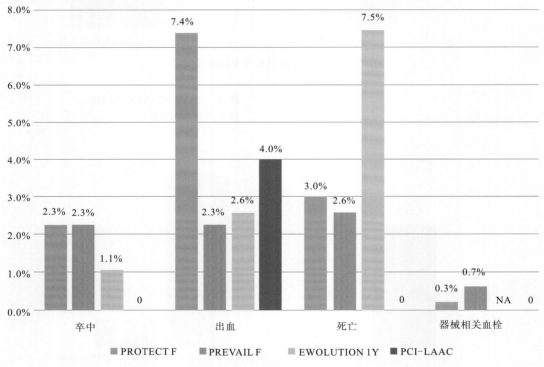

图 1.13　与以往研究相比,LAAC/PCI 的安全性和有效性[15]

1.6.3　ASD/PFO 和 LAAC

研究旨在探索 ASD/PFO 和 LAAC 的"一站式"封堵手术的安全性和有效性。在 2014 年 8 月到 2019 年 4 月间招募患者,术前进行 TTE 和 TEE 以确定 ASD/PFO 大小和边缘、左心耳血栓的存在、LAA 开口宽度和深度在 0°、45°、90°和 135°的情况。在确认 LAAC 和

ASD/PFO 封堵的指征后,2 种封堵手术在全身麻醉下"一站式"进行。口服抗凝剂 45～60
天,然后定期评估 TTE 和 TEE。本研究共招募了 49 例患者(65.6 岁±9.6 岁),其中 ASD
患者 24 例,PFO 患者 25 例。49 例患者均成功地接受了 LAAC 和 ASD/PFO 封堵治疗。
ASD 封堵器的平均 ASD 大小和平均直径分别为 14.2mm±7.7mm 和 25.4mm±8.5mm。平
均 PFO 大小为 3.5mm±0.4mm。平均最大左心耳开口宽度和深度分别为 20.5mm±3.4mm
和 28.3mm±3.6mm。所有患者均植入了 WATCHMAN 装置(直径 27.1mm±2.9mm)。术
后,所有患者均口服抗凝剂 45～60 天,术后平均随访时间为 29.0 个月±12.1 个月。术后
TEE 显示所有 LAA 和 ASD/PFO 封堵器位置正常。在 45～60 天后随访,TEE 显示 LAA 和
ASD/PFO 封堵器位置正常;然而,分别服用华法林和新型口服抗凝剂的 2 名患者出现了封
堵器血栓形成。调整抗凝治疗后,TEE 显示血栓在术后 6 个月消失。随访期间,所有患者未
发生卒中、短暂性脑缺血发作或其他血栓栓塞事件。ASD/PFO 和 LAAC"一站式"封堵手术
的安全性和有效性得到了初步验证(图 1.14)。[14,15]

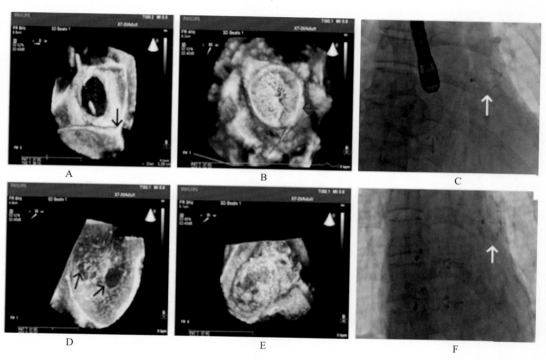

图 1.14 ASD/PFO 联合 LAAC"一站式"手术器械放置情况[15]

参考文献

[1]HOLMES D R, REDDY V Y, TURI Z G, et al. Percutaneous closure of the left atrial appendage ver-
sus warfarin therapy for prevention of stroke in patients with atrial fibrillation: a randomized non-in-
feriority trial[J]. Lancet, 2009, 374(9689): 534-542.

[2]REDDY V Y, DOSHI S K, SIEVERT H, et al. Percutaneous left atrial appendage closure for stroke

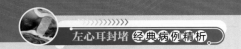
prophylaxis in patients with atrial fibrillation: 2.3 – year follow – up of the PROTECT AF (Watchman Left Atrial Appendage System for Embolic Protection in Patients with Atrial Fibrillation) Trial[J]. Circulation, 2013, 127(6): 720 – 729.

[3]REDDY V Y, SIEVERT H, HALPERIN J, et al. Percutaneous left atrial appendage closure vs warfarin for atrial fibrillation: a randomized clinical trial[J]. JAMA, 2014, 312(19): 1988 – 1998.

[4]REDDY V Y, HOLMES D R, DOSHI S K, et al. Safety of percutaneous left atrial appendage closure: results from the Watchman Left Atrial Appendage System for Embolic Protection in Patients with AF (PROTECT AF) clinical trial and the Continued Access Registry[J]. Circulation, 2011, 123 (4): 417 – 424.

[5]HOLMES D R JR, KAR S, PRICE M J, et al. Prospective randomized evaluation of the Watchman Left Atrial Appendage Closure device in patients with atrial fibrillation versus long – term warfarin therapy: the PREVAIL trial[J]. J Am Coll Cardiol, 2014, 64(1): 1 – 12.

[6]HOLMES D R JR, REDDY V Y, GORDON N T, et al. Long – Term Safety and Efficacy in Continued Access Left Atrial Appendage Closure Registries[J]. J Am Coll Cardiol, 2019, 74(23):2878 – 2889.

[7]REDDY V Y, DOSHI S K, KAR S, et al. 5 – year outcomes after left atrial appendage closure: from the PREVAIL and PROTECT AF Trials[J]. J Am Coll Cardiol, 2017, 70(24): 2964 – 2975.

[8]OSMANCIK P, HERMAN D, NEUZIL P, et al. Left Atrial Appendage Closure Versus Direct Oral Anticoagulants in High – Risk Patients With Atrial Fibrillation[J]. J Am Coll Cardiol, 2020, 75(25): 3122 – 3135.

[9]REDDY V Y, MÖBIUS – WINKLER S, MILLER M A, et al. Left atrial appendage closure with the Watchman device in patients with a contraindication for oral anticoagulation: the ASAP study (ASA Plavix Feasibility Study With Watchman Left Atrial Appendage Closure Technology)[J]. J Am Coll Cardiol, 2013, 61(25): 2551 – 2556.

[10]PHILLIPS K P, SANTOSO T, SANDERS P, et al. Left atrial appendage closure with WATCHMAN in Asian patients: 2 year outcomes from the WASP registry[J]. Int J Cardiol Heart Vasc, 2019, 23: 100358.

[11]KAR S, DOSHI S K, SADHU A, et al. Primary Outcome Evaluation of a Next-Generation Left Atrial Appendage Closure Device: Results From the PINNACLE FLX Trial[J]. Circulation, 2021, 143 (18): 1754 – 1762.

[12]LAKKIREDDY D, THALER D, ELLIS C R, et al. Amplatzer Amulet Left Atrial Appendage Occluder Versus Watchman Device for Stroke Prophylaxis (Amulet IDE): A Randomized, Controlled Trial[J]. Circulation, 2021, 144(19): 1543 – 1552.

[13]OSMANCIK P, TOUSEK P, HERMAN D, et al. Interventional left atrial appendage closure vs novel anticoagulation agents in patients with atrial fibrillation indicated for long – term anticoagulation (PRAGUE – 17 study)[J]. Am Heart J, 2017, 183: 108 – 114.

[14]WANG Y, WU D, MA J, et al. The feasibility and safety of "one – stop" left atrial appendage closure and percutaneous coronary intervention in atrial fibrillation patients with significant coronary artery disease (PCI – LAAC study)[J]. Am J Cardiovasc Dis, 2021,11(5): 679 – 687.

[15]ZHANG Z H, YAO Q, HUANG H Y, et al. "One – stop shop": safety and efficacy of combining atrial septal defect occlusion and left atrial appendage closure for patients with atrial septal defect and atrial fibrillation[J]. BMC Cardiovasc Disord, 2020, 20(1):444.

首都医科大学附属北京天坛医院　金泽宁　贾若飞

经皮左心耳封堵（含"一站式"）术中应用的器械选择已越来越丰富，目前已有多种左心耳封堵装置问世，临床应用较多的主要是 WATCHMAN、LAmbre 和 Amplatzer 封堵器。比较经皮左心耳封堵与 OAC 的 RCT 研究主要有 3 个，即 PROTECT AF 研究、PREVAIL 研究和 PRAGUE－17 研究。PROTECT AF 研究[1] 和 PREVAIL 研究[2] 比较了 WATCHMAN 封堵器与口服华法林预防非瓣膜性房颤患者血栓栓塞事件的有效性和安全性结果。5 年随访结果表明，WATCHMAN 封堵器预防缺血性卒中的效果不劣于华法林，但在安全性终点方面，可减少大出血事件（特别是出血性卒中）和总死亡率。PRAGUE－17研究比较了房颤高危患者接受左心耳封堵与 NOAC 的临床效果，结果显示，左心耳封堵的有效性和安全性不劣于 NOAC。EWOLUTION[3,4] 注册研究和美国国家心血管数据注册研究证实，随着术者经验积累，WATCHMAN 封堵器植入成功率已高达 98％以上，围手术期严重并发症发生率已低于 3％。此外，通过改进产品结构，新一代产品 WATCHMAN FLX 被证实具有更低的不良事件发生率和更高的封堵成功率，操作起来也更加简便。国产 LAmbre 封堵器的前瞻性、多中心临床研究[5] 共入选 12 个中心 153 例患者，结果显示，手术成功率达 99.4％，围手术期严重并发症发生率为 3.3％，随访 1 年期间缺血性卒中的实际发生率为 1.3％，较预期发生率降低 80％，提示中国房颤患者使用 LAmbre 封堵器预防房颤脑卒中安全、有效。一项 Amplatzer Cardiac Plug（ACP）的多中心临床试验[6] 入选 22 家中心 1047 例患者，手术成功率为 97.3％，平均随访 13 个月，脑卒中发生率降低 59％；另一项 ACP 的多中心临床试验[7] 入选 61 家中心 1088 例患者，手术成功率为 99％，平均随访 1 年，缺血性卒中发生率降低 57％。这些研究结果表明，Amplatzer 封堵器可降低房颤患者卒中风险。

对于部分脑卒中高危的房颤患者，导管消融术联合左心耳封堵术"一站式"手术可能是一个合理的策略。多个小样本临床研究已证实"一站式"手术的可行性和安全性。研究结果还表明，"一站式"手术可减少术后 OAC 的使用，并降低患者卒中风险和出血风险。此外，有研究显示，左心耳电隔离患者术后血栓栓塞风险显著增加，即使 OAC 治疗，患者血栓栓塞风险仍很高，而左心耳封堵可有效降低其卒中风险，且优于 OAC 治疗[8,9]。

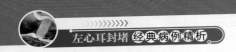
表 2.1　左心耳封堵术推荐指南

建议	推荐级别	证据级别
对于左心耳电隔离后的房颤患者可行经皮左心耳封堵术预防血栓栓塞事件	I	C
对于 CHA2DS2 - VASc 评分≥2 的男性或≥3 的女性非瓣膜性房颤患者，具有下列情况之一可行经皮左心耳封堵术预防血栓栓塞事件。①不适合长期规范抗凝治疗；②长期规范抗凝治疗的基础上仍发生血栓栓塞事件；③HAS - BLED 评分≥3	IIa	A
对于接受心房颤动导管消融治疗的患者,如存在左心耳封堵治疗的适应证,可同时行经皮左心耳封堵术预防血栓栓塞事件	IIb	C

参考文献

[1]HOLMES D R, REDDY V Y, TURI Z G, et al. Percutaneous closure of the left atrial appendage versus warfarin therapy for prevention of stroke in patients with atrial fibrillation: a randomised non - inferiority trial [J]. Lancet, 2009, 374(9689): 534 - 542.

[2]HOLMES D R JR, DOSHI S K, KAR S, et al. Left Atrial Appendage Closure as an Alternative to Warfarin for Stroke Prevention in Atrial Fibrillation: A Patient - Level Meta - Analysis[J]. J Am Coll Cardiol, 2015, 65(24): 2614 - 2623.

[3]BOERSMA L V, SCHMIDT B, BETTS T R, et al. Implant success and safety of left atrial appendage closure with the WATCHMAN device: peri - procedural outcomes from the EWOLUTION registry[J]. Eur Heart J, 2016, 37(31): 2465 - 2474.

[4]BOERSMA L V, INCE H, KISCHE S, et al. Efficacy and safety of left atrial appendage closure with WATCHMAN in patients with or without contraindication to oral anticoagulation: 1 - Year follow - up outcome data of the EWOLUTION trial[J]. Heart Rhythm, 2017, 14(9): 1302 - 1308.

[5]HUANG H, LIU Y, XU Y W, et al. Percutaneous Left Atrial Appendage Closure With the LAmbre Device for Stroke Prevention in Atrial Fibrillation: A Prospective, Multicenter Clinical Study[J]. JACC Cardiovasc Interv, 2017, 10(21): 2188 - 2194.

[6]TZIKAS A, SHAKIR S, GAFOOR S, et al. Left atrial appendage occlusion for stroke prevention in atrial fibrillation: multicentre experience with the AMPLATZER Cardiac Plug[J]. Euro Intervention, 2016, 11 (10): 1170 - 1179.

[7]LANDMESSER U, TONDO C, CAMM J, et al. Left atrial appendage occlusion with the AMPLATZER Amulet device: one - year follow - up from the prospective global Amulet observational registry[J]. Euro Intervention, 2018, 14(5): e590 - e597.

[8]HEEGER C H, RILLIG A, GEISLER D, et al. Left Atrial Appendage Isolation in Patients Not Responding to Pulmonary Vein Isolation[J]. Circulation, 2019, 139(5): 712 - 715.

[9]ZENDER N, WEISE F K, BORDIGNON S, et al. Thromboembolism after electrical isolation of the left atrial appendage: a new indication for interventional closure? [J]. Europace, 2019, 21(10): 1502 - 1508.

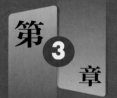

第3章 围手术期左心耳封堵患者护理

空军军医大学唐都医院　汤雁玲　张海鸽　薛　凯　席小立　张盼盼　卞小娟

房颤是临床最常见的心律失常之一,房颤可致左心耳内血栓形成,而血栓脱落可致血栓栓塞性疾病。目前业内已将左心耳封堵术作为房颤患者治疗适应证(推荐等级Ⅱa)。左心耳封堵术团队应包括具备独立介入能力的心内科医师、具备独立心脏外科手术能力的心血管外科医师、神经科医师、超声科及影像学医师、麻醉科医师、康复医师及围手术期护理团队[1]。其中,护理团队在围手术期管理中发挥着重要作用,术前需要了解患者的基本情况,特别是手术术式及个体难点,以期更好的术中配合、术后协助手术医师及麻醉医师做好患者恢复、转运及护理,并参与左心耳封堵术围手术期质量管理。

3.1 术前准备

3.1.1 患者准备

(1)术前检查　①常规检查:血常规、尿常规、便常规、肝功能肾功能、血糖、血脂、电解质、凝血、血型、D-二聚体、肌钙蛋白Ⅰ、传染病筛查。②影像学检查:心电图、经胸超声心动图、X线胸片及动态心电图等。对于既往有卒中的患者,应行基线状态下的头颅CT或MRI检查,以排除急性脑血管病变。③特殊检查:心脏增强CT扫描,明确左心耳解剖特征,测量锚定区直径,有助于选择左心耳封堵器型号,同时可排除左心室及左心耳是否有血栓;TTE,二维及三维TTE在术前可提供左心房、左心室大小及功能参数,排除瓣膜相关房颤、左心室血栓、合并需要手术干预或长期抗凝治疗的瓣膜病史;肺功能检查,进一步了解肺功能状况,便于术中麻醉管理。

(2)术前用药　①对于正在接受抗凝治疗的患者,手术当日早上停药[2]。②术前1小时可给予预防性抗生素治疗。③在术前48小时停用双胍类药物[3]。

(3)术前访视　询问患者过敏史、术前抗凝史等,了解患者社会支持情况和心理状态,给予针对性心理疏导。

(4)麻醉准备　①术前1天请麻醉医师评估患者病情,并除外全身麻醉禁忌证。②全身麻醉患者于术前禁食8小时,禁饮6小时[4]。

(5)手术准备　①进入导管室前,让患者取下活动假牙,由家属妥善保管。②术野皮肤准备,准备范围包括下颌以下、乳头连线、肘关节以上,双侧腹股沟、肚脐以下、大腿中部

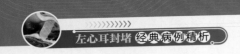

以上。③静脉通路准备。建立 2 条静脉通路(建议使用静脉留置针)。④指导患者练习床上排便,全身麻醉患者遵医嘱给予留置导尿。⑤预防压疮。根据手术时长和个体状况,于患者骶尾部贴预防压疮自黏性聚硅酮泡沫敷料。

(6)风险评估　进行压疮风险评估、跌倒坠床风险评估等。

(7)心理护理　通过与患者的沟通,了解患者的担忧与顾虑,实施心理疏导,讲解手术大致过程,消除患者的紧张心理。如果手术采用局部麻醉下进行,要指导患者术中配合要点,告诫患者术中不可大幅度活动肢体,鼓励患者及时表达术中不适并给予积极处置。

3.1.2　药品准备

(1)常用药品　生理盐水 500ml×2、生理盐水 250ml×1、冰冻无菌生理盐水 500ml×1、肝素12500U×2、碘对比剂、乳酸钠林格液等。

(2)碘对比剂　在使用前加温至 37℃。

(3)急救药品　阿托品、重酒石酸去甲肾上腺素、地塞米松磷酸钠、盐酸胺碘酮、盐酸替罗非班等。

(4)备血　此处不再赘述。

3.1.3　仪器准备

麻醉机、食管超声仪(或心腔超声仪)、心电监护仪、除颤仪、活化凝血分析仪、中心负压吸引器(备电动负压吸引器)、输液泵、微量泵、抢救车等。

3.1.4　器械准备

6F 或 8F 动脉鞘、14F 输送鞘、三连三通板、环柄注射器、压力延长管、压力传感器、猪尾导管、0.038in(1in=2.45cm)×150cm(260cm)J 形造影导丝、房间隔穿刺针、房间隔穿刺鞘、各型号左心耳封堵器、输送鞘管、心腔内超声导管与 11F 动脉鞘(根据情况)、异物钳、一次性尾线套等。

3.1.5　物品准备

介入包 1 个、纱布若干块、10ml 注射器 4 个、输液器 2 副、吸氧管 1 套、灭菌手套若干双、无菌仪器罩等。

3.1.6　气体准备

氧气。

3.2　术中配合

3.2.1　心理护理

(1)向患者告知术中注意事项及配合要点。

（2）鼓励患者表达术中自身感受。

（3）针对个体情况通过沟通,进行针对性心理疏导。

（4）麻醉实施前,安慰患者,及时消除患者的恐惧紧张情绪。

3.2.2　安全核查

在麻醉实施前、手术开始前和患者离开手术室前,由麻醉医生(或手术医生)、护士、技师进行三方核查,以确认患者的姓名、性别、年龄、手术方式、手术部位、手术知情同意、麻醉知情同意、皮肤完整性、术野皮肤准备等是否正确,患者有无过敏史,是否建立静脉通路等。

3.2.3　管路固定

将患者的输液管、氧气管道、尿管等管路固定妥当,放出推拉数字减影血管造影(digital subtraction angiography,DSA)床的运动余量。

3.2.4　备手术台

（1）用物准备　10ml 注射器 4 个、20ml 注射器 1 个、50ml 螺口注射器 1 个、纱布、刀片、止血钳、麻药杯、弯盘、换药碗、冲洗盆、一次性手术包等。

（2）药品准备　盐酸利多卡因、碘对比剂(打至手术台上)、用 500ml 冻冰无菌生理盐水配制冰盐水约 2000ml(回收封堵器时用)、根据患者体重给予术者肝素用量(100mg/kg)、配好冲洗导管的1:1肝素盐水(备用)。

（3）消毒铺巾　常规消毒手术野,铺设无菌手术台。

3.2.5　递送器械

根据手术进程依次递送导管材料。如穿刺针、动脉鞘、三连三通板、环柄注射器、压力延长管、压力传感器、心腔内超声导管与 11F 动脉鞘、房间隔穿刺针、房间隔穿刺鞘、0.038in×150cm(260cm)J 形造影导丝、猪尾导管、左心耳输送鞘管、左心耳封堵器等。

3.2.6　病情观察

（1）压力监测　密切监测有创动脉压波形的改变,当波形发生改变时立即报告术者。

（2）心电监测　密切观察心电监护仪,发现异常心电图,尤其是室性心动过速(简称室速)、心室颤动(又称室颤)图形出现时立即报告术者并进入抢救模式。

（3）生命体征记录　每 30 分钟监测患者生命体征 1 次(心律、心率、血压、血氧饱和度等),当术中生命体征有波动时,每 3 分钟监测患者生命体征 1 次。当术者行房间隔穿刺时,要密切观察患者的心率、血压、X 射线影像变化等[5]。

（4）血氧饱和度监测　尤其是全身麻醉患者,密切监测血氧饱和度的变化,及时清理患者呼吸道痰液或分泌物。

（5）药物过敏反应观察　术中患者出现皮疹、低血压、急性肺水肿等症状时,立即报告术者并进入抢救模式。

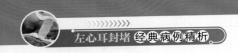
(6)重点环节观察 ①穿刺血管时:股动脉入路时,护士通过观察心电监护结合患者的足背动脉搏动情况,判断是否有穿刺并发症的发生。若发现穿刺并发症立即协助术者对症处理。②穿刺房间隔时:严密观察 X 线影像,结合患者心率、心律和血压变化,判定有无心包积液的发生。③术者测试封堵器稳定性牵拉时:严密观察 X 射线影像,结合患者心率、心律和血压变化,判定有无封堵器脱落的情况。

3.2.7　监测激活全血凝固时间

在房间隔穿刺成功后追加肝素 100U/kg,造影左心耳形态后,立即采血监测患者的激活全血凝固时间(activated clotting time of whole blood,ACT)并维持术中(房间隔穿刺后至整个置入过程结束)ACT 大于 250 秒[1]。存在普通肝素使用禁忌时,可选择比伐芦定[6]。术中要及时报告术者 ACT 值以便调整肝素用量。

3.2.8　术中并发症

(1)心包积液及心脏压塞 术中密切生命体征,患者突然出现心跳加快、血压下降,观察 X 射线影像,尤其在房间隔穿刺后,一旦出现透亮带或心影扩大、心影搏动减弱[7]等表现,同时结合局部麻醉患者若突然主诉心前区压迫感或尖锐的剧痛,伴呼吸困难,面色苍白、出汗,立即报告术者,行食管(心腔)超声检查,以明确是否有心包积液,并启动心脏压塞抢救预案。必要时联系心脏外科手术台。

(2)空气栓塞 一旦出现,提高氧流量,注意观察患者的血氧饱和度。

(3)血栓形成 停止手术,立即采血测 ACT,遵医嘱增加肝素。

3.2.9　麻醉复苏协助管理

守护患者,防止患者苏醒前躁动引起管道脱落、坠床等不良事件发生。记录气管插管拔除后患者的神志及生命体征变化。

3.3　术后交接

3.3.1　固定管路

固定输液管路、尿管并标识。夹闭尿管,排空尿袋并记录尿量。

3.3.2　明确去向

从主管医生处明确患者术后去向[病房或冠心病监护治疗病房(coronary care unit,CCU)],通知病区护士做好接患者的准备。

3.3.3　携带物品

患者的病历、病员服、影像资料等。

3.3.4 查看皮肤

检查患者皮肤的完整性并记录。

3.3.5 与病区护士交接

交接事项包括患者的手术名称、术中病情变化、所带液体、剩余药品,患者的皮肤状况,患者所带各种管路情况等,并在交接单上双方签名。

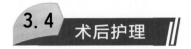

3.4 术后护理

3.4.1 气道管理

提前备好麻醉床,床边常规备好负压吸引器,在患者回病房后,平抬患者至病床,去枕平卧,头偏向一侧,观察患者气道有无分泌物。遵医嘱吸氧至患者清醒,维持血氧饱和度在95%以上。

3.4.2 病情监测

术后持续心电监护,密切观察心率、心律、血压、呼吸、血氧饱和度并记录,第1小时每15分钟监测1次心率、呼吸、血压、手指血氧饱和度,第2、3小时每30分钟监测1次,之后每1～2小时监测1次。麻醉未清醒前定时呼唤患者,如超过其苏醒时间及时报告医生。术后4小时行心包腔超声检查,了解有无积液。查血常规、电解质、心肌损伤标志物、全血凝血系统检测。术后体温监测每日2次。

3.4.3 饮食排便护理

患者术后麻醉清醒后方可开始饮水。指导患者先尝试少量饮水,如无呛咳后协助患者进食,先给予清淡、易消化、高纤维素、富含营养的流质饮食,忌辛辣产气的食物,术后12小时进食半流质饮食。卧床期间少食甜食、牛奶、豆浆等胀气食物,少量多餐,不易过饱。必要时使用开塞露,避免患者用力排便,导致伤口出血和加重心脏负担。

3.4.4 伤口护理

常规弹性绷带加压止血12小时。注意观察伤口局部有无渗血、肿胀、疼痛,肢端皮肤的颜色、温度有无异常,比较两侧足背动脉的搏动强弱,按医嘱进行术肢制动,制动期间嘱趾端活动,预防血栓形成。

3.4.5 并发症护理

(1)封堵器脱落 ①观察:术后24～48小时内密切病情观察。心电监护可见频发的房性或室性期前收缩,患者有胸痛、咳嗽、咯血等肺栓塞症状或头晕、抽搐等临床表现。②宣教:术后嘱患者近期避免咳嗽、用力排便、憋尿等增加动脉压及腹压的因素,注意观察患者有无心慌、气短、胸闷、呼吸困难、严重心律失常等症状,如出现异常及时报告医生,尽快做心脏超声检查以确诊。③处置:立即通知医生做心脏B超检查,鉴别原因。一经确诊即刻送回导管室或行急诊开胸手术。

(2)心包积液/心脏压塞　①观察:术后重视患者的主诉,如出现恶心、呕吐、胸闷、出冷汗、血压下降、心率快等,应高度怀疑心心脏压塞。②处置:立即行心脏超声检查,如血流动力学稳定,可给予扩容、升压等对症处理;如血流动力学不稳定,立即行心包穿刺[8]。

(3)TEE检查相关并发症　TEE作为一种侵入性操作,存在一些相关并发症,如口腔、咽喉部或食管、胃损伤、腮腺肿胀、暂时性喉返神经麻痹、食管穿孔、严重心律失常等,以暂时性咽喉痛多见。注意观察呕吐物及大便颜色,询问患者有无腹痛及其他相关临床表现,发现异常及时报告医生。

(4)血管并发症　如穿刺局部渗血、出血、血肿、动静脉瘘、假性动脉瘤等。①观察:定时观察伤口渗血情况、足背动脉搏动情况、术侧肢体皮温和肤色是否正常。②处置:立即报告医生,遵医嘱进行弹性绷带加压包扎或对症处理,必要时外科手术治疗。

3.4.6　水化护理

使用碘对比剂前6～12小时静脉内补充0.9％生理盐水,不少于100ml/h;注射碘对比剂后亦应连续静脉补液,不少于100ml/h,持续24小时,提倡联合应用静脉补液与口服补液以提高预防对比剂肾病效果。术后鼓励患者大量饮水,使用量100ml/h[3]。

3.4.7　出院指导

指导患者出院后安全用药,告知患者在出现胸闷气促症状加重、静息状态下心率/心律异常、血压低于或高于正常值、全身皮肤大片瘀斑、牙龈持续出血、大小便颜色加深、头痛、头晕、恶心、呕吐、肢体偏瘫或感知觉障碍等情况应立即就诊[1]。

3.4.8　术后随访

术后6～12周、6个月及1年完成门诊随访,包括相应的生化检查及影像学检查。及时纠治并发症。叮嘱合理用药。依据病情和门诊康复治疗情况制订长期家庭康复计划。

3.5　小结

近年来,随着卒中风险较高房颤患者LAAC干预手段的开展,各心脏介入中心已经认识到LAAC是一项多学科、团队式的联合协助手术。护理团队是其中不可或缺的一部分,承担了患者术前、术中、术后的各项护理。护理能力直接关系患者的预后与转归,尤其在术中患者突发病情变化和术后并发症发生时,除了考验术者个人的技术、各协助团队的配合、也考验护士的判断能力和应急处置技能。护士扎实的理论基础、过硬的抢救技能、敏锐的观察能力、个体的心理疏导,为患者手术的最后成功提供了有力的支持与保障。

参考文献

[1]中国医师协会心血管内科医师分会结构性心脏病专业委员会.中国经导管左心耳封堵术临床路径专家共识[J].中国介入心脏病学杂志,2019,27(12):661-672.

[2]STEFFEL J, VERHAMME P, POTPARA T S, et al. The 2018 European Heart Rhythm Association Practical Guide on the use of non-vitamin K antagonist oral anticoagulants in patients with atrial fibrillation[J]. Eur Heart J, 2018,39(16):1330-1393.

[3]中华医学会放射学分会对比剂安全使用工作组.碘对比剂使用指南(第2版)[J].中华医学杂志,2014,94(43):3363-3369.

[4]张伟丽,樊冬磊.左心耳封堵术围术期的护理进展[J].当代护士(中旬刊),2021,28(01):4-6.

[5]王娟,薛淑敏,尹姣,等.预防性护理对非瓣膜心房颤动患者经皮左心耳封堵术后血栓发生率的影响[J].血栓与止血学,2022,28(3):1029-1030.

[6]OSTERMAYER S H, REISMAN M, KRAMER P H, et al. Percutaneous left atrial appendage transcatheter occlusion (PLAATO system) to prevent stroke in high-risk patients with non-rheumatic atrial fibrillation:results from the international multi-center feasibility trials[J]. J Am Coll Cardiol,2005,46(1):9-14.

[7]冯晓燕,李晓彤.心房颤动患者冷冻消融联合射频消融及左心耳封堵术的护理配合[J].护理学杂志,2021,36(16):50-52.

[8]马颖,韩霞,周园,等.左心耳封堵术后患者的护理体会[J].甘肃医药,2016,35(11):875-877.

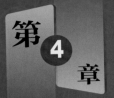

第4章 左心耳封堵术器械准备及简要手术流程——以 WATCHMAN™ 塞式左心耳封堵器为例

湖南省人民医院 潘宏伟 胡 遵

4.1 手术器械、药物准备

（1）静脉穿刺包。

（2）穿房间隔系统（TAS）：Swartz 鞘管、0.032in×145cm 长导丝、房间隔穿刺针、2ml 螺纹注射器。

（3）0.035in×260cm 加硬导丝、血管鞘（8F、10F 或 12F）。

（4）5F 或 6F 猪尾导管。

WATCHMAN™ 导引系统（WAS）：导引鞘带扩张鞘。

WATCHMAN™ 输送系统（WDS）：带预装装置。

（5）心电监护仪、除颤仪、压力传感器、三连三通板、10~50ml 型号注射器数个、延长导管、ACT 监测仪、生理盐水、普通肝素钠、造影剂、利多卡因、镇静药品。

（6）经食管超声心动图/心腔内超声心动图（intracardiac echocardiography，ICE）仪器。

（7）心包穿刺包（备用）。

4.2 简要手术流程

4.2.1 术前评估

LAAC 的适应证与建议证：随着 LAAC 预防房颤、卒中有效性及安全性证据积累，《2019 ACC/AHA/HRS 房颤患者管理指南》把 LAAC 列为 Ⅱb 类推荐，用于具有卒中高风险及无法耐受长期抗凝患者的预防手段[1]。我国《心房颤动：目前的认识和治疗建议》2015 及 2018 两个版本均将其列为 Ⅱa 类（证据级别 B）[2,3]。结合以上推荐及专家共识推荐[4]，以下两种情况较为适合。首先，具有较高卒中风险（CHA2DS2 - VAS2 评分：男性≥2 分，女性≥3 分），对长期服用抗凝药有禁忌证，但能耐受（2~4 周）单药抗凝或双联抗血小板药物治疗者。其次，具有较高卒中风险，口服抗凝药物期间曾发生致命或无法难以止血的出血事件者(如脑出血、脊髓出血,严重胃肠道、呼吸道、泌尿道出血等患者)。

同时共识[4]也做出了禁忌证及排除指征具体内容,存在禁忌证及排除指征中的一项均不合适进行 LAAC。术前需依据专家共识针对患者是否具体禁忌证进行评估。

4.2.2　术前准备

需要对进行 LAAC 患者术前进行全面检查准备。

(1)实验室准备　血常规、肝功能、肾功能、电解质、甲状腺功能、心肌损伤标志物、血糖、输血前 4 项等各项检验。

(2)其他检查　心电图、头部 CT 或头部 MRI(是否存在抗凝禁忌证)、心脏彩超〔射血分数(ejection fraction,EF)是否>30%、心包积液量〕、肺功能检查(便于术中麻醉)等。

(3)特殊检查　术前 24 小时内常规完善 TEE,通过检查了解左心耳是否存在血栓(若血栓无法手术,需抗凝 3 个月后再次复查),见图 4.1。在 4 种不同角度测量左心耳开口直径及深度(封堵器选择提供数据),见图 4.2。测量左心耳峰值排空速度,若左心耳排空速度<25cm/s,发生自发性显影可能性大;排空速度<20cm/s,形成血栓的可能性很大。

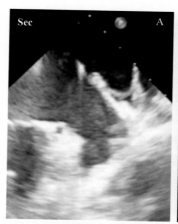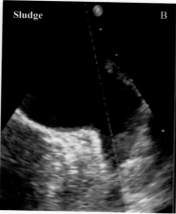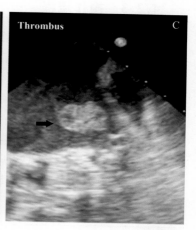

A—左心耳未见血栓及自发显影;B—左心耳未见血栓但自发显影、血流减慢;C—左心耳见血栓影(红色箭头)。

图 4.1　TEE 了解左心耳血流 3 种形态

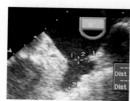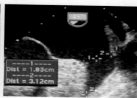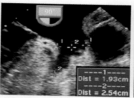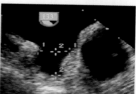

图 4.2　TEE 从 0°、45°、90°、135°了解左心耳开口直径与深度

或者术前完善心脏 CT 检查。通过 CT 术前筛查左心耳内有无血栓,了解左心耳位置(协助房间隔穿刺位置、保持鞘管良好的同轴性)及与左上肺静脉关系、评估其大小及形态(有利于封堵器型号和大小的选择),见图 4.3。

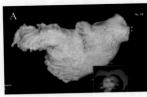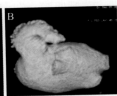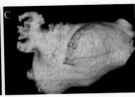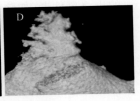

A—风向标型,为主叶深度大;B—鸡翅型,为主叶上左心耳开口下段有锐利的弯曲;C—菜花型,为深
度较浅,但是内里结构复杂;D—仙人掌型,为左心耳主叶很明确,主叶上有众多二级分叶。

图4.3 心脏CT了解左心耳4个形态

(4)术前患者管理 ①术前抗凝准备,若术前服用华法林,建议维持术前3天停用,改用低分子肝素皮下注射至术前12小时,使国际标准化比值(international normalized ratio,INR)恢复至小于2.0;术前口服新型抗凝药(NOAC)患者术前1天停用NOAC(手术当日不口服抗凝药物);术前予以低分子肝素注射,术前12小时停用(手术当日不使用低分子肝素,术中使用普通肝素)。②术前控制心室率、麻醉评估,术前禁食、禁饮6~8小时。

4.2.3 操作流程

(1)术前准备 可采用镇静、镇痛和局部麻药。股静脉穿刺时,常规X射线透视下穿刺右侧股静脉,并置入8F股鞘管,若需心腔内超声导管操作,可同时穿刺左侧股静脉,并置入10F或12F股鞘。

(2)置入鞘管 置入鞘管后常规静脉推送普通肝素2000U,若使用心腔内超声导管,首先调整至右心室观察是否心包积液,并留动态影像,随后调整至右心房双房切面并配合X射线透视进行房间隔穿刺,穿刺位点选择——根据左心耳的形状、大小、与左心房的解剖关系通常选择上下(常选择偏下)及前后(根据心耳形态),见图4.4。沿鞘管送0.032in导丝至上腔静脉,置换Swartz鞘,回撤鞘管并出现两次跳跃至卵圆窝,送入房间隔穿刺针,结合超声及DSA进行穿刺。

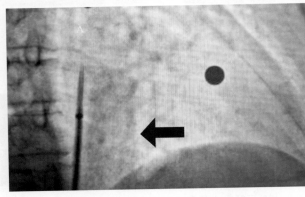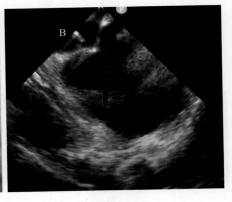

A—右前斜位(RAO)45°平行脊椎进行穿刺;B—ICE下双房切面穿刺位置靠下。

图4.4 DSA与ICE指导房间隔穿刺过程

TEE指导下穿刺推荐使用食管中段双房腔和主动脉短轴界面来确认穿刺位点。在超声上下双房腔切面,下拉 Swartz 调整穿刺位点高低。定完高低后,调整超声至主动脉短轴切面,调整穿刺点的前后位置,远离主动脉瓣方向靠后,见图 4.5。

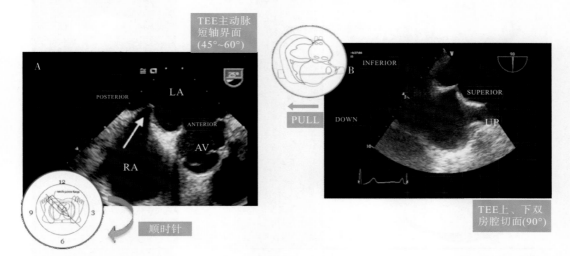

A—TEE 主动脉短轴切面定前后;B—TEE 上下腔切面定上下。

图 4.5 TEE 指导房间隔穿刺

（3）穿刺成功 成功穿刺后使用 2ml 螺旋注射器推注造影剂,通过 DSA 及超声验证是否成功,穿刺成功后追加肝素总量(80～100U/kg),达到全身肝素化,维持 ACT 250～350 秒[4]。输送 Swartz 鞘管通过房间隔至左心房内,后退出房间隔穿刺针,肝素盐水冲管预防血栓,外接传感器监测左心房压力(注意此时记录下左心房压力,确保左心房平均压不低于 10mmHg,防止因为术前容量不足而导致的左心耳测量值偏小),若压力偏小,可向 Swartz 鞘管内推注生理盐水,待压力升高。

（4）调整 Swartz 鞘 头端朝向左上肺静脉方向,后送 0.035in×260cm 的加硬导丝至左上肺静脉。亦可换成两圈半导丝置入左心房内。退出 Swartz 鞘后沿加硬导丝送左心耳输送鞘至左心房。若 ICE 指导,此时反复推送导引鞘扩张房间隔,然后将 ICE 调至左心房内。ICE 调至左心房后,将探头放置左侧肺静脉、右侧肺静脉口、二尖瓣环位置多角度评估左心耳内是否有血栓及其形态、外径、左心耳峰值排空速度等,见图 4.6。

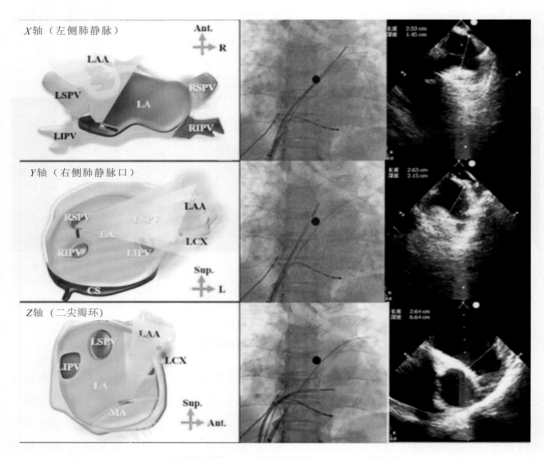

A—左侧肺静脉；B—右侧肺静脉口；C—二尖瓣环。

图 4.6　ICE 在左心房内 3 个不同位置监测左心耳(图片来自参考文献[5])

(5)造影观察　沿加硬导丝将导引鞘送至左心房内(将导引鞘置入股静脉内时,注意不要过度用力,避免导丝弯曲,可使用 14F 股鞘预先扩张),沿鞘送猪尾导管至左心耳内,跟进导引鞘,分别行 RAO 30°、头位(CRA)20° 及 RAO 30°、足位(CAU)20° 两个投照体位,猪尾导管与导引鞘同时推注造影剂,可使左心耳外口及内部分叶显影更清晰,造影时建议将猪尾导管放入左上叶内,利于观察左心耳深度。

(6)左心耳的测量与封堵器选择　对 X 射线影像进行锁定,测量左心耳开口直径与深度,结合术中 TEE/ICE 结果,选择合适的封堵器,一般较左心耳外径大 4～6mm 为宜,如 WATCHMAN 封堵器选择见表 4.1。

表 4.1　根据 DSA 结果及超声测量左心耳外径结果选择 WATCHMAN 封堵器大小

单位:mm

最大左心耳开口	器械尺寸	器械负荷长度
17～19	21	20.2
20～22	24	22.9

续表

最大左心耳开口	器械尺寸	器械负荷长度
23～25	27	26.5
26～28	30	29.4
29～31	33	31.6

（7）导引鞘管置入与定位　在 X 射线透视下,将猪尾导管及鞘管缓慢送至左上分叶远端,动作要轻柔,切勿暴力操作,逆时针转动鞘管,鞘管的弯头会向上、向前移动,保持逆时针转向的力度。若顺时针转向,鞘管会向下、向后移动。若左心耳位置偏低,可尝试先将导引鞘管预塑形。

（8）鞘管定位　WATCHMAN 导引鞘管远端 MARK 环,依次对应 21mm、27mm、33mm 3 个尺寸封堵器,选择何种尺寸封堵器,对应不同的长度,如选择 27mm,左心耳外口位置必须在 27mm mark 环位置,保持其位置不变(图 4.7 和表 4.2)。将封堵器输送至鞘管远端标记环与导引系统鞘管对齐,回撤导引系统同时与输送系统锁定。

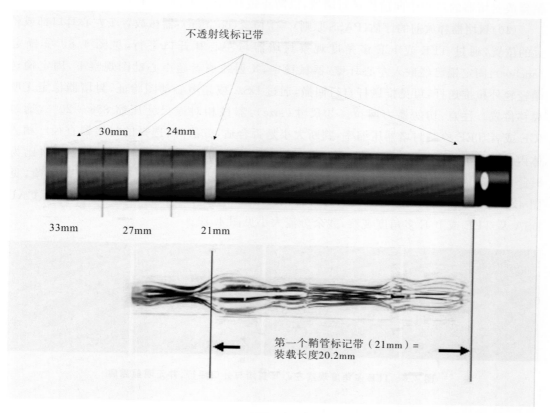

图 4.7　导引鞘标记环对应不同深度

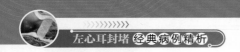
表 4.2　型号对应预装长度

单位:mm

外鞘标记带	预装器械长度
21	20.2
24	22.9
27	26.5
30	29.4
33	31.5

注:选择 WATCHMAN 封堵器后,建议持续肝素盐水预冲,防止气体进入导引系统。

(9)WATCHMAN 封堵器释放　固定推送杆,保持逆时针转向,缓慢撤鞘释放封堵器,使得封堵器在左心耳内由远端至近端缓慢逐渐展开,直至完全打开封堵器。避免在撤鞘释放封堵器的过程中向前推送封堵器,以防止锐利的尾端扎破左心耳。

(10)封堵器释放前的评估(PASS原则)　①位置(position):器械放置于左心耳口部或稍远的位置,通过 TEE 或 ICE 多角度观察封堵器与左心耳开口平行,见图 4.8。②锚定(anchor):固定锚已经嵌入左心耳壁/器械稳定,X 射线或者超声心动图观察下,固定输送鞘轻轻外拉推送杆,可见推送杆自行回撤,通过 DSA 或超声心动图验证,封堵器稳定无明显移位置。注意:切勿暴力回拉。③尺寸(size):器械相对原尺寸压缩8%～20%,通过ICE 或者 TEE 检测封堵器压缩率,判断大小是否合适,方法为(选择的封堵器直径-植入体内后测量直径)/选择的封堵器直径×100%。WATCHMAN 封堵器建议压缩比为8%～20%,而很多专家认为小于30%是合理的。若压缩比偏小,可能有脱落风险,见图 4.9。④封堵(seal):左心耳所有分叶都被封堵住,残余分流小于5mm,通过 CRA、CAU DSA 及 TEE 或 ICE 多角度观察,残余分流大小见图 4.10。

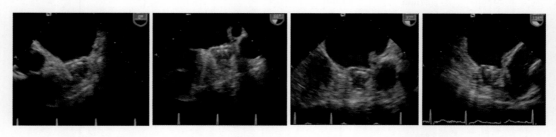

图 4.8　TEE 多角度观察左心耳封堵与外口平行,并无明显露肩

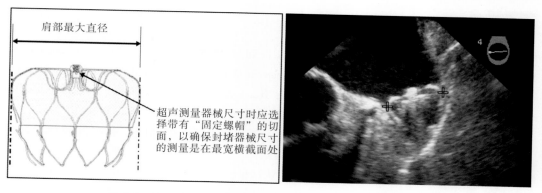

图 4.9 TEE 或 ICE 测量外径调整角度时显示固定螺帽再测量

注意:若未将固定螺帽显示出,测量的数值变小。

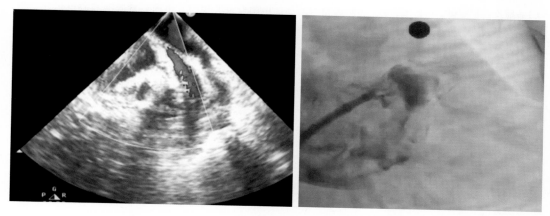

图 4.10 通过 DSA 及 TEE 多角度观察是否存在残余分流

满足以上 PASS 原则,通过 TEE 或 ICE 检验心包积液,若无增加,将导引鞘轻推,贴近封堵器,逆时针旋转推拉杆,释放封堵器。若装置突出超过器械长度 1/3,导致受压不够或残余分流大于 5mm 又或压缩比小于 8% 或者大于 30%,可实行全回收或者半回收,重新调整位置或者更换封堵器进行释放。

4.2.4 术后

术后患者入住 CCU,观察病情。持续心电监护、观察血压、血氧饱和度,术后 3～4 小时后复查心包彩超。术后 4～6 小时适时恢复抗凝治疗(低分子肝素,非维生素 K 拮抗剂口服抗凝药或华法林),次日 TTE 排除封堵器脱落、心脏压塞或心包积液和出血等严重并发症,根据肾功能情况(用肾小球滤过率评价)和出血风险(HAS - BLED 评分)给予个体化抗凝治疗[4-6]。

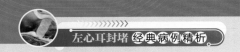

参考文献

[1]JANUARY C T，WANN L S，CALKINS H，et al. 2019 AHA/ACC/HRS focused update of the 2014 AHA/ACC/HRS guideline for the management of patients with atrial fibrillation：A Report of the American College of Cardiology/American Heart Association Task Force on Clinical Practice Guidelines and the Heart Rhythm Society[J]. Heart Rhythm，2019，16(8)：e66 - e93.

[2]黄从新，张澍，黄德嘉，等. 心房颤动：目前的认识和治疗建议—2015[J]. 中华心律失常学杂志，2015，5(29)：377 - 434.

[3]黄从新，张澍，黄德嘉，等. 心房颤动：目前的认识和治疗建议(2018)[J]. 中华心律失常学杂志，2018，22(4)：279 - 346.

[4]中华医学会心血管病学分会，中华心血管病杂志编辑委员会. 中国左心耳封堵预防心房颤动卒中专家共识(2019)[J]. 中华心血管病杂志，2019，47(12)：937 - 955.

[5]钟敬泉，龙德勇，马长生，等. 心腔内超声心动图中国专家共识[J]. 中国心脏起搏与心电生理杂志，2022，36(5)：377 - 403.

[6]ZHONG J Q，LONG D Y，CHU H M，et al. Intracardiac echocardiography Chinese expert consensus [J]. Front Cardiovasc Med，2022，9：1012731. doi：10.3389/fcvm.2022.1012731. eCollection 2022.

第5章 CT血管成像在左心耳封堵术中的应用

空军军医大学唐都医院　殷　茜　安　攀　余　美

5.1 左心耳 CTA 扫描技术

5.1.1 左心耳 CTA 扫描方法及参数

CTA 基于其非侵入性、高阴性预测值、高空间分辨率和多层面性等特点,结合较为客观的多种后处理技术,不仅可以明确肺静脉开口、左心房、左心耳结构,评价邻近周围组织结构及手术通路上组织结构的关系,而且可以评估左心耳充盈程度、排除血栓并测量左心耳相关形态学参数,为 LAAC 术前提供客观精确的影像学依据[1-3]。

2019 年美国心脏病学会指出,为评估 LAA 有无血栓,不仅需要常规动脉期扫描,还需要行延迟扫描[4],即双期扫描。可采用前瞻性或回顾性心电门控扫描模式,其相关扫描参数见表 5.1[3,4]。

然而,在实践中发现,常规动脉期扫描部分患者 LAA 充盈欠佳、延迟期扫描造影剂相对较淡,导致术前左心耳形态及相关参数的测量受到一定的影响。因此,本院在此基础上进行了技术优化,采用双源 CT 大螺距动脉晚期扫描方案,即通过适当延长 LAA 充盈时间的方法减少因充盈时间不足而导致 LAA 内对比剂充盈不佳的情况,同时联合双源 CT 特有的较低辐射剂量的大螺距 Flash 扫描模式,在降低患者辐射剂量的同时,评估 LAA 充盈程度及形态学参数,具体方法及与指南推荐方法对比见表 5.1。

表 5.1　左心耳 CTA 相关扫描参数及方法对比

项目	指南推荐左心耳 CTA	自主改良左心耳 CTA
显示目的	左心房、左心耳及肺静脉解剖,有无血栓	左心房、左心耳及肺静脉解剖,有无血栓
扫描模式	根据机器型号选择	双源 CT Flash 扫描
扫描期相	双期扫描(延迟扫描必须扫)	双期扫描(延迟期扫描个体化)
对比剂注射方案	60ml 对比剂(5.0ml/s)+30ml 生理盐水(3.0ml/s)	50ml 对比剂(5.0ml/s)+20ml 对比剂(3.0ml/s)+30ml 生理盐水(3.0ml/s)
第 1 期扫描时间	ROI 设定域值达到 100HU 时,延迟 6 秒后自动触发第 1 期扫描(动脉期扫描)	ROI 设定域值达到 100HU 时,延迟 12 秒后自动触发第 1 期扫描(动脉晚期扫描)

续表

项目	指南推荐左心耳CTA	自主改良左心耳CTA
第1期扫描范围	气管隆嵴下1~2cm至心脏膈面	胸廓入口处至膈肌上缘
延迟时间	30秒	30秒
第2期扫描范围	气管隆嵴下1~2cm至心脏膈面	左心耳
管电压和管电流	自动管电压及管电流	自动管电压及管电流
重建期相	收缩期优先(35%)	收缩期优先(35%)

实践证明,对于LAA成像第1期采用动脉晚期扫描所得LAA完全充盈率大幅提高,第1期LAA完全充盈者则可没有必要行延迟期扫描,即个体化决定是否加扫延迟强化,结合双源CT大螺距Flash扫描第1期覆盖全肺,在节约检查时间的同时降低了患者的辐射剂量,提高了患者通过率,也提高了肺脏疾病的检出率,提升了检查效率,值得临床应用推广。

5.1.2 左心耳CTA重建方法

在后处理工作站可采用容积再现(volume rendering,VR)、多平面重建(multi-planar reconstruction,MPR)、最大密度投影(maximum intensity projection,MIP)等多种后处理方法显示左心耳及邻近组织结构关系(具体测量参数见后详述)。

病例1 患者女性,60岁,房颤,行左心耳CTA检查示第1期(图5.1A)及延迟期(图5.1B)左心耳均匀充盈,未见充盈缺损,容积再现(图5.1C)示左心耳形态饱满。

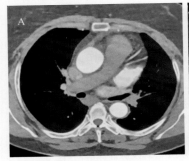 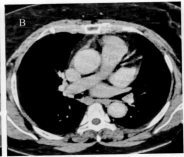 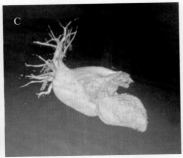

A—左心耳CTA扫描第1期,左心耳已基本完全充盈;B—左心耳CTA扫描延迟期,左心耳完全充盈;C—CTA容积再现三维立体显示左心耳形态、大小及位置关系。

图5.1 CTA双期扫描左心耳均匀充盈

病例2 患者男性,69岁,房颤,行左心耳CTA检查示第1期(图5.2A)左心耳部分未充盈,但延迟期(图5.2B)左心耳充盈均匀,未见充盈缺损影,排除左心耳血栓可能。

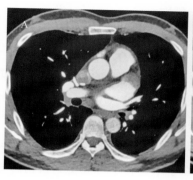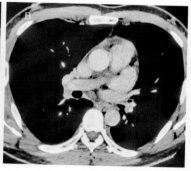

A—左心耳CTA扫描第1期,左心耳未完全充盈;B—左心耳CTA扫
描延迟期,左心耳已完全充盈。

图5.2 CTA双期扫描排除左心耳血栓

病例3 患者男性,61岁,房颤,行左心耳CTA检查示第1期(图5.3A)左心耳部
分未充盈,延迟期(延迟30秒,图5.3B、C)左心耳远端见片状充盈缺损影,考虑左心耳
血栓形成。

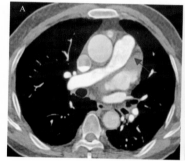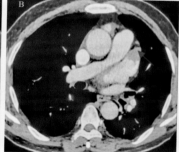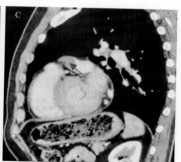

A—左心耳CTA扫描第1期,左心耳未完全充盈(箭头);B—左心耳CTA扫描延迟期,左心耳仍未
完全充盈,可见充盈缺损(箭头);C—左心耳CTA扫描延迟期(斜矢状位),左心耳仍可见充盈缺损
(箭头)。

图5.3 CTA双期扫描证实左心耳血栓

5.2 适应证与禁忌证

5.2.1 适应证

非瓣膜性房颤患者,同时具有下列情况之一,是左心耳封堵术前CTA的适应证:

(1)不能或不愿长期服用抗凝药者。

(2)食管疾病不能耐受TEE检查或经食管超声插入困难者。

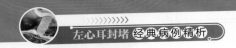

5.2.2　优势

(1)无创非侵入性检查,患者接受度高。

(2)容积再现三维重建,可以立体、直观地显示活体状态的LAA形态及其周围结构。

(3)多平面重组,可以任意平面观察测量,准确提供LAA开口长径、短径,着陆区直径和长度,这对封堵器类型及尺寸的选择至关重要。

(4)观察LAA,还可同时显示心房、心室大小及形态变化,心脏与周围结构关系,以及肺静脉、冠状动脉情况,评估与肺静脉和其他在手术过程中可能受到损伤的邻近结构的关系,减少手术风险。

(5)仿真内镜,显示LAA及左心房的内部结构。其构建的内部结构正是介入手术的实际操作环境。

(6)评估术后并发症,如内皮化不全、封堵器移位,周围渗漏、设备相关的血栓等,操作简便且准确性高。

5.2.3　禁忌证

(1)甲状腺功能亢进症、碘过敏、限碘治疗期间患者禁行。

(2)心功能不全、肾功能不全、支气管哮喘患者慎行。

5.2.4　局限性

(1)有赖于正确的扫描技术,评估有无血栓形成时可能出现假阳性。

(2)不能在术中实时指导手术。

5.3　左心耳测量指标与方法

5.3.1　斜矢状位

于轴位图像上平行于左心耳长轴面进行多平面重建,测量锚定区的径线和可用深度(图5.4A)。

5.3.2　截面

多平面重建后图像再用回旋支与肺静脉嵴连线平面来确定左心耳开口截面,测量LAA的长径、短径和面积(图5.4B)。

5.3.3　长轴

多平面重建模式调整出左心耳长轴,测量左心耳深度(图5.4C)(迂曲时仅供参考)。

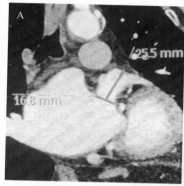 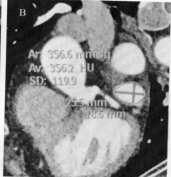 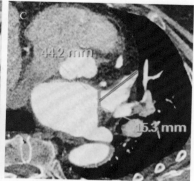

A—左心耳斜矢状位,测量锚定区的径线和可用深度;B—左心耳开口截面,测量 LAA 的长径、短径和面积;C—左心耳长轴,测量左心耳深度。

图 5.4　左心耳测量的指标与方法

5.4　左心耳、左心房、肺静脉相关疾病的诊断

5.4.1　左心耳血栓

早期和延迟期两期左心耳内固定位置显示充盈缺损(除外梳状肌的影像)(图 5.5)。

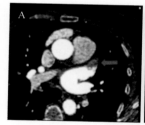 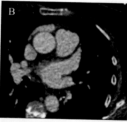 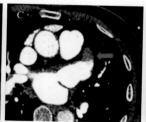 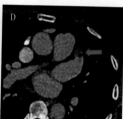

A 和 B 为同一患者,左心耳第 1 期(A)充盈缺损(箭头),延迟期(B)没有充盈缺损;C 和 D 为同一患者,第 1 期(C)和延迟期(D)均可见充盈缺损(箭头),表明左心耳血栓。

图 5.5　左心耳血栓的排除及证实

5.4.2　左心房憩室或副左心耳

左心房憩室(图 5.6)或副左心耳会导致导管操作及设备复杂化。左心房憩室比副左心耳稍大,壁光滑,在前上壁更常见,而副左心耳内部结构粗糙,在左侧壁更常见。

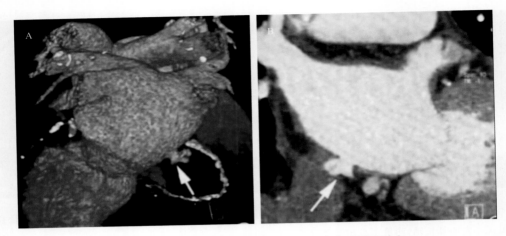

容积再现（A）及最大密度投影（B）示左心房右后下壁憩室。

图 5.6 左心房憩室

5.4.3 房间隔

（1）房间隔缺损（图 5.7A）。

（2）卵圆孔未闭（图 5.7B）。

（3）房间隔动脉瘤（图 5.7C）。

（4）房间隔脂肪瘤性肥大（图 5.7D）。

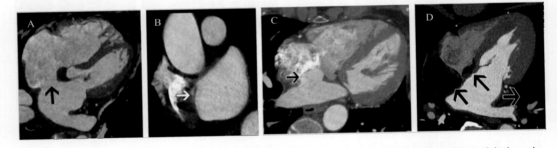

A—55 岁，男性，房间隔中部的继发孔型房间隔缺损；B—71 岁，男性，卵圆孔未闭，从左到右有一小股造影剂射流；C—49 岁，男性，房间隔动脉瘤；D—36 岁，女性，房间隔脂肪瘤性肥大。

图 5.7 房间隔异常

5.4.4 肺静脉

评估肺静脉的解剖结构、数量、直径和是否存在狭窄。

（1）肺静脉变异类型 分为左上下肺静脉共干、单支右中肺静脉、双支右中肺静脉、右中肺静脉并右侧最上肺静脉（图 5.8）。

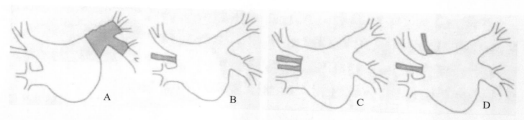

A—左上下肺静脉共干;B—单支右中肺静脉;C—双支右中肺静脉;D—右中肺静脉并右侧最上肺静脉。

图5.8 肺静脉变异类型

(2)LAA 与左上肺静脉的解剖关系 分为高型(Ⅰ型)、中型(Ⅱ型)和低型(Ⅲ型)3 种类型(图5.9)。

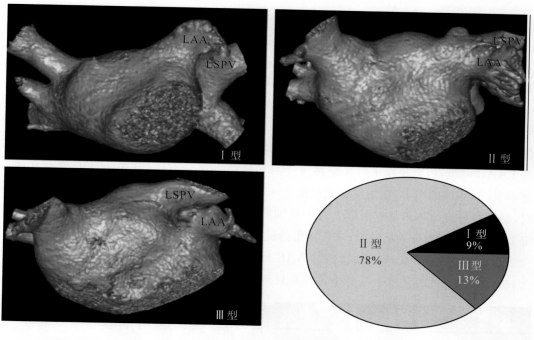

图5.9 LAA 与左上肺静脉的解剖关系

(3)界嵴宽窄 Coumadin 嵴是左心耳与左上肺静脉之间的心房侧壁的内折,嵴的宽窄对封堵器潜在并发症有影响。嵴通常很窄(<5mm),界嵴较窄会增加封堵器撞击肺上静脉开口的风险,界嵴宽可降低这种风险,并在封堵器尺寸过大时提供更大的灵活性。

容积再现(A)和轴位 CT(B)显示了 LAA 和 LSPV 之间 Coumadin 嵴的测量(图5.10)。

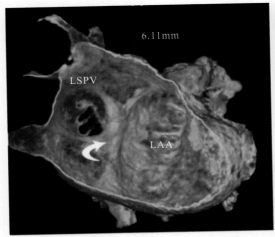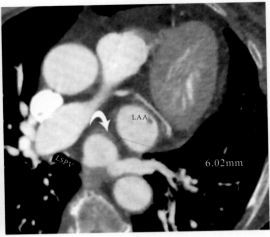

图 5.10 界嵴图像

5.5 左心耳封堵术后的 CT 随访

LAAC 术后存在一定的内皮化不全、装置相关血栓(device related thrombosis,DRT)的发生率,一旦发生内皮化不全或 DRT 而没有及时发现或没有延长抗凝治疗时间,缺血性卒中或其他系统血栓栓塞事件的风险将大幅提高。因此对于不能耐受或拒绝 TEE、接受 LAAC 的患者,常规在术后 3 个月、6 个月各随访 1 次左心耳 CTA,对于仍然存在内皮化不全或 DRT 的患者,在继续强化抗凝 2~3 个月后再复查 CTA,观察内皮化及 DRT 情况,必要时可增加随访复查次数。对于长期内皮化不全或残余分流大于 5mm 的患者,判定 LAAC 失败,如果无法补救,应长期维持抗凝治疗[1,5]。

病例 1 患者男性,78 岁,房颤,LAAC 后 2 个月复查 CTA 显示封堵器表面完全内皮化,轴位、冠状位、矢状位未见封堵器内及封堵器远端左心耳内造影剂填充(图 5.11)。

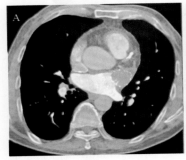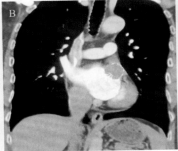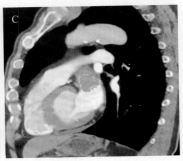

轴位(A)、冠状位(B)及矢状位(C)示左心耳术区封堵器影,封堵器内及封堵器远端左心耳内均未见造影剂填充,提示封堵器表面完全内皮化。

图 5.11 男,78 岁,房颤,LAAC 后 2 个月复查

病例 2　患者女性,82 岁,房颤,LAAC 后 2 个月复查 CTA 显示封堵器表面内皮化不全,轴位、冠状位可见封堵器内及封堵器远端左心耳内造影剂填充(图 5.12)。

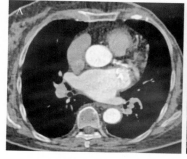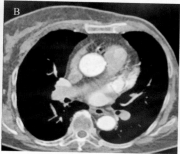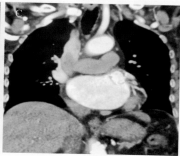

轴位、主动脉根部层面(A),轴位、肺动脉层面(B)及冠状位(C)示封堵器内及封堵器远端左心耳内造影剂填充。

图 5.12　女,82 岁,房颤,LAAC 后 2 个月复查

病例 3　患者女性,75 岁,LAAC 后 6 个月复查 CTA,轴位、冠状位可见封堵器周围残余分流,大小约 5mm(图 5.13)。

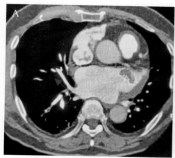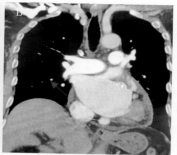

轴位(A)及冠状位(B)示封堵器周围线样造影剂(箭头),封堵器远端左心耳内造影剂充盈,提示封堵不完全。

图 5.13　女,75 岁,LAAC 后 6 个月复查

附表　LAAC 术前心脏 CT 报告的标准化模板

项目	内容
要求的报告	
LAA 血栓	在早期和延迟期评估是否存在造影剂充盈缺损
	如果存在,描述充盈缺损形状及 CT 值,并报告相对于升主动脉的 CT 值
LAA 评估	形态:鸡翅型、仙人掌型、菜花型、风向标型;在鸡翅型中,应报告从开口到弯曲处的距离
	深度和长度
	设备特定的开口和着陆区尺寸

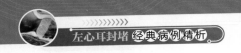

续表

项目	内容
房间隔	有无房间隔缺损、卵圆孔未闭、房间隔动脉瘤、黏液瘤
左心房	左心房的绝对容积和指数容积
肺静脉	评估肺静脉的解剖结构、数量、直径和是否存在狭窄
肺动脉	预测着陆区和肺动脉之间的距离
心包	评估是否存在心包积液
可选的报告	
心脏瓣膜	评估形态学、钙化和局部增厚
冠状动脉	评估冠状动脉解剖和是否存在钙化和狭窄
其他	评估扫描野中肺、纵隔和胸壁中是否存在可疑的结节、淋巴结和骨结构

参考文献

[1] 中华医学会心血管病学分会,中华心血管病杂志编辑委员会. 中国左心耳封堵预防心房颤动卒中专家共识(2019)[J]. 中华心血管病杂志, 2019, 47(12): 937-955.

[2] 黄从新,张澍,黄德嘉,等. 左心耳干预预防心房颤动患者血栓栓塞事件:目前的认识和建议—2019[J]. 中国心脏起搏与心电生理杂志, 2019, 33(5): 385-401.

[3] KORSHOLM K, BERTI S, IRIART X, et al. Expert Recommendations on Cardiac Computed Tomography for Planning Transcatheter Left Atrial Appendage Occlusion[J]. JACC Cardiovasc Interv, 2020, 13(3): 277-292.

[4] BUDOFF M J, SHITTU A, HACIOGLU Y, et al. Comparison of transesophageal echocardiography versus computed tomography for detection of left atrial appendage filling defect (thrombus)[J]. Am J Cardiol, 2014, 113(1): 173-177.

[5] MOSLEH W, SHEIKH A, SAID Z, et al. The use of cardiac-CT alone to exclude left atrial thrombus before atrial fibrillation ablation: Efficiency, safety, and cost analysis[J]. Pacing Clin Electrophysiol, 2018, 41(7): 727-733.

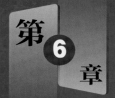

第6章 经食管超声心动图在左心耳封堵术中的应用

空军军医大学唐都医院　张宇新　侯　颖　袁丽君

房颤是最常见的快速心律失常,且发生率随年龄增加,我国房颤患者估算达 800 万~1000 万[1]。房颤引发的血栓栓塞事件是其致死、致残的主要原因。既往研究表明,非瓣膜性房颤患者中有 90% 以上的左心房血栓位于左心耳[2],因此 LAAC 成为预防房颤患者血栓栓塞事件的重要手段[3]。TEE 凭借其无辐射和多角度观察的优势,在 LAAC

扫码观看视频资源

的术前评估、术中指导及术后随访中发挥了关键作用[4]。国内外研究均显示,依据 TEE 进行封堵器型号选择、释放达标判断等对提升手术成功率、提高手术效果具有重要价值[5-8]。

6.1 术前评估

6.1.1 确认左心房及左心耳内有无血栓及自发显影

血栓为 LAAC 绝对禁忌证,术前 TEE 确认左心房和左心耳有无血栓至关重要[9]。血栓可附着于左心耳各个部位,常为圆形或椭圆形(图 6.1),变换角度扫查形态无明显改变(视频 6.1、视频 6.2)。梳状肌是 LAA 内膜面肌性结构,当其变粗大时易被误认为是血栓,变换角度或使用 X-plane 技术扫查其形态可由圆形或椭圆形变为梳齿样或条带样,且与心耳壁相连。而心耳的伪像可能由多重反射混响伪像导致,调整探头扫查或改变探头位置,深入或回撤,观察有无回声变化有助于鉴别。实在不易鉴别的伪像、血栓和梳状肌,左心耳声学造影可以提供更多的诊断信息(视频 6.3、视频 6.4)。

自发显影(spontaneous echo contrast,SEC)是心房和心耳内血流速度减慢、旋涡产生,血流瘀滞的表现。其程度可分为 4 级。①轻度:调高增益状态下左心房及左心耳可见稀疏的自显影信号。②轻-中度:不调节增益的状态下,左心房及左心耳内自显影稍强于轻度,可见少许旋涡。③中度:在整个心动周期都可见稠密的旋涡状血流自显影,心耳内更为明显(视频 6.5)。④重度:心房和心耳内均可探及泥沙样的浓密的自显影信号,血流速度非常缓慢,被认为是血栓形成前期改变(视频 6.6 至视频 6.8)。

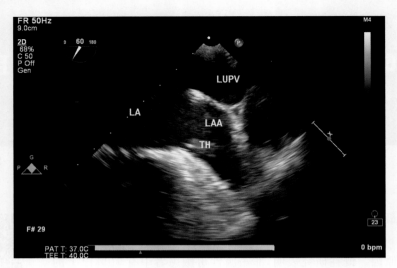

图 6.1　TEE 观察到左心耳及血栓形态

6.1.2　评估左心耳形态、大小及邻近的解剖结构有无异常

LAA 位于左上肺静脉与左心房游离壁之间,基底部靠近冠状动脉回旋支主干,后上方与左上肺静脉毗邻。LAA 多呈长管状结构,形态多样,个体差异大。LAA 按形态学分类,一般分为鸡翅型、菜花型、风向标型及仙人掌型等多种类型,其中鸡翅型比例最多,约占 48%,人种及地区差异大[10]。LAA 的形态与血栓栓塞的发生密切相关,菜花型及仙人掌型更容易形成血栓。不同类型的左心耳解剖特点不同,封堵难易程度不同。

(1)LAA 形态结构主要包括开口、颈部和心耳分叶等。左心耳开口形态多样,有圆形、椭圆形、三角形、水滴状、足型及不规则形等,其中椭圆形最多,约占 68.9%(视频 6.9)。其中不规则形心耳口不易完全封堵,容易有残余漏,最终造成内皮化不完全或内皮化进程较长。LAA 的分叶情况则包括分叶的数目、大小和走向。通常情况下,分叶数目越多,封堵难度越大,尤其是靠近心耳开口的大分叶。心耳内梳状肌的数目和粗细也会影响封堵效果。较多粗大的梳状肌会影响封堵器的展开。一些少见的比如心耳开口先天性隔膜样结构(视频 6.10),不能进行左心耳封堵。

(2)术前 TEE 多角度、多切面扫查 LAA,全面评估心耳形态至关重要。TEE 通常在 0°、45°、90°、135° 4 个角度来观察测量心耳开口径和心耳的深度。135° 显示 LAA 长轴切面,往往是心耳开口最大切面。以左冠状动脉回旋支水平作为开口的解剖标志,对侧定位在肺静脉嵴下约 2cm 处,进行开口径和深度的测量。准确测量 LAA 各径线对封堵器大小的选择及减少封堵相关并发症具有重要意义(图 6.2 至图 6.5)。

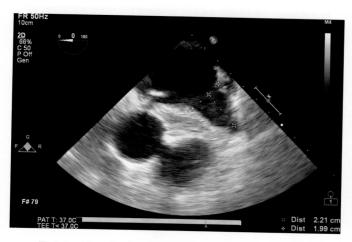

图 6.2　TEE 在 0°观察测量心耳开口径和心耳的深度

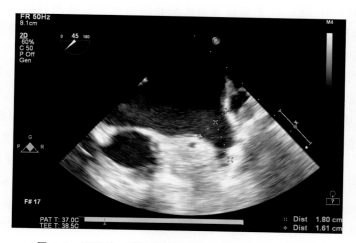

图 6.3　TEE 在 45°观察测量心耳开口径和心耳的深度

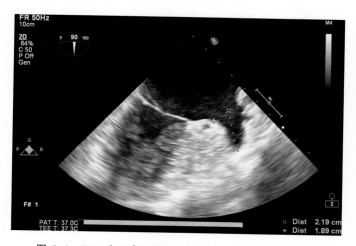

图 6.4　TEE 在 90°观察测量心耳开口径和心耳的深度

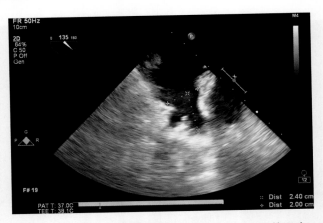

图 6.5 TEE 在 135°观察测量心耳开口径和心耳的深度

（3）经食管实时三维超声心动图（real - time three - dimensional transesophageal echocardiography，RT3D TEE）能更加直观地从左心房面观察心耳开口形态，并通过智能切割等后处理技术清晰地显示 LAA 分叶数目及梳状肌分布，可用于术前评估，为介入术者提供更为直观准确的信息（视频 6.11）。

（4）TEE 评价 LAA 的功能，房颤患者左心房增大，左心房压力升高，LAA 代偿性扩大，排空能力减低，血流瘀滞，LAA 开口流速减低。TEE 可结合二维图像、频谱多普勒、组织多普勒、应变及三维成像全面评估 LAA 的容积和功能。二维成像可以测量 LAA 面积及面积变化率，但 LAA 的形态复杂，单平面测得的数据难以反映整体功能。频谱多普勒可以观察 LAA 开口处的血流频谱（图 6.6），测量左心耳排空速度、充盈速度，可以评估心耳功能。正常的左心耳排空速度大于 40cm/s。LAA 的排空速度下降与 SEC 的严重程度显著相关，小于 20cm/s 提示血栓形成高风险。RT3D TEE 测量 LAA 的容量，评价其收缩舒张功能比二维图像更为准确。应用斑点追踪成像自动分析技术可以评估房颤患者 LAA 的功能和应变。笔者团队研究发现，房颤患者左心耳各角度平均心肌应变（LAAS）均下降，这是房颤患者 LAA 的心肌收缩力下降的直接证据（图 6.7）。

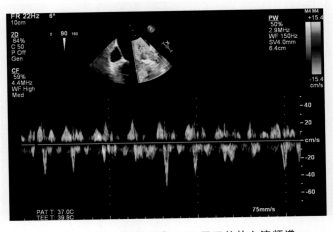

图 6.6 频谱多普勒观察 LAA 开口处的血流频谱

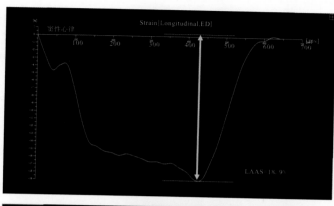

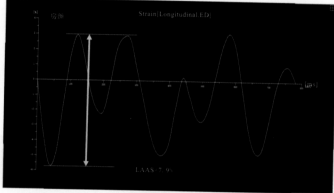

图 6.7 房颤患者左心耳各角度平均心肌应变 LAAS 均下降

6.2 术中监测

　　LAAC 术中 TEE 可指导房间隔穿刺,大多数情况下,LAA 位于心脏的左侧前壁、主动脉根部和肺动脉左侧,尖部朝前下。房间隔穿刺一般选取后下(视频 6.12、视频 6.13),手术中不可调弯鞘管更容易进入 LAA,并且鞘管与心耳长轴的同轴性好。而对于尖部朝向后外侧或后上的 LAA,房间隔穿刺部位则应靠下、靠前。

　　房间隔穿刺成功后,TEE 可实时监测鞘管及导丝在心房内、左上肺及 LAA 的位置。对于术中患者,在全身麻醉状态下再次观察心耳是否有血栓,测量 LAA 的开口和深度,结合造影结果,选择合适型号及尺寸的封堵器。TEE 可显示输送鞘进入 LAA 及封堵器展开的整个过程。

　　(1)封堵器能否释放,取决于观察是否满足释放的 PASS 原则(主要适用于 WATCHMAN 封堵器)。①位置:器械放置于左心耳口部或稍远的位置。②锚定:固定锚已经嵌入左心耳壁/器械稳定。③尺寸:器械相对原尺寸压缩 8%～20%。④封堵:器械封堵良好,残余分流不超过 5mm。

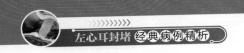

（2）RT3D TEE 在 LAAC 中可更直观、立体地显示 LAA 的形态、结构及其周围解剖结构的空间关系，如 LAA 与左上肺静脉、二尖瓣的空间关系，并能立体地显示封堵器与 LAA 的位置关系，是否封堵完全，有无露肩及露肩的高度及范围，并在封堵器释放前更加精确地评估封堵器与 LAA、二尖瓣、左上肺静脉的空间关系。三维成像更加的直观，与术者更好沟通，可以减少术中及术后并发症的发生（视频 6.14、视频 6.15）。

（3）术中监测。手术开始前、术中房间隔穿刺、封堵器释放前后，或者患者呼吸、血压、心率发生变化，均应该观察心包内是否有积液（视频 6.16、视频 6.17）。

6.3 术后随访

通常在 LAAC 后第 45 天、3 个月、6 个月及 1 年均应常规行 TTE 和 TEE 检查，观察封堵器有无移位、周边有无残余漏（视频 6.18）、封堵器表面有无血栓形成（图 6.8）[11]。通常，封堵器置入 45 天后，内皮细胞及纤维组织会逐渐覆盖封堵器表面，心耳壁与封堵器间的界限模糊，封堵器表面的结构也逐渐模糊，慢慢完成内皮化，此时可调整封堵后抗凝药的使用。如果完全内皮化完成，对于出血高风险的患者也可以考虑停用抗凝药。内皮化的评估，二维图像及 RT3D TEE 均不能完全确定完全内皮化，笔者团队中心尝试使用左心耳超声造影来评估是否完成内皮化，可以达到 CT 造影的效果。

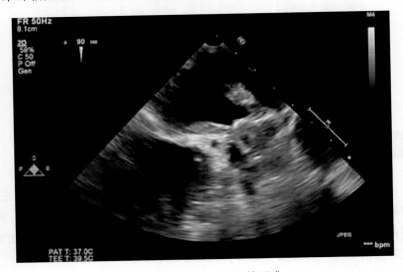

图 6.8　封堵器表面血栓形成

因此，TEE 可对封堵效果进行准确评估，并对后续治疗具有重要的临床指导意义。

参考文献

[1]中华医学会心血管病学分会，中华心血管病杂志编辑委员会. 中国左心耳封堵预防心房颤动卒中专家共识(2019) [J]. 中华心血管病杂志，2019，47(12)：937－955.

［2］LIP G Y H，HAMMERSTINGL C，MARIN F，et al. Left atrial thrombus resolution in atrial fibrilla-tion or flutter：Results of a prospective study with rivaroxaban（X - TRA）and a retrospective observa-tional registry providing baseline data（CLOT - AF）［J］. Am Heart J，2016，178：126 - 134.

［3］JANUARY C T，WANN L S，CALKINS H，et al. 2019 AHA/ACC/HRS Focused Update of the 2014 AHA/ACC/HRS Guideline for the Management of Patients With Atrial Fibrillation：A Report of the American College of Cardiology/American Heart Association Task Force on Clinical Practice Guidelines and the Heart Rhythm Society［J］. J Am Coll Cardiol，2019，74（1）：104 - 132.

［4］VAINRIB A F，HARB S C，JABER W，et al. Left Atrial Appendage Occlusion/Exclusion：Procedur-al Image Guidance with Transesophageal Echocardiography［J］. J Am Soc Echocardiogr，2018，31（4）：454 - 474.

［5］陈立斌，张盛敏，毛锋，等. 左心耳经食管超声心动图测量参数与 Watchman 左心耳封堵器尺寸的相关性分析［J］. 中华超声影像学杂志，2016，25（11）：942 - 947.

［6］崔晶晶，周青，张兰，等. 经食管实时三维超声心动图在经导管左心耳封堵围手术期中的应用价值［J］. 中华超声影像学杂志，2016，25（8）：672 - 677.

［7］张涛，陈立斌，储慧民，等. 经食管超声心动图及 CT 左心耳造影在左心耳 Watchman 封堵术前的应用价值［J］. 中华超声影像学杂志，2017，26（11）：964 - 969.

［8］TAN B E，BOPPANA L K T，ABDULLAH A S，et al. Safety and Feasibility of Same - Day Dis-charge After Left Atrial Appendage Closure With the WATCHMAN Device［J］. Circ Cardiovasc In-terv，2021，14（1）：e009669.

［9］KIRCHHOF P，BENUSSI S，KOTECHA D，et al. 2016 ESC Guidelines for the management of atrial fibrillation developed in collaboration with EACTS［J］. Eur Heart J，2016，37（38）：2893 - 2962.

［10］KONG B，LIU Y，HU H，et al. Left atrial appendage morphology in patients with atrial fibrillation in China：implications for stroke risk assessment from a single center study［J］. Chin Med J（Engl），2014，127（24）：4210 - 4214.

［11］周达新，张晓春，付华，等. 中国经导管左心耳封堵术临床路径专家共识［J］. 中国介入心脏病学杂志，2019，27（12）：661 - 672.

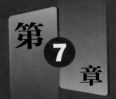

第**7**章 心腔内超声在左心耳封堵术中的应用

空军军医大学唐都医院　马文帅

LAAC 可以显著降低非瓣膜性房颤患者脑卒的风险,在临床中得到广泛的应用,尤其适用于抗凝药物相对禁忌的患者[1]。TEE 是目前 LAAC 中常用的影像工具,但需要在全身麻醉下经食管操作,部分患者不能耐受全身麻醉或存在食管相关疾病。ICE 除了可以满足术中房间隔穿刺指导、左心耳血栓探查、残余分流评估等作用,与传统的 TEE 相比,ICE 可以在患者神志清醒的镇静状态下实施,无须气道插管及在食管内置入超声导管,避免了全身麻醉及食管损伤的风险。在 ICE 的指导下可以在缩短手术时间,降低术者、超声医生及患者在术中受到的辐射,提高手术疗效[2,3]。年轻医师可以在 ICE 下对左心耳解剖及封堵过程有很直观的了解,缩短了年轻医生的学习曲线。唐都医院心血管内科总结出了 ICE 指导下 LAAC 的"5R"优势:①减少超声、麻醉科室合作(reduce coordination),根据术者时间合理安排手术时间。②缩短了左心耳封堵术的手术时间(reduce procedure time)。③ICE 指导左心耳封堵术,可以在 ICE 指导下进行房间隔穿刺、指导封堵器的释放,并且随时可以检测心包积液的发生,提高了手术的安全性,减少了并发症的发生(reduce complication)。④可明显减少术者、患者及超声医生术中的 X 射线量(reduce X - ray quantity)。⑤ICE 可帮助年轻医生理解左心耳解剖结构,缩短学习曲线(reduce learning curve)。

根据唐都医院心血管内科 ICE 指导下 LAAC 操作经验,笔者总结出"5S"口诀操作流程,可以让年轻医生更轻松快捷地学会 ICE 指导下 LAAC 的操作流程。①右心房内,六扇面,心脏解剖皆展现。②兔耳征,要对准,P 弯抬头穿间隔。③进左心房,二尖瓣,轻微 P 弯九十度。④松卡位,看主瓣,R 弯歪头四十五。⑤回原位,右下肺,P 弯加 R 一三五。5S 口诀的详细解释如下。

第一步:将 ICE 超声导管经股静脉送至右心房中部,找到三尖瓣环、右心室双腔切面(Home View),顺时针旋转导管,可分别对右心房、三尖瓣环、左心房、左心耳、肺静脉等进行模型建立,同时从右心房去查看左心耳内有无血栓,部分患者因房间隔增厚、卵圆窝狭窄等原因会导致左心耳轮廓不清晰或显示部分开口,因此可增加切面来综合评估;如在冠状窦水平或左心房长轴切面观察心耳内有无血栓,通过超声在右心系统的评估对于患者的心腔结构及心耳特征就有了大体的掌握,部分患者因结构声像干扰在超声位于室上嵴观察心耳并不能将其轮廓显示清楚,因此超声进入左心房评估心耳会更直观、更精准。

第二步:房间隔穿刺。ICE 超声扇面顺时针转,有时需打 P 弯来调整视野,超声扇面指向左肺静脉兔耳征(此扇面行房间隔穿刺最为常用,一般是偏下、偏后,但也有特殊类型如反鸡翅型需要偏下、偏前穿刺,可根据术前 CT 及术中 ICE 对左心耳判断结果来进行指导穿刺),超声直视下拉过程顶到卵圆窝会出现"帐篷征",如何判断穿刺指向通过判断偏前、偏后(偏前扇面可能会对准主动脉,偏后为扇面超过左肺静脉偏房后壁)明确,在三维模型上标记穿刺位点(图 7.1)。

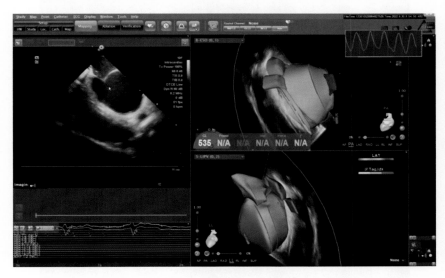

图 7.1 偏后、偏下的穿刺位点,便于后续封堵操作

第三步:成功穿刺房间隔后,可沿导丝进入大鞘进行房间隔穿刺孔的扩张,方便 ICE 超声导管进入左心房,将超声导管送入左心房后可结合三维模型及超声扇面来完成,导管移动至左心房中部转手柄直至可见二尖瓣启闭运动、可见心耳轮廓。为充分暴露心耳,需前送或打 P 弯,根据扇面顺时针旋转、逆时针旋转或 L/R 弯切出心耳最大口径,此扇面成为 90°心耳扇面(图 7.2)。

第四步:松弯将超声扇面逆时针旋转至主动脉短轴,上锁打 R 弯斜切心耳,将心耳、旋支暴露,超声微调顺时针旋转、逆时针旋转呈现心耳口部展开最大面,此为 45°心耳扇面(图 7.3)。

第五步:超声导管松弯后顺时针旋转到右肺静脉上锁打 P 弯直到二尖瓣水平,再根据扇面所切到的位置打 R 弯使扇面转向心耳可显示心耳开口(图 7.4)。

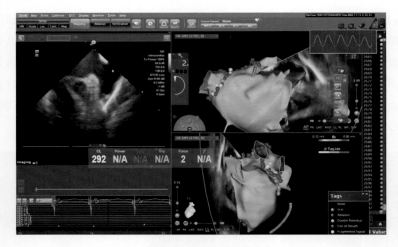

图 7.2　90°心耳扇面

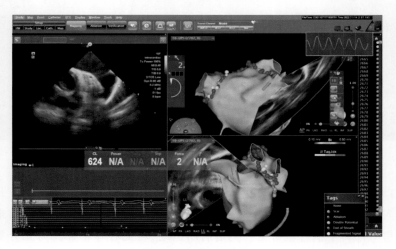

图 7.3　45°心耳扇面

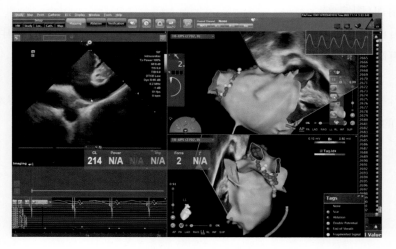

图 7.4　135°心耳扇面

　　ICE 可实时观察指导 LAAC 过程及对封堵器稳定性进行评估：ICE 置入左心房中能顺利指导完成 LAAC 的全部过程，ICE 也能评估封堵器的稳定性（如牵拉实验）、封堵器的压缩比，封堵器有无压迫影响回旋支血流，可进行露肩情况、残余漏的测量，评估封堵器对肺静脉及二尖瓣的影响。最后需在 ICE 下排除有无心包积液等并发症发生。

　　多项观察性研究的结果均验证了 ICE 指导 LAAC 的安全性与有效性[3,4]。ICE 指导下 LAAC 能够避免全身麻醉、食管损伤、减少射线量及不良反应，简化手术流程，具有广阔的应用前景。

参考文献

[1]BERTI S, PASTORMERLO L E, KORSHOLM K, et al. Intracardiac echocardiography for guidance of transcatheter left atrial appendage occlusion：An expert consensus document[J]. Catheter Cardiovasc Interv, 2021, 98(4)：815 – 825.

[2]CHEN Y H, WANG L G, ZHOU X D, et al. Outcome and safety of intracardiac echocardiography guided left atrial appendage closure within zero – fluoroscopy atrial fibrillation ablation procedures[J]. J Cardiovasc Electrophysiol, 2022, 33(4)：667 – 676.

[3]王群山，莫斌峰，孙健，等. 导管消融联合左心耳封堵一站式治疗心房颤动的临床应用[J]. 中华心律失常学杂志, 2021, 25(6)：498 – 503.

[4]MATSUO Y, NEUZIL P, PETRU J, et al. Left Atrial Appendage Closure Under Intracardiac Echocardiographic Guidance：Feasibility and Comparison With Transesophageal Echocardiography[J]. J Am Heart Assoc, 2016, 5(10)：e003695.

第8章 房间隔穿刺术

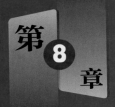

房间隔穿刺术(transseptal puncture，TSP)最初用于左心导管和左心室压力测量，并于 20 世纪 80 年代得以推广[1]。随着经皮二尖瓣治疗和房颤导管消融治疗的发展，TSP逐渐发展为常规技术，并于 21 世纪迅速普及起来[2]。目前 TSP 已成为介入心脏病学最常用的技术之一，用于左心系统心律失常治疗、左心耳封堵、经皮左心室辅助装置置入以及各种二尖瓣病变手术等。近来，随着房颤导管消融与左心耳封堵技术的飞速发展，TSP对术者的要求达到了一个新的高度，房间隔穿刺成功的同时还要求穿刺到最佳位点，并确保穿刺操作的安全性与有效性。本章将回顾房间隔的解剖、TSP 的操作流程与技巧以及复杂情况下 TSP 的应对策略。

8.1 房间隔的解剖学再认识

详细了解房间隔的解剖结构对 TSP 的安全操作至关重要。房间隔是分隔左心房、右心房的中隔组织，由两层心内膜及少量心肌和结缔组织构成。除卵圆窝外，房间隔的肌性部分厚 3～4mm，且房间隔与正中矢状面约成 45°(图 8.1)。因此，房间隔在左前斜位(LAO)透视下几乎垂直于屏幕平面，而在 RAO 透视下面向屏幕平面，这也是目前国内绝大多数中心采用 RAO 45°透视指导进行 TSP 的主要依据。

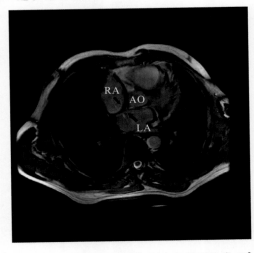

图 8.1　CT 显示房间隔与正中矢状面约成 45°

　　TSP 理想的穿刺点位于卵圆窝部位,所以明确卵圆窝的解剖位置尤其是影像上的位置,对于 TSP 的指导意义很大。卵圆窝位于房间隔下 1/3,位于下腔静脉口的左上方和冠状窦口的后上方。卵圆窝的前上缘稍隆起为卵圆窝缘,其右心房面凹成窝,其左心房面则轻度突出于左心房腔内,这是 TSP 穿刺过程中出现二次跳跃的解剖基础。然而,在高达20%的病例中,卵圆窝周围的肌缘结构浅薄而不明显。这类患者在房间隔穿刺针鞘从上腔静脉拖至卵圆窝的过程中,并不能看见明显的二次跳跃现象。卵圆窝中心最薄处仅厚1mm,是最适用于 TSP 的穿刺位置(图 8.2)。需要强调的是,虽然肌缘是真正的房间隔部分,但 TSP 应避免穿刺到卵圆窝肌缘引起房间隔壁内血肿的并发症。房间隔的前侧与后侧缘(卵圆窝除外)其实是左心房、右心房心肌的折叠结构,其前侧缘临近心包横窦和主动脉根部,后侧缘与心包间隙连续。因此,TSP 若穿刺到卵圆窝外的肌性组织,则会引起心脏压塞和穿刺到主动脉根部的穿刺风险,应尽量避免。

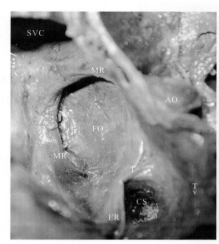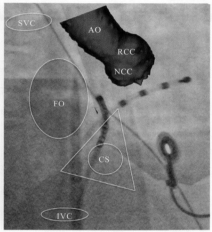

图 8.2　卵圆窝的解剖结构及其在影像中的位置

　　卵圆窝在心脏影像上的位置具有很大的个体差异性。通常横位心的卵圆窝位置较正常低,而垂位心的卵圆窝位置较正常高。左心房高、右心房低患者的卵圆窝面积很小,可供安全穿刺的部位较为局限。此外,房间隔膨出瘤、巨大主动脉窦、永存左上腔静脉、先天性心脏病、右位心、直背综合征等结构畸形的患者其卵圆窝位置均与常人不同,会增加TSP 的穿刺难度与风险。

8.2　房间隔穿刺术的指征

8.2.1　适应证

(1)心房颤动的导管消融。

(2)左侧旁道房间隔途径消融。

(3)左心房相关心律失常(左心房房性心动过速、心房扑动)的导管消融。

(4)经皮 LAAC。

(5)二尖瓣球囊扩张术。

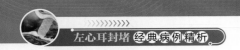

(6)左心室有关心律失常消融的替代途径和必要补充。

(7)先天性心脏病导管介入治疗。

8.2.2　禁忌证

(1)明确的左心房血栓。

(2)凝血机制严重障碍或不能耐受抗凝治疗。

(3)明确的左心房黏液瘤。

(4)下肢静脉、股静脉或髂静脉血栓形成。

(5)血流动力学不稳定。

(6)造影剂过敏者。

8.3　房间隔穿刺术的流程与穿刺技巧

8.3.1　途径与器械

房间隔穿刺常规采用右侧股静脉途径,当右侧股静脉入路受限时则采用左侧股静脉途径。相比右侧股静脉,左侧股静脉途径由于穿刺鞘在左侧髂静脉处存在反弯,其TSP难度相对较大。对于某些特殊的患者如下腔静脉缺如等,也可以通过上腔静脉或肝静脉途径进行穿刺。

房间隔穿刺需准备的器械:Mullins鞘管、Swartz鞘管、0.032in×145cm长导丝、0.035in×145cm长导丝、房间隔穿刺针、造影剂。

8.3.2　TSP具体操作步骤与流程

TSP具体的操作步骤与流程见图8.3。

(1)后前位(PA)透视下,将导丝经右侧股静脉送至上腔静脉,避免导丝误入右心耳(图8.3A)。若反复调整导丝始终位于右心耳,可在RAO下调整导丝使其沿右心房后壁滑入上腔静脉,必要时可把穿刺鞘跟至下腔静脉增加支撑力。

(2)固定导丝并沿导丝送扩张鞘及外鞘至上腔静脉,确保扩张鞘及外鞘同轴(穿刺针尾部指示器与外鞘管皮条方向一致)并调整至05:00方向(图8.3B)。撤出导丝立即肝素盐水负压回抽。

(3)把住穿刺鞘,经扩张鞘送穿刺针至扩张鞘管顶端0.5cm处,穿刺针距外鞘约2cm处(约两横指)。撤出房间隔穿刺针针芯,确保穿刺针与鞘同轴(穿刺针尾部指示器与外鞘管皮条方向一致),并使针尖指向05:00方向(图8.3C)。

(4)使穿刺鞘弯曲的尖端朝向上腔静脉左后侧缘,针尾指示柄指向04:00~05:00方向(左心房重度扩大者指向06:00),匀速下拉,同时密切注视穿刺针套管尖端的"弹滑动作"(跳跃征)。二次跳跃征分别为上腔静脉滑入右心房和滑入卵圆窝。出现第二次跳跃征,提示穿刺针落入到卵圆窝内,穿刺点常位于其下方0.5~1.0cm处。稍稍下拉使穿刺针落于卵圆窝中心(图8.3D)。

(5)RAO 45°下,整体顺时针旋转穿刺针鞘,使穿刺针与房间隔呈垂直切面(图8.3E)。穿刺针头端呈一条直线即说明穿刺针与房间隔垂直。

（6）当接近解剖穿刺点附近时，可小幅度前送针鞘顶住卵圆窝（超声下可见卵圆窝呈帐篷征），确认穿刺位置和方向都合适时，左手固定穿刺鞘，右手旋转穿刺针快速进针突破卵圆窝（图8.3F）。当穿刺针突破卵圆窝时，常常会有突破感。

（7）成功穿刺左心房后，负压可回抽出血，前后位（AP）下用力推注造影剂（图8.3G）。若呈线状喷出，则提示穿刺针已进入左心房，同时可观察到穿刺针距离房顶距离。

（8）在安全距离下，固定穿刺针确保穿刺针不深入左心房，进扩张鞘与穿刺针远端重合（图8.3H）。

（9）撤出穿刺针（透视下可见穿刺鞘出现"低头"动作，提示鞘已进入左心房），送导丝进入左上肺静脉，沿导丝送穿刺鞘进入左心房，撤出内鞘和导丝（图8.3I）。根据患者体重给予肝素（100U/kg）。

（10）穿刺失败后，重新定位穿刺点将穿刺针撤入鞘管内，在RAO 45°透视下，确保穿刺针与房间隔面垂直情况下，适当调整穿刺点位置并再次穿刺（图8.3J）。仍失败者，需将鞘管送至上腔静脉按原方案重新穿刺。

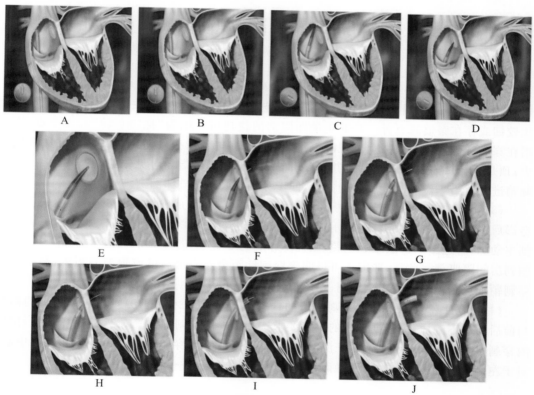

图8.3 TSP具体操作步骤与流程示意图

8.3.3 TSP的穿刺要点

（1）穿刺点的准确定位　PA下定高低，RAO 45°下定前后。AP下，可结合拖拽的二次跳跃征初判卵圆窝的位置，卵圆窝一般位于冠状窦口上方1～1.5个锥体高度。如果出现过于偏下的跳跃，穿刺点位置可能位于冠状窦口或三尖瓣环偏室侧，不可盲目进行穿

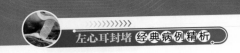
刺。RAO 45°下,顺时针旋转穿刺针与鞘使其与房间隔垂直呈一条直线,沿该方向穿刺可避免穿刺点过于偏前(主动脉根部)和过于偏后(右心房后壁)而导致穿入主动脉或心脏穿孔。卵圆窝最佳穿刺部位位于冠状窦透明带与左心房心影连线的 1/2～2/3 区域,RAO 45°是房间隔穿刺点准确定位不可替代的体位(图 8.4)。[4]

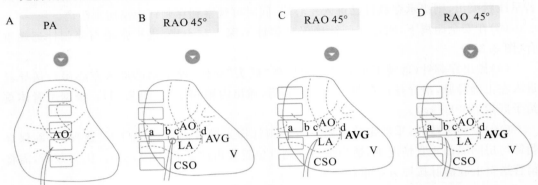

A—PA 定高低,一般位于冠状窦口上方 1～1.5 个锥体高度;B—RAO 45°定前后,位于冠状窦透明带与左心房心影连线的 1/2～2/3 区域(bc 段);C—穿刺点偏前,易穿刺到主动脉;D—穿刺点偏后,易穿刺到心包腔。

图 8.4　TSP 穿刺点高低及前后判断标准

(2)穿刺突破卵圆窝的技巧　卵圆窝突破是 TSP 是否成功的关键,尤其是对于卵圆窝比较韧或存在瘢痕的患者。TSP 突破卵圆窝的技巧可归纳为“拖-顶-转”三大要点:拖是指在穿刺针鞘掉落至卵圆窝出现跳跃征后,稍微再向下拖一点使穿刺针鞘落在卵圆窝中央;顶是指稍微前送穿刺针鞘使其顶住卵圆窝,若有超声指导可见帐篷征;转是指把住穿刺鞘进针时给一点顺时针旋转的力量,便于穿刺更好地突破卵圆窝。

(3)穿入左心房的判断　判断穿刺针是否进入左心房是确保 TSP 安全性的关键。若造影后造影剂呈线状喷出,则提示成功进入左心房;若造影剂迅速扩散,则提示可能穿入到主动脉;若造影剂扩散至心包腔,则提示穿刺到心包里;若造影剂呈团状滞留,则提示穿刺到房间隔肌部。此外,造影还可以明确穿刺针距离左心房后壁或顶部的距离,利于判断穿刺鞘推送至左心房的安全距离。

(4)不同手术房间隔最佳穿刺部位的选择　不同的手术对于房间隔穿刺位置的高低与前后要求不一样,应根据不同的手术要求选择最佳的穿刺部位。对于 LAAC 而言,房间隔穿刺点应尽量偏下、偏后;对于房颤导管消融手术而言,穿刺点应尽量位于卵圆窝中心;对于左侧旁道穿房间隔途径消融而言,穿刺点应稍微偏前一些。

8.4　复杂情况下房间隔穿刺策略

8.4.1　左心房过小尤其是前后径过小的 TSP

由于左心房前后径过小,房间隔与左心房后壁的空间较小,房间隔穿刺针在突破卵圆窝时易惯性前冲划伤后壁。此外,由于空间较小,前送扩张管及外鞘管时容易引起左心房后壁穿孔。

解决策略:对于左心房前后径较小的 TSP,穿刺针突破时要尽量把住穿刺鞘防止前冲,在突破后通常需轻轻逆时针旋转导管,使针尖更偏向左心房空间更大的左前方(图 8.5)。

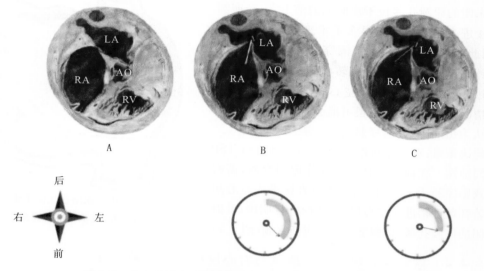

图 8.5 左心房过小,卵圆窝与左心房后壁空间过小,突破后稍逆时针旋转使针尖更偏向左心房空间更大的左前方

8.4.2 左心房过大的房间隔的 TSP

对于合并二尖瓣病变的患者,左心房会出现显著增大,特别是向下、向后和向右扩大。卵圆窝从正常时凹向右心房变成凸向右心房,甚至出现卵圆窝的膨出。这种情况下,TSP 拖拽穿刺鞘时不再出现明显的二次跳跃,影响对卵圆孔位置的初判。此外,房间隔膨出使其与主动脉根部的交界更为向前,而与右心房交界更为向后,形成沟状结构。这种沟状结构会让穿刺针鞘很难顺时针旋转至卵圆窝,增加穿刺到主动脉根部的风险。

解决策略:左心房增大患者由于卵圆孔凸向右心房,穿刺针与卵圆窝难以贴靠,需加大穿刺针弯度,穿刺点略偏下顶住卵圆窝凸出的下缘,穿刺部位在 RAO 45°下应更偏后。由于左心房增大引起的沟状结构使针鞘旋转更为费力,因此应尽量一次将针鞘拖拽到位于卵圆窝(图 8.6)。拖拽时应稍稍给予顺时针旋转的力道。

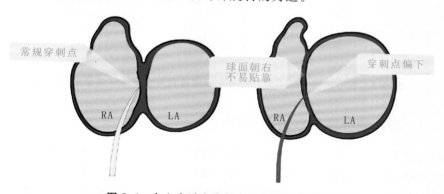

图 8.6 左心房过大穿刺点应稍偏下和偏后

8.4.3 卵圆孔未闭的 TSP

未闭的卵圆孔多位于房间隔的前上方,经卵圆孔直接进入左心房对于很多手术来说其同轴性不佳,因此建议重新进行房间隔穿刺。穿刺过程中,穿刺针和穿刺鞘在拖拽及旋转前送操作时,可能直接通过未闭的卵圆孔进入左心房。若未及时发觉这一情况,继续前送针鞘很可能会顶住左心房后壁而误认为房间隔,此时穿刺会有心脏压塞的风险。

解决策略:对于卵圆孔未闭患者,重新进行 TSP 确保同轴性。在前送旋转针鞘顶住卵圆窝时,需密切注意影像和手上的落空感,避免直接进入左心房内。若怀疑针鞘进入左心房,可造影进行明确,及时从未闭的卵圆孔撤出,调整并进行重新穿刺(图 8.7)。

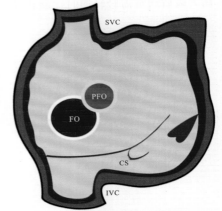

图 8.7 卵圆孔未闭往往位于卵圆窝前上方,应重新进行穿刺

8.4.4 巨大右心房或下腔静脉与右心房成角异常的 TSP

巨大右心房或下腔静脉与右心房成角异常患者往往下腔静脉距离房间隔的距离较正常人的远,穿刺针自带的弯型够不着房间隔,因此导致 TSP 穿刺失败。

解决策略:穿刺前进行穿刺针塑型,使前端弯度更大,更易达到房间隔(图 8.8)。

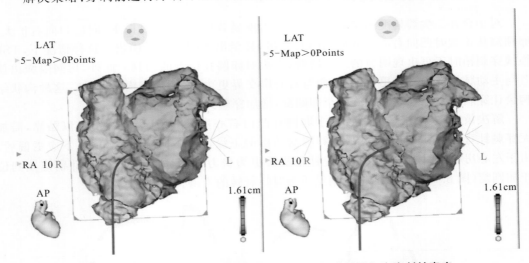

图 8.8 右心房过大或下腔静脉与右心房成角异常时需加大穿刺针弯度

8.4.5 房间隔存在封堵器的 TSP

房间隔存在封堵器患者由于房间隔封堵器的影响,其穿刺难度明显加大。

解决策略:术前了解封堵器大小。若封堵器较小,可选择从封堵器边缘的房间隔组织进行 TSP,尽可能避免在封堵器内部穿刺。若封堵器较大,则不适宜从封堵器边缘组织进行穿刺,易引起心脏压塞,可谨慎从封堵器中央进行穿刺。从封堵器中央穿刺时,针相对容易穿刺到左心房,但穿刺鞘很难推送到左心房。必要时需用加硬导丝增加支撑或者用球囊进行预扩张,才能确保穿刺鞘进入左心房。近一段时间,ICE 指导对于确保此类患者TSP 的安全、有效方面具有很大的优势。

8.4.6　卵圆窝增厚变硬的 TSP

卵圆窝增厚变硬常见于既往曾做过房间隔补片修复以及行房间隔切开或穿刺的情况。由于房间隔处瘢痕形成,此类房间隔穿刺难点在于穿刺针不易穿透房间隔。另一难点在于针尖已进入左心房,鞘管却难以跟进。

解决策略:穿刺前要精确定位 TSP 穿刺部位,避免出现移位;穿刺时要顶紧卵圆窝,加大旋转进针的力量,如此,往往有助于这类房间隔的穿刺突破。若穿刺鞘难以推送至左心房,可先用内芯预扩张,再旋转推送鞘管,多可进入左心房。若反复尝试无效,可选用经皮二尖瓣球囊扩张术中专用的左心房引导丝(俗称"两圈半"钢丝)增加支撑力。该钢丝质地较硬且支撑力好,以其为轨道,辅以多次小幅前送扩张管扩张穿刺孔,多能将鞘管送入左心房。

8.4.7　主动脉根部显著扩张的 TSP

主动脉根部显著扩张时,扩大的主动脉牵拉卵圆窝向上向前,使卵圆窝的上缘可移至房间隔的上 1/2 处,卵圆窝更加垂直且穿刺范围变小。

解决策略:对于主动脉根部显著扩张的患者,穿刺点应稍偏前上。对于疑难病例,还需行主动脉造影确定主动脉扩张和伸展的程度,明确穿刺范围,避免穿刺到主动脉根部。

8.4.8　合并结构畸形的 TSP

房间隔膨出瘤、心脏大血管明显转位畸形、显著胸廓畸形以及胸椎侧凸或后凸等结构畸形都会增加 TSP 的穿刺困难。这类患者由于房间隔出现挤压变形,常规的 RAO 45°穿刺方法已不再适用。穿刺前需行三尖瓣、右心房或主动脉造影以明确房间隔毗邻的结构,初步定位出房间隔穿刺部位。若有条件的情况下,可选用 ICE 进行指导穿刺,可明显降低其穿刺难度和风险。

参考文献

[1]ROSS J JR, BRAUNWALD E, MORROW A G. Transseptal left atrial puncture: new technique for the measurement of left atrial pressure in man[J]. Am J Cardiol, 1959, 3(5): 653-655.

[2]ALKHOULI M, RIHAL C S, HOLMES D R JR. Transseptal Techniques for Emerging Structural Heart Interventions[J]. JACC Cardiovasc Interv, 2016, 9(24): 2465-2480.

[3]SWEENEY L J, ROSENQUIST G C. The normal anatomy of the atrial septum in the human heart [J]. Am Heart J, 1979, 98(2): 194-199.

[4]马长生,董建增,刘旭,等. 右前斜 45°透视指引下房间隔穿刺术方法学评价[J]. 中国介入心脏病学杂志, 2003, 11(4): 190-193.

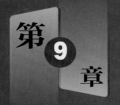 第 **9** 章 左心耳封堵术并发症的识别与预防

上海交通大学医学院附属瑞金医院　丁凤华　吴执茗

　　房颤是临床上最常见的心律失常之一。血栓栓塞是房颤患者致死或致残的主要原因。房颤患者卒中的发生风险较一般患者的高出 5 倍,且随年龄的增加而迅速增加。房颤诱发的卒中较其他原因引起的卒中更为严重。因此,预防卒中成为房颤患者主要治疗目标之一。研究表明,房颤患者发生卒中的主要原因是左心耳血栓的形成和脱落,在非瓣膜性房颤患者中,高达 90% 的血栓来源于左心耳[1]。通过导管送入左心耳封堵装置,封闭左心耳,隔绝左心耳血栓来源已经成为预防非瓣膜性房颤患者血栓栓塞的重要方法之一,可有效地预防卒中的发生[2]。左心耳封堵术在临床应用逐步趋于成熟,但仍可能发生相关并发症。本章将介绍左心耳封堵术中几种比较常见的并发症以及相应的处理方法与预防措施。

9.1 临床研究中左心耳封堵术的并发症

　　目前运用最为广泛的 WATCHMAN 左心耳封堵器是循证医学证据最多、随访时间最长的一款封堵器。PROTECT AF 研究是一项前瞻性、多中心、随机对照的非劣性设计临床试验,比较应用 WATCHMAN 装置的经导管左心耳封堵术(手术组)和华法林治疗(对照组)在非瓣膜性房颤患者中的有效性和安全性。手术组的安全性终点较对照组升高(7.4/100人年比 4.4/100 人年)。手术组并发症发生最多的是心包积液 22 例(4.8%),15 例通过心包穿刺引流得以控制,另有 7 例被迫行心外科手术;另外还有 5 例(1.1%)器械相关缺血性卒中和 3 例(0.6%)器械脱落栓塞。然而对照组与手术组相比的大出血(4.1%比 3.5%)和出血性卒中(2.5%比 0.2%)的发生率更高。经导管左心耳封堵术有明显的学习曲线,随着临床经验的增加,后期的临床研究有关并发症的报道逐步减少。在随后的 CAP 研究和 PREVAIL 研究中,器械置入的成功率有明显提高,术后 7 天内的操作相关并发症为 4.2% 和 4.5%,显著低于 PROTECT AF 研究的 8.7%(P=0.004)。其中,需要心包引流甚至心外科手术的心包积液和操作相关卒中的发生率均有显著减少。2016 年公布的 EWOLUTION 注册研究的结果显示,总共 1019 例受试者中 WATCHMAN 装置置入成功率进一步提到 98.5%,术后 7 天内的操作和器械相关的严重并发症进一步降低到

2.7％。28 例受试者在术后 1 天内出现了 31 例次严重不良事件，其中 25 例次与器械和手术操作相关，包括 7 例次大出血，5 例次心包积液（仅 1 例次出现心脏压塞），4 例次穿刺处血管损伤，3 例次术中出现空气栓塞，2 例次器械脱落（1 例次经介入手段取出，1 例次经心外科方法取出），2 例次因左心耳未完全封闭而行二次介入封堵术；术后 7 天内出现 3 例死亡，均与器械和手术无关，1 例死于手术当天发生的右心室衰竭，1 例死于术后 4 天发生的呼吸功能不全，1 例死于术后 6 天发生其他心脏疾病。可见，随着术者经验的不断积累和规范的操作，应用 WATCHMAN 左心耳封堵器的安全性已得到显著提高。近来，新一代的 WATCHMAN FLX 左心耳封堵器也有了充足的循证医学研究。一项纳入 29 个中心 400 例患者的评价 WATCHMAN FLX 封堵器安全性、有效性的多中心注册研究 PINNACLE FLX 研究显示，术后 7 天内严重不良事件仅发生 2 例（0.5％）。PINNACLE FLX 研究展现了 WATCHMAN FLX 左心耳封堵器极高的手术安全性与有效性[3-6]。

　　ACP 封堵器是临床上常用的另一种封堵器。一项纳入 22 个中心 1047 例患者评价 ACP 左心耳封堵器安全性、可行性和有效性的多中心注册研究表明，左心耳封堵成功率达 97.3％，围手术期主要不良心血管事件 52 例（4.97％），死亡 8 例（0.76％，其中 1 例死于术中颅内出血，1 例死于术中心脏压塞，1 例术后 4 天死于心脏压塞所致的多器官衰竭，1 例术后 2 天死于心律失常，1 例术后 13 天死于缺氧所致的 ST 段抬高型心肌梗死，1 例死于术中器械脱落，1 例术后 6 天死于器械脱落，1 例术后 0 天死于肺炎）、卒中 9 例（0.86％）、术后急性心肌梗死 1 例（0.10％）、心脏压塞 13 例（1.24％）、大出血事件 13 例（1.24％）、封堵器脱落 8 例（0.76％，其中 7 例经圈套器取出，另 1 例经外科手术取出）；其他次要不良事件 16 例，包括短暂性脑缺血发作 4 例（0.38％）、空气栓塞〔一过性 ST 段抬高型心肌梗死和（或）胸痛发生〕5 例（0.48％）、器械相关血栓 3 例（0.29％）、外周血管并发症 4 例（0.38％，其中 3 例股动脉假性动脉瘤，1 例动静脉瘘）。

　　Amulet 封堵器是 ACP 封堵器改良后的新一代封堵器，一项纳入 108 个中心 1878 例患者比较 Amulet 和 WATCHMAN 封堵器安全性有效性的多中心注册研究 Amulet IDE 表明，Amulet 和 WATCHMAN 封堵器随访 1 年内主要安全终点事件分别出现 131 例（14.5％）和 130 例（14.7％），其中手术相关并发症分别为 41 例（4.5％）和 22 例（2.5％），大出血分别为 98 例（10.6％）和 88 例（10.0％）[7-11]。

9.2 左心耳封堵术的并发症及防治

9.2.1　心包积液与心脏压塞

　　心包积液与心脏压塞是左心耳封堵术中比较严重的并发症之一，也是目前主要临床研究中最为多见的并发症。PROTECT AF 研究中，手术组 542 例中发生 22 例心包积液，而 CAP 研究中 460 例发生 10 例心包积液；EWOLUTION 研究入组 1019 例患者中仅发生 5 例心包积液，其中只有 1 例心脏压塞，最新的 PINNACLE FLX 研究中入组 400 例患者中仅有 4 例发生心包积液且均不需要开胸治疗。研究表明,随着器械的不断改进以及术者经验的不断积累和规范操作,心包积液和心脏压塞的概率会大大降低。[10~14]

(1)临床表现 患者全身麻醉状态下,主要通过心电监护来判断。如出现不明原因的血压下降、脉压减小、心率增快,首先须排除心包积液。若突发心脏压塞,心率可迅速减慢甚至停搏。X 射线透视下则可见心影增大,搏动减弱,出现半环状投光带。术中 TEE、ICE 或 TTE 是心包积液或心脏压塞最为直接的诊断方法。

(2)发生原因 心包积液和心脏压塞并发症的发生与手术操作和封堵器有关。常见原因包括:①房间隔穿刺时,穿刺针或穿刺鞘刺破心房。②导丝或导管操作不当刺破左心房或心耳。③封堵器放置过程中操作不当导致前端刺破心耳。④封堵器回收过程划破心耳。⑤封堵器牵拉过程中用力过猛撕裂心耳。

(3)处理策略 心脏压塞会危及生命,须及时采取措施。首先要立即行心包穿刺抽出积血。若出血量不大并且出血速度较慢可抽出积血后观察;若出血量较大、较快时,可置入猪尾导管持续心包引流,同时做静脉自体回输。以上措施仍无改善者,应在保持引流情况下尽早请心外科协助处理,行心包切开引流术并做破口修补,必要时给予输血治疗。

(4)预防措施 ①严格操作规范,切忌暴力操作。推荐在 TEE 或 ICE 指导下行房间隔穿刺。穿刺时,TEE 双平面观察,确保穿刺位置的准确性。穿刺针过房间隔后,可通过 TEE 或 ICE 确认穿刺针头端位置,或注射少量造影剂或生理盐水在 X 射线透视或超声下确认穿刺针的位置。当无法明确穿刺部位时,切忌盲目推送鞘管。②在心耳内操作时一定要有猪尾导管的保护,同时在透视下多角度观察鞘管与心耳壁的关系,无猪尾导管不前进,在鞘管和猪尾导管遇到阻力时,一定要停止操作,寻找和排除阻碍原因;调整导管和左心耳开口同轴性的时候,往往需要旋转导管,但会导致左心耳形态的变化,须注意观察导管张力,以免损伤左心耳。③封堵器的输送和展开过程中,注意观察鞘管回血,保持关注封堵器输送系统远端与导引鞘远端的相对位置,可以采取边推注少量造影剂冒烟操作的同时进行封堵器的重合和展开操作。④对于塞式封堵器,注意封堵器与输送系统头端标记环的位置关系,注意远端距离,经验不丰富的术者需要谨慎使用展开过程中的借深度技巧;对于盘式封堵器,消融转窦性心律,心耳收缩剧烈或心耳空间狭小时,选择封堵器不宜大。⑤封堵器的回收操作,要严格按照操作规范,建议固定操作把手推鞘收封堵器的操作流程。⑥牵拉试验的牵拉操作要注意牵拉力度,避免暴力牵拉撕裂左心耳。⑦左心耳封堵术前、术后应及时观察有无心包积液情况,留意术后迟发性心包积液或心脏压塞的发生,以及术前有心包积液者术后心包积液量的变化。

9.2.2 空气栓塞和血栓栓塞

空气栓塞或血栓栓塞可发生在全身各动脉,多见于冠状动脉(右冠状动脉更多见)和脑动脉。

(1)临床表现 ①冠状动脉栓塞:局部麻醉时,患者会有胸闷、胸痛症状。全身麻醉或镇静状态时,患者无胸闷、胸痛主诉,但心电监护可见心率减慢、房室传导阻滞、ST 段一过性或持续性抬高等。②脑动脉栓塞:局部麻醉患者可即刻出现头晕、头痛、视野缺损、手足麻木,严重者可出现一过性脑缺血发作。全身麻醉或镇静患者术中无法察觉,术后麻醉苏醒后,患者可出现相应脑动脉供血区域的功能障碍,如言语不利、口齿不清、严重者偏瘫、失语和活动不利等。

(2)发生原因　空气栓塞的发生多与手术操作相关:①穿刺房间隔后,导管或鞘管内排气不彻底,或推注肝素生理盐水时回抽未见血,将导管内残留气体推注至左心房,引发空气栓塞。②体外装载或准备封堵器时排气不彻底,致使气体残留在输送鞘管或封堵器内。③鞘顶端过深贴壁,回撤猪尾导管过快,导致鞘管内负压,引入气体而未察觉,当再次送入封堵器时,将鞘管内气体送入左心房内。

血栓栓塞多发生于左心系统内的操作,常见的原因包括:①导管、导丝肝素化盐水冲洗不够。②未及时使用肝素或手术时间过长,疏于 ACT 查验。③部分患者属于高凝体质或肝素化不敏感。④术前已有左心耳血栓未发现。

(3)处理措施　冠状动脉内空气栓塞或血栓栓塞:若微小栓塞,多可自行缓解,无须特殊处理;较严重的冠状动脉的空气栓塞,需紧急行冠状动脉造影,可经导管于冠状动脉内推注动脉血;冠状动脉的血栓栓塞可经导管行血栓抽吸,或冠状动脉内推注抗栓药物(溶栓药物和抗血小板药物)。对发生急性心肌梗死者,则按急性心肌梗死的救治原则处理。对怀疑脑栓塞的患者,应及时进行脑血管造影,必要时行取栓术。术后发现严重神经系统症状,立即行头颅 CT 检查,排除脑出血后,按脑梗死处理原则进行相应的处理,必要时行脑血管造影或介入治疗。

(4)预防措施　空气栓塞和血栓栓塞多与手术操作相关,需要严格操作规范,降低发生概率。空气栓塞的预防需要格外关注每一步鞘管的回抽和鞘管的回液,还有格外小心鞘管和封堵器的排气操作,规范排气操作,必要时更换鞘管。整个手术操作过程需要留意左心房压力的变化,推荐左心房压力大于 $10\text{mmHg}(1\text{mmHg}=0.133\text{kPa})$,还有 X 射线透视情况下送鞘管应仔细观察鞘管内是否留有气泡。如若输送鞘中出现气泡,则需要重新排气,必要时退出鞘管重新操作。术中发现空气栓塞要及时吸出,千万不能向鞘管内推注液体。如果空气已经进入左心系统,要密切关注监护仪,查看有无 ST 段抬高或心律失常。

血栓栓塞的预防需注意以下几点:①术前仔细检查,及时发现高凝状态及对肝素不敏感患者。对此类患者,术中操作时要格外注意,并酌情选用其他抗凝药代替肝素。②对于术前心脏 CT 检查或 TEE 检查发现左心耳血栓者,应列为左心耳封堵术的禁忌证;对于术前 TEE 探查有左心耳内高度自发性显影者,应行充分抗凝治疗后再考虑行左心耳封堵术,以免术中有新鲜血栓形成。③房间隔穿刺成功后,经静脉注入肝素(80~100U/kg),若术前未停用抗凝药物,可根据情况酌情减量。若操作时间超过 1 小时,应追加肝素;维持ACT 在 250~350 秒。④导管、导丝及封堵器等在送入体内前,需要在体外用肝素盐水充分冲洗。术中应用肝素盐水冲洗导管,并在有关操作步骤前回抽见血后再进行下一步操作。⑤一旦发现疑似血栓,应即刻从导管中抽吸血栓,避免向前冲洗。

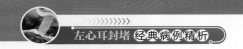

9.2.3 器械栓塞

器械栓塞是经皮左心耳封堵术严重的并发症之一。封堵器释放后,由于各种原因脱离封堵位置,并游离于心脏内称为器械脱落;当脱落的封堵器因心脏活动等原因,挂在特定的位置(如二尖瓣口部等),阻碍血液流动,影响正常心脏活动,称为器械栓塞。早年的荟萃研究统计器械栓塞的发生率约 3.9%。然而,随着手术经验的提高和操作规范的推广,器械栓塞的发生率降至 2.7%。最新的 PINNACLE 研究中未发生器械栓塞。

(1)临床表现 封堵器器械栓塞的时间可见于围手术期内,也可能发生于术后几个月。封堵器脱落栓塞的位置不同,相应的临床表现也不相同:封堵器脱落至胸主动脉或腹主动脉时临床上可无任何表现,但是随访超声心动图时能发现;封堵器脱落至左心室内可引起左心室流出道梗阻或二尖瓣功能障碍,一旦发生,会造成左室射血分数下降,严重的发生急性心力衰竭、心脏和主动脉破裂,造成死亡。

(2)发生原因 封堵器器械栓塞的主要原因是由于封堵器尺寸相对于心耳口径过小、未满足释放标准或者封堵器发生移位。具体原因可能为:①术前对左心耳的解剖结构评估存在偏差以至于测量时直径偏小或是心耳远端梳状肌很发达,封堵器容易发生相对位移。②安装封堵器时螺母未拧满,推送封堵器时发生旋转,导致传送杆与封堵器连接处发生解扣,在封堵器推出输送鞘管后发生脱落。③释放封堵器时存在过度牵拉或推送,封堵器也会出现移位或脱落。

(3)处理措施 以介入方法取出封堵器需要用圈套器或异物钳将脱落封堵器固定或调整至相对安全并且容易抓取的心腔内,然后再抓捕封堵器并将其回撤至鞘管内。若封堵器游离于左心房,应提前置猪尾导管于左心室,防止封堵器跨瓣到左心室增加抓捕难度。联系心外科做好开胸手术的准备。抓捕过程中严密监测患者生命体征,操作时注意耐心仔细,轻柔操作,避免造成瓣膜、血管及重要脏器的医源性损伤,以免引起其他严重并发症。左心耳封堵器上存在倒钩,可使得脱落后的封堵器固定在心脏或其附属结构上,当把封堵器回撤至鞘管时,应排除或减少邻近结构和血管的损伤。若封堵器位于左心室或卡在二尖瓣环等介入方法取出封堵器预期比较困难或者存在很大风险,建议心外科手术取出。外科手术时,同样要小心倒钩结构对周围组织或血管的损伤。

(4)预防措施 充分考虑左心耳解剖结构,评估左心耳尺寸(左心房 CT 造影和 TEE 检查),制定详细的手术策略,充分评估展开后封堵器的稳定性,可减少封堵器的脱落。

对于 WATCHMAN 封堵器,可通过 PASS 原则来确定封堵器释放标准。P 是指位置(position):可通过 X 射线多体位投照和 TEE/ICE 多角度确认封堵器的位置是否合适,封堵器相对于左心耳开口的露肩比例等;A 是指锚定(anchor):封堵器固定良好,TEE/ICE 及 X 射线下显示牵拉后无移位现象;S 是指尺寸(size):封堵器置入后,根据封堵器实际直径和原有直径计算压缩比,以压缩比 8%~30% 为宜。S 是指分流(seal):可通过 TEE/ICE 确认各角度上封堵器是否充分贴壁,有无残余分流,建议残余分流<5mm。[13]

对于 LAmbre 封堵器,可通过 COST 原则来确定封堵器释放标准。C 是指回旋支

(circumflex artery)：保证封堵器的固定盘在左回旋支冠状动脉后面展开；O 是指固定盘充分打开(open fully)：保证封堵器固定盘充分展开，可以在 DSA 下观察到固定盘的末端的连线和密封盘、固定盘之间的显影标志在一条直线上；S 是指分流(sealing)：密封盘达到最佳的密封效果，要求残余分流≤3mm；T 是指牵拉试验(tug test)：牵拉封堵器的密封盘，以确认封堵器的稳定性。

对于 LACbes 封堵器，可通过 PAST 原则来确定封堵器释放标准。P 是指位置(position)：位置合适，TEE/ICE 下封堵器固定盘至少 2/3 位于回旋支远侧；A 是指锚定(anchor)：完全锚定，牵拉封堵盘，固定盘无位移；S 是指分流(seal)：固定盘与封堵盘分离，且周围残余漏＜3mm；T 是指固定盘成轮胎状(tyre)：固定盘有一定的压缩，成"轮胎状"。

9.2.4　器械表面血栓

器械表面血栓形成是左心耳封堵术后远期较常见的并发症之一，与术后用药以及个体差异相关联。在 PROTECT AF 研究中，封堵器血栓的发生率为 4.2%。在 ASAP 研究中，术后 6 周封堵器血栓发生率为 4%。在最新的 PINNACLE FLX 研究中，随访 2 年未发现器械表面血栓。

(1)临床表现　封堵器相关血栓形成后若无脱落，可无任何临床表现，主要是在复查 TEE 或左心房 CT 造影时发现。封堵器周围与嵴部接触的边缘位置和封堵器的凸出结构为血栓形成的好发部位，是封堵术后需要格外注意的观察位置。如果封堵器表面血栓脱落后可引起相应的血栓栓塞，根据栓塞部位不同则会出现相应的临床表现。

(2)发生原因　器械表面血栓的形成主要与封堵器的构成相对于解剖结构的位置相关，还与术后抗凝药物管理和患者个体化差异有关。如果置入的封堵器在左心耳深部而非在开口处释放，且与毗邻的嵴部结构形成锐角残腔，这种特殊结构则会引起血流淤滞，从而可能会引起某些患者出现封堵器相关血栓形成。另外就是封堵器面对心房面的凸出结构也是容易发生器械表面血栓的位置。器械表面血栓的形成很大程度上也与术后抗凝相关，在所有患者置入封堵器后，纤维蛋白沉积是封堵器表面内皮化的重要步骤之一，而血栓形成通常伴随血栓机化、炎症反应、肉芽组织形成和最终内皮化。因此，血栓形成是内皮化过程中重要的一部分。若左心耳封堵术后抗凝药物应用强度不够，常成为纤维蛋白沉积与血栓形成的重要因素。个体化差异体现在患者的某些特殊因素也会起到重要作用，例如未确诊的凝血系统疾病会增加血栓形成的风险，永久性房颤可能比阵发性房颤更易形成血栓。

(3)处理措施　一旦确诊封堵器表面相关血栓形成，应增强口服抗凝药物强度〔服用华法林者其国际标准化比值(international normalized ratio，INR)目标值为 2.0～3.0 或用新型口服抗凝药物〕，延长口服抗凝药物治疗时间；同时增加随访时间，定期复查 TEE(一般间隔期 2～3 个月)，直至血栓消失。

(4)预防措施　预防器械相关血栓，需选择合适封堵器尺寸并且注重选择恰当的部位放置封堵器，不留残腔；严格遵从术后的抗凝要求，术后按要求进行常规抗栓治疗，无论华法林还是新型口服抗凝药物治疗都应严格遵守抗凝要求。更加重要的是,术后定期的随访复查,跟踪叮嘱患者按时复查 TEE,特别留意术后器械表面血栓的形成,若发现器械内皮化不全或有纤维蛋白沉积,应延长抗凝治疗时间,直至封堵器完全内皮化。

9.2.5 血管损伤

左心耳封堵,采用股静脉途径,外周血管并发症相对较少。但是,若伤及动脉,则可能出现穿刺部位出血、血肿、假性动脉瘤和动静脉瘘等血管并发症。部分老年人股静脉扭曲,如果暴力操作可能造成股静脉损伤。仔细、轻柔操作是避免血管损伤的重要手段。

参考文献

[1]JANUARY C T, WANN L S, ALPERT J S, et al. 2014 AHA/ACC/HRS guideline for the management of patients with atrial fibrillation: a report of the American College of Cardiology/American Heart Association Task Force on Practice Guidelines and the Heart Rhythm Society[J]. J Am Coll Cardiol, 2014, 64(21): e1 - e76.

[2]GLADER E L, SJÖLANDER M, ERIKSSON M, et al. Persistent use of secondary preventive drugs declines rapidly during the first 2 years after stroke[J]. Stroke, 2010, 41(2): 397 - 401.

[3]HOLMES D R, REDDY V Y, TURI Z G, et al. Percutaneous closure of the left atrial appendage versus warfarin therapy for prevention of stroke in patients with atrial fibrillation: a randomised non-inferiority trial [J]. Lancet, 2009, 374(9689): 534 - 542.

[4]DE BACKER O, LOUPIS A M, IHLEMANN N, et al. Percutaneous left atrial appendage closure for stroke prevention[J]. Dan Med J, 2014, 61(8): A4879.

[5]BAKER W L, PHUNG O J. Systematic review and adjusted indirect comparison meta - analysis of oral anticoagulants in atrial fibrillation[J]. Circ Cardiovasc Qual Outcomes, 2012, 5(5): 711 - 719.

[6]WINDECKER S, KOLH P, ALFONSO F, et al. 2014 ESC/EACTS Guidelines on myocardial revascularization: The Task Force on Myocardial Revascularization of the European Society of Cardiology (ESC) and the European Association for Cardio-Thoracic Surgery (EACTS)Developed with the special contribution of the European Association of Percutaneous Cardiovascular Interventions (EAPCI) [J]. Eur Heart J, 2014, 35(37): 2541 - 2619.

[7]HOLMES D R JR, KAR S, PRICE M J, et al. Prospective randomized evaluation of the Watchman Left Atrial Appendage Closure device in patients with atrial fibrillation versus long - term warfarin therapy: the PREVAIL trial[J]. J Am Coll Cardiol, 2014, 64(1): 1 - 12.

[8]BOERSMA L V A, SCHMIDT B, BETTS T R, et al. Implant success and safety of left atrial appendage closure with the WATCHMAN device: peri - procedural outcomes from the EWOLUTION registry[J]. Eur Heart J, 2016, 37(31): 2465 - 2474.

[9]KAR S, DOSHI S K, SADHU A, et al. Primary Outcome Evaluation of a Next - Generation Left Atrial Appendage Closure Device: Results From the PINNACLE FLX Trial[J]. Circulation, 2021, 143 (18): 1754 - 1762.

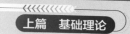
［10］TZIKAS A，SHAKIR S，GAFOOR S，et al. Left atrial appendage occlusion for stroke prevention in atrial fibrillation：multicentre experience with the AMPLATZER Cardiac Plug［J］. EuroIntervention，2016，11(10)：1170－1179.

［11］LAKKIREDDY D，THALER D，ELLIS C R，et al. Amplatzer Amulet Left Atrial Appendage Occluder Versus Watchman Device for Stroke Prophylaxis（Amulet IDE）：A Randomized，Controlled Trial［J］. Circulation，2021，144(19)：1543－1552.

［12］BAJAJ N S，PARASHAR A，AGARWAL S，et al. Percutaneous left atrial appendage occlusion for stroke prophylaxis in nonvalvular atrial fibrillation：a systematic review and analysis of observational studies［J］. JACC Cardiovasc Interv，2014，7(3)：296－304.

［13］AMINIAN A，LALMAND J，TZIKAS A，et al. Embolization of left atrial appendage closure devices：A systematic review of cases reported with the watchman device and the Amplatzer cardiac plug［J］. Catheter Cardiovasc Interv，2015，86(1)：128－135.

［14］REDDY V Y，MÖBIUS－WINKLER S，MILLER M A，et al. Left atrial appendage closure with the Watchman device in patients with a contraindication for oral anticoagulation：the ASAP study（ASA Plavix Feasibility Study With Watchman Left Atrial Appendage Closure Technology）［J］. J Am Coll Cardiol，2013，61(25)：2551－2556.

第10章 左心耳封堵术后抗凝管理及随访

汕头大学医学院第一附属医院　王　斌

10.1　PROTECT AF 和 PREVAIL 研究

使用阿司匹林和华法林 45 天，TEE 排除 DRT 后阿司匹林和氯吡格雷双联抗血小板治疗（DAPT）直至 6 个月，然后维持阿司匹林长期治疗[1-3]。

在真实世界的临床实践中，LAAC 术后抗凝方案和持续时间上并无统一标准[1-3]。

10.1.1　当患者无严重肾功能不全（GFR≥30ml/min）时

（1）如果出血风险小（HAS-BLED 评分＜3 分），LAAC 术后采用 NOAC 或华法林和氯吡格雷或阿司匹林联合治疗 3 个月，3 个月时复查 TEE，如果排除 DRT 和＞5mm 的残余分流，改用阿司匹林和氯吡格雷双联抗血小板治疗 3 个月。

（2）如果出血风险较高（HAS-BLED 评分≥3 分），术后单独使用常规剂量的 NOAC 或华法林治疗 3 个月；3 个月时复查 TEE，如果排除 DRT 和＞5mm 的残余分流，改用阿司匹林和氯吡格雷继续治疗 3 个月。术后 6 个月时复查 TEE，如排除 DRT 和＞5mm 的残余分流，给予阿司匹林长期维持治疗（如阿司匹林不耐受，可用氯吡格雷替代）。

10.1.2　当患者存在严重的肾功能不全（GFR＜30ml/min）时（大多数 NOAC 使用存在禁忌证或慎用情况）

（1）如果出血风险小（HAS-BLED 评分＜3 分），LAAC 术后使用华法林和阿司匹林联合抗凝治疗 3 个月（维持 INR 2.0～3.0），3 个月时复查 TEE，如果排除 DRT 和＞5mm 的残余分流，改用阿司匹林和氯吡格雷继续治疗 3 个月。

（2）如果出血风险较高（HAS-BLED 评分≥3 分），建议在严密监测 INR 情况下（维持 INR 2.0～3.0）单用华法林抗凝治疗 3 个月，3 个月时复查 TEE，如果排除 DRT 和＞5mm 的残余分流，改用阿司匹林和氯吡格雷继续治疗 3 个月；或者 LAAC 术后直接使用阿司匹林和氯吡格雷双联抗血小板治疗 6 个月。6 个月时复查 TEE，若排除 DRT 和＞5mm 的残余分流，则改用阿司匹林长期治疗维持（如阿司匹林不耐受，可以用氯吡格雷替代）。

10.1.3　特殊情况

（1）如果 LAAC 术后任何时候 TEE 或 CCTA 探测到 5mm 以上残余分流，均视为封堵失败，假设没有补救措施，需要长期维持口服抗凝药物治疗。

（2）如果术后任何时候 TEE 探测到 DRT，应加强抗凝（可使用华法林或 NOAC 和阿司匹林或氯吡格雷）治疗 2～3 个月后复查 TEE 直至 DRT 消失。根据有限证据，如果使用华法林方案，建议维持 INR 2.5～3.5；如果使用 NOAC，建议使用标准剂量利伐沙班或阿哌沙班，避免使用达比加群；也可使用低分子肝素行抗凝治疗 2～4 周。

（3）如果术后抗凝药物治疗期间发生严重出血，应立即停用，必要时给予抗凝药物的选择性拮抗剂。出血控制后可给予低强度抗凝或双联抗血小板治疗，必要时缩短抗凝或双联抗血小板时间。

10.2　TEE 或 CCTA 随访

LAAC 术后存在一定的 DRT 发生率。一旦发生 DRT 没有及时探测或没有给予强化的抗凝措施，可能增加缺血性卒中和其他系统性血栓栓塞事件的风险。因此本共识建议：接受 LAAC 手术的患者应常规在术后 3 个月和 6 个月各随访 TEE 1 次（如果患者不能耐受或拒绝 TEE，可用 CCTA 替代）。如果探测到 DRT，应当强化抗凝治疗 2～3 个月后再复查 TEE 观察 DRT 变化情况，必要时可增加随访次数。如果探测到>5mm 的残余分流，视为 LAAC 失败，如无补救措施，应维持长期抗凝治疗。

10.3　TTE 随访

LAAC 术后常规复查 TTE，不仅可探测到封堵器是否在位，明确是否存在心包积液及程度，还可评估心脏收缩和舒张功能、明确瓣膜功能及病变情况，以及其他解剖结构变化。LAAC 术后 1 个月、3 个月和 6 个月各进行 1 次 TTE 检查是合理的。

参考文献

[1]REDDY V Y, HOLMES D, DOSHI S K, et al. Safety of percutaneous left atrial appendage closure：results from the Watchman Left Atrial Appendage System for Embolic Protection in Patients with AF（PROTECT AF）clinical trial and the Continued Access Registry[J]. Circulation, 2011, 123(4)：417 - 424.

[2]HOLMES D R JR, KAR S, PRICE M J, et al. Prospective randomized evaluation of the Watchman Left Atrial Appendage Closure device in patients with atrial fibrillation versus long-term warfarin therapy：the PREVAIL trial[J]. J Am Coll Cardiol, 2014, 64(1)：1 - 12.

[3]REDDY V Y, DOSHI S K, KAR S, et al. 5 - year outcomes after left atrial appendage closure：from the PREVAIL and PROTECT AF Trials[J]. J Am Coll Cardiol, 2017, 70(24)：2964 - 2975.

下篇

病例精析

BINGLI JINGXI

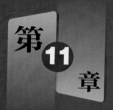

第11章 高龄女性双分叶左心耳封堵

上海交通大学医学院附属瑞金医院　丁凤华

11.1 病例资料摘要

患者女性,83 岁。主诉:间断胸闷、气短 2 个月。既往有高血压病史 2 年,最高血压达 170/100mmHg,平素口服奥美沙坦控制血压。冠心病,PCI 术后,服用阿司匹林。平素口服利伐沙班抗凝。入院诊断:心律失常,持续性房颤;先天性心脏病-卵圆孔未闭;高血压 2 级,很高危;冠心病,PCI 术后;2 型糖尿病。

11.2 评估

11.2.1 术前评估

手术风险评估:使用卒中风险评分(CHA2DS2 - VASc 评分)量表(表 11.1)和出血风险评分(HAS - BLED 评分)量表(表 11.2)进行术前评估。

风险评估得分:CHA2DS2 - VASc=4 分;HAS - BLED=3 分。

表 11.1　CHA2DS2 - VASc 评分

CHA2DS2 - VASc	评分/分
慢性心力衰竭/左心室功能不全(C)	0
高血压(H)	1
年龄≥75 岁(A)	1
糖尿病(D)	1
卒中/短暂性脑缺血发作/血栓栓塞病史(S)	0
血管性疾病(V)	1
年龄 65～74 岁(A)	0
女性(Sc)	0
合计	4

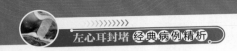

表 11.2　HAS - BLED 评分

HAS - BLED	评分/分
高血压(H)	1
肝、肾功能不全(A)	0
卒中(S)	0
出血(B)	0
异常 INR(L)	0
年龄＞65 岁(E)	1
药物或饮酒(D)	1
合计	3

11.2.2　术前检查

经 TEE 检查显示,心耳内血流淤滞,左心房及心耳内无血栓,超声探头 135°可见心耳呈现早分叶,双分叶(图 11.1)。

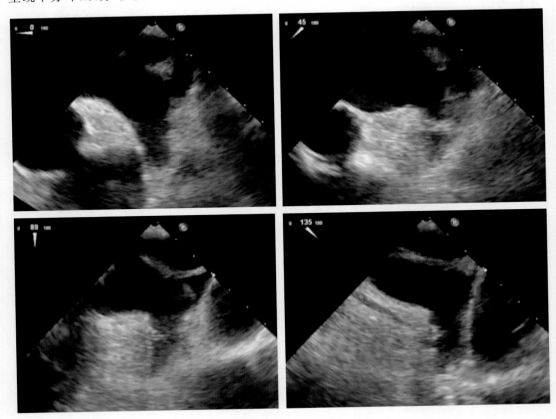

图 11.1　术前 TEE 检查结果

11.3 治疗方案

该患者卒中风险 4 分,出血风险 3 分,符合左心耳封堵术适应证。经临床决定拟行左心耳封堵术。手术方式为标准术式。麻醉方式为全身麻醉。

手术难点:早分叶型的左心耳在左心耳封堵术中一直是难度较大的一类,放置过深,封堵器容易卡进一叶导致下缘覆盖不全;放置过浅,则容易封堵器弹出,造成封堵器大幅度露肩。

11.4 术中过程

11.4.1 术中心耳造影测量尺寸

术中 TEE 测量心耳开口数据见表 11.3。

表 11.3 术中 TEE 测量心耳开口数据

TEE 位置/°	直径/mm	深度/mm
0	23	28
45	19	27
90	13	21
135	20	24

11.4.2 TEE 指导下房间隔穿刺

靠下、靠后,常规位置完成房间隔穿刺(图 11.2)。

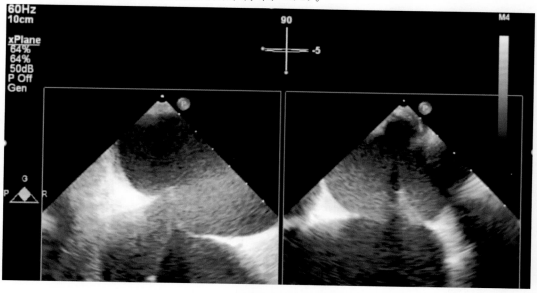

图 11.2 TEE 指导下房间隔穿刺

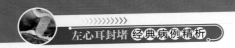
11.4.3 术中造影及封堵策略选择

分别在肝位和右肩位完成心耳造影,明显发现心耳呈双分叶、早分叶心耳,上叶深度较深,故利用下叶深度进行封堵。肝位下开口直径为 21.0mm、深度为 25.0mm;右肩下开口直径为 24.0mm(图11.3)。综合考虑,先选用 27mm 封堵器进行封堵(图 11.4)。

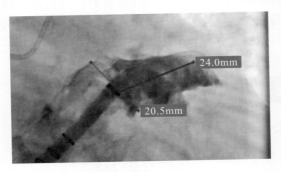

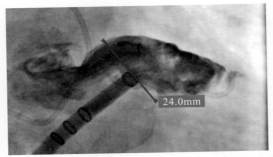

图 11.3 术中多体位造影及测量

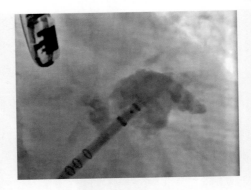

图 11.4 27mm 封堵器放置

11.4.4 封堵器第一次展开

(1)DSA 下封堵器放置位置良好,封堵器远端位于共干区。牵拉试验稳定,但是明显观测到压缩比可能不足,后通过 TEE 进行验证(图 11.5)。

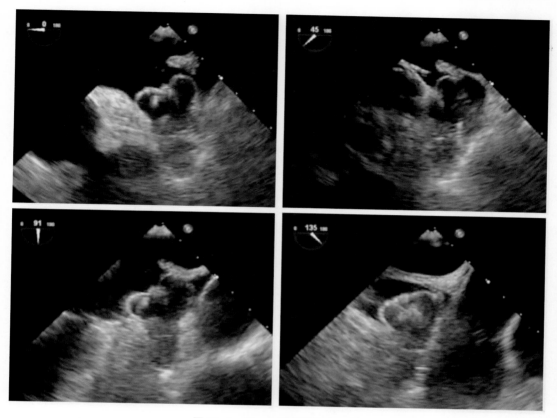

图 11.5 27mm 封堵器超声放置

测量压缩比,4 个角度分别为 7%、11%、7%、7%。不符合 PASS 原则,遂全回收封堵器,改用 30mm 封堵器进行封堵(图 11.6)。

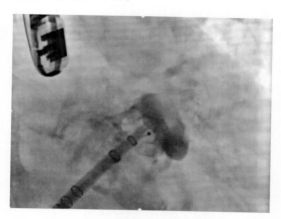

图 11.6 30mm 封堵器放置

(2)选用 30mm 封堵器进行封堵,考虑先深放再微回收调整的策略进行封堵,初次展开封堵器后,发现位置合适,压缩较为适当,在 TEE 下进行确认(图 11.7)。

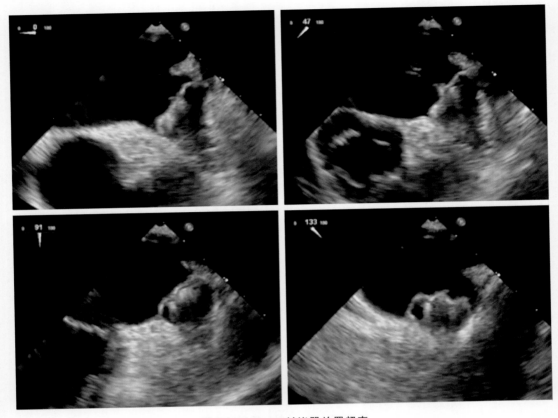

图 11.7　30mm 封堵器放置超声

11.4.5　封堵器第二次展开

由 TEE 可见,135°下大幅度露肩,遂全回收封堵器,再次尝试进行封堵,此次考虑放得更深,再后面进行微回收调整,二次使用 30mm 封堵器尝试封堵(图 11.8)。

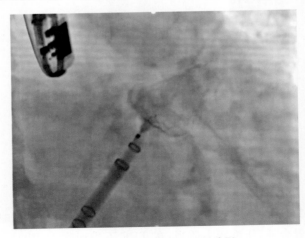

图 11.8　封堵器展开即刻造影

选择在 RAO 30°、CAU 20°体位下展开，心耳壁光滑，应尽量深放，平口，不宜过多露肩；体外预借 1mm，封堵器到位，鞘管锁合后，为防止深度丢失，在确认远端安全情况下稍推动钢缆顶出封堵器，再退鞘展开。

缓慢退鞘，分段式展开；封堵器远端展开后，边缓慢退鞘边向里轻推钢缆；待即将完全展开时，保持封堵器膨胀 1～2 秒使倒钩充分着陆；最后在释放瞬间用适当力度顶住钢缆，完全展开封堵器。

封堵器位置合适，远端局促于一叶，压缩形态可能过大，牵拉试验稳定。在 TEE 下进行验证，发现 4 个角度下压缩比均大于 30%，尝试微回收慢慢向外调整。

微回收调整反复 3 次后，初步觉得位置形态合适（图 11.9）。开始进行 TEE 评估。

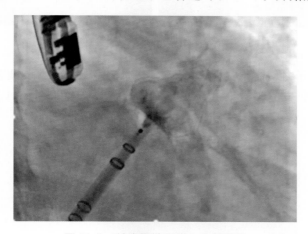

图 11.9 封堵器微回收 3 次后造影

11.4.6 PASS 原则评估

为进一步验证封堵效果，进行 PASS 原则评估，查看是否可以释放封堵器（图 11.10）。

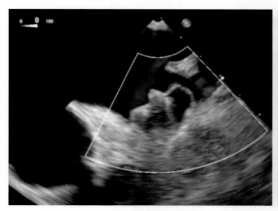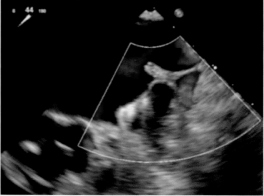

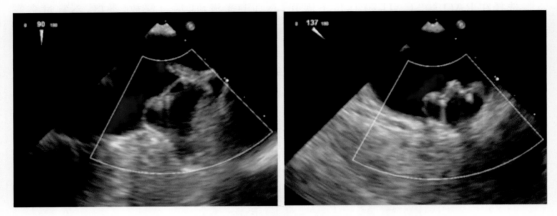

图 11.10　PASS 原则评估

　　TEE 各角度显示封堵器位置合适，形态良好，仅 0°下存在 2mm 残余分流，牵拉试验稳定，压缩比介于 20%～23.3%，符合 PASS 原则，释放封堵器（图 11.11、图 11.12）。

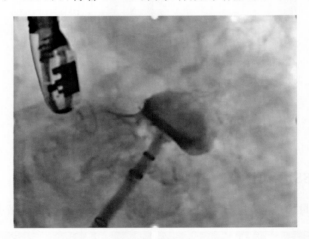

图 11.11　释放封堵器后造影

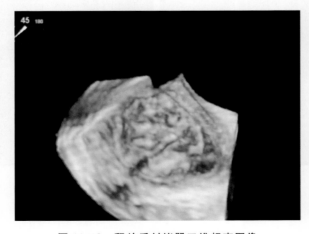

图 11.12　释放后封堵器三维超声图像

11.5 要点精析

（1）双分叶、早分叶心耳，可以考虑走上叶封堵，先深放后再多次微回收向外谨慎调整。

（2）双分叶心耳根据个体化情况将封堵器远端放置于其中一叶或共干。

（3）"一站式"介入治疗的组合呈现多元化，此例为卵圆孔未闭封堵术联合左心耳封堵术"一站式"手术，可以说是双管齐下，双重强化预防高危患者心源性脑卒中的发生。

第 12 章 "蹊径轻取妖耳"，非共面
早分叶心耳封堵

上海交通大学医学院附属瑞金医院　丁风华

12.1 病例资料摘要

患者男性,66 岁。主诉:反复心悸、胸闷数月,心电图示房颤。既往有高血压、心肌梗死、心肌病病史。入院诊断:阵发性房颤,冠心病,缺血性心肌病,心功能Ⅲ级;高血压。

12.2 评估

12.2.1 术前评估

手术风险评估:使用卒中风险评分(CHA2DS2 - VASc 评分)量表(表 12.1)和出血风险评分(HAS - BLED 评分)量表(表 12.2)进行术前评估。

风险评估得分:CHA2DS2 - VASc＝4 分;HAS - BLED＝3 分。

表 12.1　CHA2DS2 - VASc 评分

CHA2DS2 - VASc	评分/分
慢性心力衰竭/左心室功能不全(C)	1
高血压(H)	1
年龄≥75 岁(A)	0
糖尿病(D)	0
卒中/短暂性脑缺血发作/血栓栓塞病史(S)	0
血管性疾病(V)	1
年龄 65～74 岁(A)	1
女性(Sc)	0
合计	4

表 12.2　HAS – BLED 评分

HAS – BLED	评分/分
高血压（H）	1
肝、肾功能不全（A）	0
卒中（S）	1
出血（B）	0
异常 INR（L）	0
年龄＞65 岁（E）	1
药物或饮酒（D）	0
合计	3

12.2.2　术前影像检查

（1）术前 TTE 检查　左心房前后径（LAd）52mm，左室舒张末期内径（LVDd）52mm，左室射血分数（left ventricular ejection fraction，LVEF）50％。

（2）术前 TEE 检查　早分叶心耳，上、下两叶不在同一平面；心耳下缘短；心耳内部梳状肌稀疏，心耳壁较为光滑（图 12.1）。

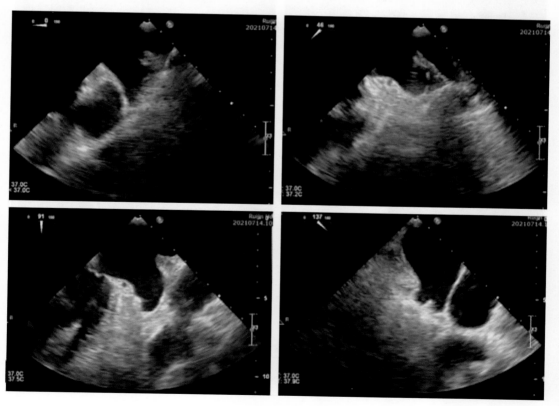

图 12.1　术前 TEE 检查结果

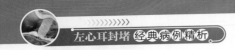
12.3 治疗方案

　　该患者卒中风险 4 分,出血风险 3 分,符合左心耳封堵术适应证,考虑患者的远期获益,建议行经皮左心耳封堵术。麻醉方式为标准全身麻醉。手术方式为标准单封堵。

　　手术难点:早分叶型的左心耳在左心耳封堵术中一直是难度较大的一类,塞式封堵器容易卡进一叶导致下缘覆盖不全;而盘式封堵器则容易在共干区域展开导致外盘无法贴合;但该病例心耳上叶深度优先,故先考虑用盘式封堵器尝试封堵。

12.4 手术过程

12.4.1 术中心耳造影

　　术中 TEE 测量心耳开口深度和三维开口情况(图 12.2、图 12.3),测得数据见表 12.3。

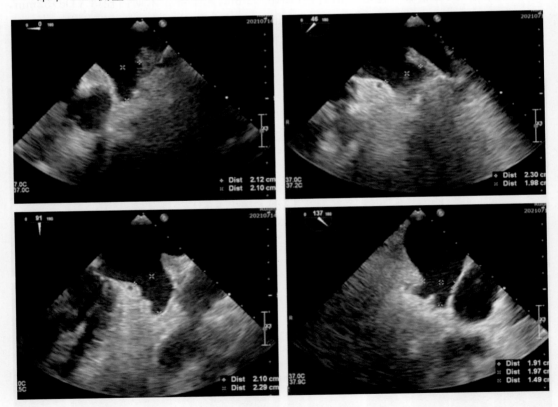

图 12.2　术中 TEE 测量心耳开口深度

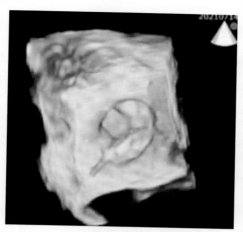

图 12.3　术中 TEE 心耳三维开口情况

表 12.3　术中 TEE 测量心耳开口数据

TEE 位置/°	直径/mm	深度/mm
0	21	21
45	23	20
90	21	23
135	20	15

12.4.2　TEE 指导下房间隔穿刺

术前 TEE 显示下叶深度较深,可能会用到下叶深度,故靠后、靠下进行穿刺(图 12.4)。

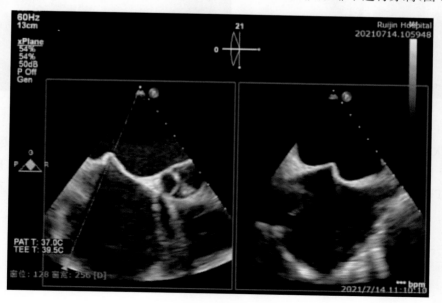

图 12.4　TEE 指导下房间隔穿刺

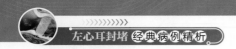
12.4.3　术中造影及封堵策略选择

因共干区较浅,固定盘尽量在上叶锚定,分别测量各个体位的数据,锚定区为 15～17.5mm,口部为 22～25mm,故选择 18/28mm LACbes 封堵器(图 12.5)。

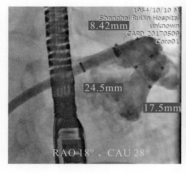
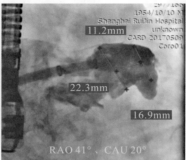
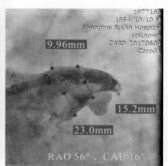

图 12.5　术中多体位造影及测量

在 RAO 56°、CAU 16°下展开封堵器,鞘管走上叶,尽可能深放。固定盘展开后,造影显示下缘在心耳外,TEE 验证,与造影吻合(图 12.6)。

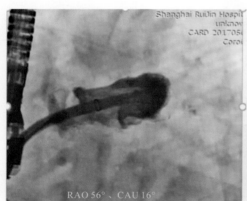
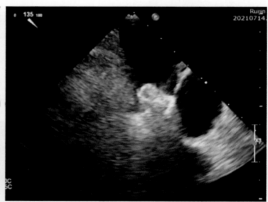

图 12.6　LACbes 封堵器内盘放置

二次展开,加大逆时针,使固定盘下缘尽量卡进下叶,同时加大推送力度,尽可能深放;鉴于上叶空间狭窄,展开过程中固定盘形状扭曲,最后完全展开瞬间封堵器下缘弹出心耳。TEE 下显示,封堵器双盘未分离,且固定盘太浅直接压迫心耳下缘(图 12.7)。

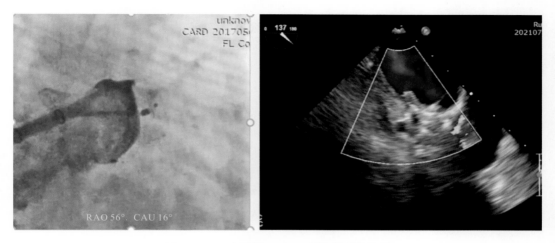

图 12.7　二次展开 LACbes 封堵器封堵效果

再次回收调整,固定盘始终无法在上叶远端锚定;牵拉试验时,封堵器不稳定,被直接拉出心耳(图 12.8)。

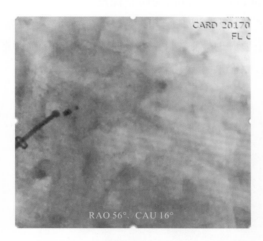

图 12.8　封堵器牵拉试验拉出心耳

12.4.4　封堵策略调整

(1)原因分析　双分叶心耳,共干区极浅。梳状肌较少,心耳壁光滑,固定盘无法稳定锚定。下缘短,无足够区域为固定盘提供着陆点。

(2)策略调整　更换大一号或小一号的封堵器并不能解决以上问题,改用塞式封堵器。RAO 45°下,心耳深度仅为 17mm 左右;RAO 54°下,深度较大,但鞘管轴向较高,张力大,且同轴性不佳,因此实际可用深度同样有限;测量开口约为 23mm,结合 TEE 数据,选择 27mm WATCHMAN 封堵器(图 12.9)。

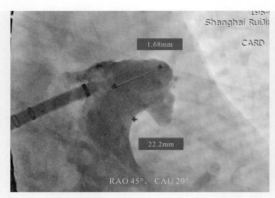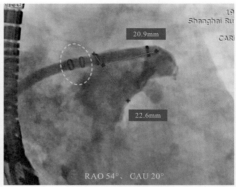

图 12.9　WATCHMAN 封堵策略

12.4.5　展开 WATCHMAN 封堵器

选择在 RAO 54°、CAU 20°下展开，心耳壁光滑，应尽量深放，平口，不宜过多露肩；体外预借 1mm，封堵器到位，鞘管锁合后，为防止深度丢失，在确认远端安全情况下稍推动钢缆顶出封堵器，再退鞘展开；缓慢退鞘，分段式展开；封堵器远端展开后，边缓慢退鞘边向里轻推钢缆；待即将完全展开时，保持封堵器膨胀 1～2 秒使倒钩充分着陆；最后在释放瞬间用适当力度顶住钢缆，完全展开封堵器（图 12.10）。

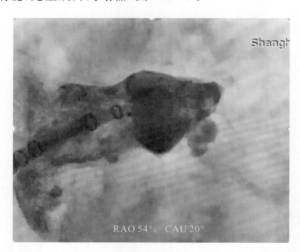

图 12.10　封堵器展开即刻造影

12.4.6　PASS 原则评估

TEE 各角度显示封堵器位置合适，形态良好，仅 135°稍有露肩测量约为 3.5mm（图 12.11），牵拉试验稳定、回弹迅速（图 12.12），压缩比为 15%～17%，平均压缩比为 16%（图 12.13），各角度无明显残余分流（图 12.14）。

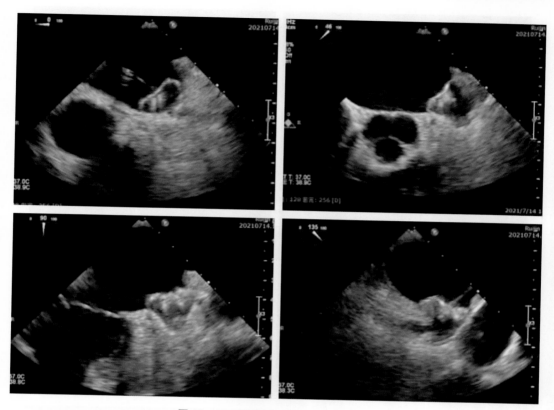

图 12.11　　PASS 原则评估 - Position

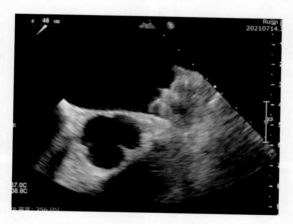

图 12.12　　PASS 原则评估 - Anchor

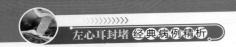

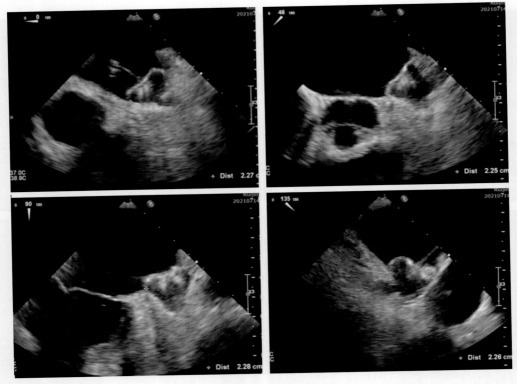

图 12.13　PASS 原则评估－Size

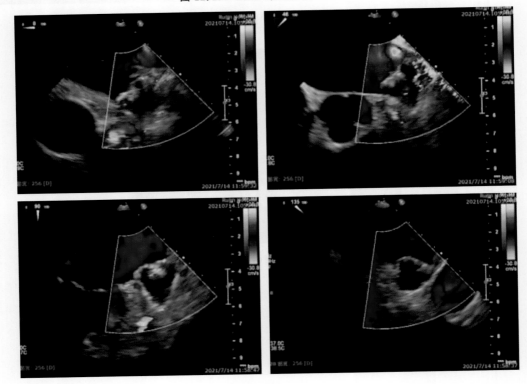

图 12.14　PASS 原则评估－Seal

12.5 要点精析

（1）对于复杂结构的左心耳，多体位造影结合 TEE 影像可以对心耳的形态有更为清晰的理解。

（2）对于光滑、锥形内腔的左心耳，塞式封堵器自膨式的设计能更好地顺应心耳结构，接触面更多，径向支撑更强，倒钩更多，从而提供很好的锚定，增强了封堵器的稳定性。

（3）塞式封堵器借深度的方式有许多，除了体外预借深度外，展开过程中给予适当推力，以及展开即刻顶住钢缆都可以有效地创造深度。

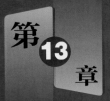

第13章 Kissing–Watchman 封堵

上海交通大学医学院附属瑞金医院　丁风华

13.1 病例资料摘要

患者男性,72 岁。主诉:发现房颤 5 月余。既往有慢性肾功能不全、高血压、2 型糖尿病病史。曾因冠心病、双侧颈动脉及双侧肾动脉狭窄,分别行支架植入术治疗。入院诊断:持续性房颤;冠心病,PCI 术后;2 型糖尿病;高血压 2 级,极高危;中央性房间隔缺损(卵圆孔型);颈动脉狭窄(颈动脉支架植入术后);肾动脉狭窄(肾动脉支架植入术后)。

13.2 评估

13.2.1 术前评估

手术风险评估:使用卒中风险评分(CHA2DS2 – VASc 评分)量表(表 13.1)和出血风险评分(HAS – BLED 评分)量表(表 13.2)进行术前评估。

风险评估得分:CHA2DS2 – VASc＝4 分;HAS – BLED＝3 分。

表 13.1　CHA2DS2 – VASc 评分

CHA2DS2 – VASc	评分/分
慢性心力衰竭/左心室功能不全(C)	0
高血压(H)	1
年龄≥75 岁(A)	0
糖尿病(D)	1
卒中/短暂性脑缺血发作/血栓栓塞病史(S)	0
血管性疾病(V)	1
年龄 65~74 岁(A)	1
女性(Sc)	0
合计	4

表 13.2 HAS－BLED 评分

HAS－BLED	评分/分
高血压（H）	1
肝、肾功能不全（A）	1
卒中（S）	0
出血（B）	0
异常 INR（L）	0
年龄＞65 岁（E）	1
药物或饮酒（D）	0
合计	3

13.2.2 术前影像检查

（1）术前 TTE 检查　LAd 42mm，LVDd 52mm，LVEF 60％。

（2）术前 TEE 检查　术前未见明显心包积液、心耳内血流速度慢、有泥沙样自发显影（图 13.1）。

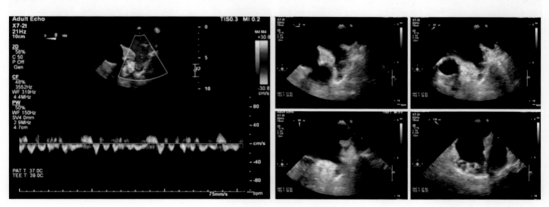

图 13.1　术前 TEE 检查结果

13.3　治疗方案

该患者卒中风险 4 分，出血风险 3 分，符合左心耳封堵术适应证，考虑患者的远期获益，建议行经皮左心耳封堵术。麻醉方式为标准全身麻醉。手术方式为标准单封堵。

手术难点：由 135°超声影像可明显发现心耳呈双分叶心耳，内部梳状肌发达。

13.4 手术过程

13.4.1 术中心耳造影

术中 TEE 测量心耳开口深度和三维开口情况(图 13.2),测得数据见表 13.3。

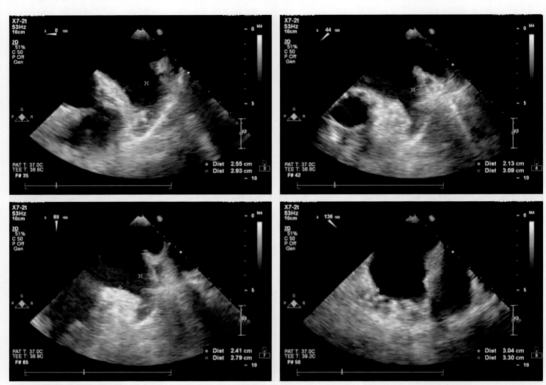

图 13.2 术中 TEE 测量心耳开口深度

表 13.3 术中 TEE 测量心耳开口数据

TEE 位置/°	直径/mm	深度/mm
0	25	29.3
45	21.3	30.9
90	24.1	27.9
135	30	22.1

13.4.2 TEE 指导下房间隔穿刺

靠下、靠后常规位置完成房间隔穿刺(图 13.3)。

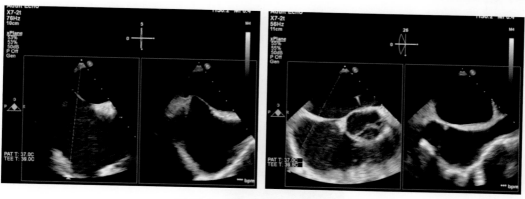

图 13.3 TEE 指导下房间隔穿刺

13.4.3 术中造影及封堵策略选择

RAO 46°、CAU 23°分别在上叶和心耳口部用鞘管造影,早分叶心耳,内部梳状肌发达,共干区较浅(图 13.4)。

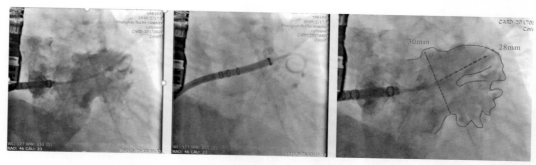

图 13.4 术中多体位造影及测量

封堵策略:选择 33mm 的封堵器,鞘管进上叶尽量深放,避免封堵器展开时被内部梳状肌挤压弹出心耳,而后缓慢向外调整,鞘管进到上叶,尽量利用上叶深度,随后缓慢退鞘展开封堵器,边退鞘边调整,在确保封堵不被弹出的情况下使封堵器肩部尽量位于封堵线上(图 13.5)。

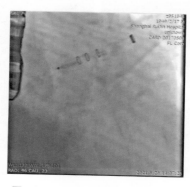

图 13.5 33mm 封堵器退鞘展开

展开后造影提示封堵器放置位置偏深,下叶未堵住。TEE 135°提示下缘有较大 leak;封堵器远端被心耳梳状肌钩住,多次微回收后仍无法达到预期结果,考虑采用 Kissing-Watchman(图 13.6)。

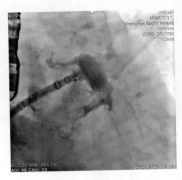

图 13.6　33mm 封堵器展开后造影

13.4.4　Kissing‑Watchman 进行封堵

术中超声提示心耳上叶开口直径约为 18mm,下叶开口直径约为 15mm。

术中造影提示上叶开口直径为 20mm,下叶开口直径为 17mm(图 13.7)。

综合考量,上、下叶分别选择 27mm、24mm 的封堵器,开始第二次房间隔穿刺和封堵(图 13.8 至图 13.11)。

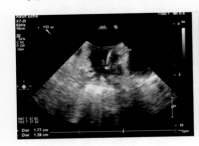
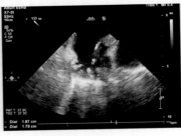
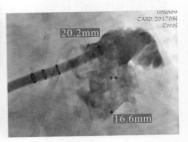

图 13.7　超声及造影测量

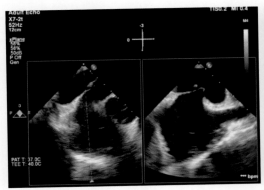
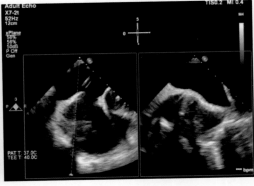

图 13.8　二次完成房间隔穿刺

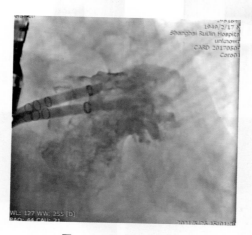

图 13.9 双鞘同时造影

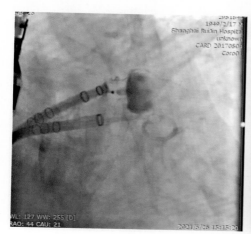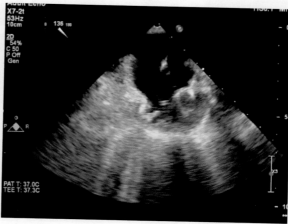

图 13.10 上叶封堵器展开后造影及超声验证

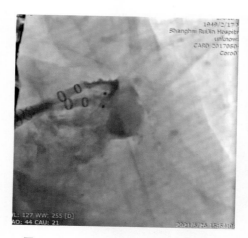

图 13.11 展开下叶封堵器后造影验证

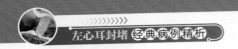
13.4.5 PASS 原则评估

TEE 各角度显示两封堵器肩部位于心耳口部,位置良好,牵拉试验稳定、回弹迅速;两封堵器压缩比均介于 8%～30%,符合要求;TEE 各角度无明显残余分流(图 13.12 至图 13.15,表 13.4、表 13.5)。

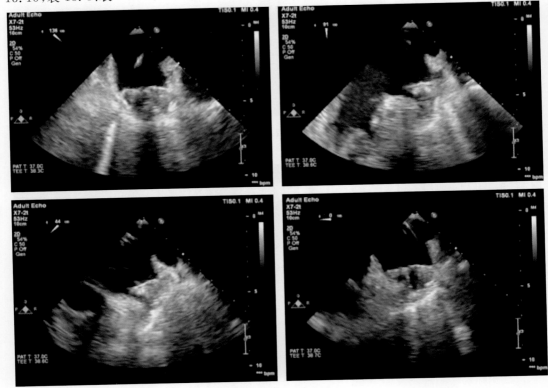

图 13.12　PASS 原则评估‑**Position**

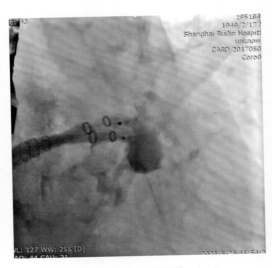

图 13.13　PASS 原则评估‑**Anchor**

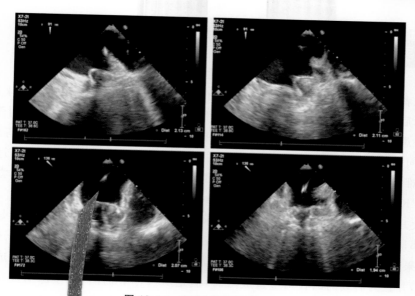

图 13.14　PASS 原则评估 - Size

表 13.4　PASS 原则评估 - Size（1）

TEE 位置/°	封堵器 直径/mm	压缩比 /%
0		28
45		21
90		21
135		21

表 13.5　PASS 原则评估 - Size（2）

TEE 位置/°	封堵器 直径/mm	压缩比 /%
0	19	18
45	20	17
90	21	13
135	20	17

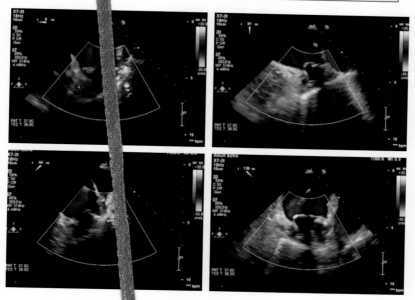

13.15　PASS 原则评估 - Seal

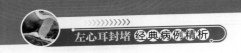

13.5 要点精析

(1)患者介入手术治疗过程顺序:双肾动脉支架、颈动脉支架、右冠状动脉支架、左心耳封堵,术后用药以三联为主,密切注意出血风险,后复查根据患者情况调整用药方案。

(2)该患者为大开口早分叶心耳,其共干区较浅,两叶的内部空间均十分有限,对目前市面上任何一款封堵器均有难度。对于盘式封堵器,固定盘的稳定锚定以及封堵盘的紧密贴合均难以实现,而塞式封堵器则极易导致封堵器被弹出或封堵不全,多次尝试失败后决定采取"Kissing"策略,并最终获得了良好封堵效果。

(3)大开口早分叶的心耳对深度把握要求较高,对于此种心耳无论双分叶是否在同一个平面,都是优先走上叶轴向,但是测量时需要注意其真正的下缘开口,防止选择封堵器错误。如果上叶深度足够,封堵器不要送至太深,否则会完全在上叶展开,造成下缘较大残余分流,并且为后续的回收调整造成障碍,但是从操作上仍然要"宁深勿浅",在后续的逐渐微回收过程中稍带顺时针可以保证下缘尽量贴靠减少残余分流,事实上一般有少许露肩为好。

(4)该患者的心耳分叶的嵴部较长且粗壮,第一次展开后多次微回收调整封堵器远端被钩住无法向外调整到合适位置,而半回收则直接被弹出心耳,最终选择采用"Kissing"策略完成了手术。

第 14 章

口部隐窝，体部空间狭小心耳封堵

上海交通大学医学院附属瑞金医院　丁风华

14.1 病例资料摘要

患者男性，73 岁。主诉：间断心悸伴胸闷 3 年。诊断：持续性房颤；高血压；冠心病，PCI 术后；肾衰竭。

14.2 评估

14.2.1 术前评估

手术风险评估：使用卒中风险评分（CHA2DS2 - VASc 评分）量表（表 14.1）和出血风险评分（HAS - BLED 评分）量表（表 14.2）进行术前评估。

风险评估得分：CHA2DS2 - VASc＝3 分；HAS - BLED＝4 分。

表 14.1　CHA2DS2 - VASc 评分

CHA2DS2 - VASc	评分/分
慢性心力衰竭/左心室功能不全(C)	0
高血压(H)	1
年龄≥75 岁(A)	0
糖尿病(D)	0
卒中/短暂性脑缺血发作/血栓栓塞病史(S)	0
血管性疾病(V)	1
年龄 65～74 岁(A)	1
女性(Sc)	0
合计	3

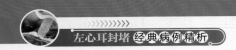
表 14.2　HAS－BLED 评分

HAS－BLED	评分/分
高血压（H）	1
肝、肾功能不全（A）	1
卒中（S）	0
出血（B）	0
异常 INR（L）	0
年龄＞65 岁（E）	1
药物或饮酒（D）	1
合计	4

14.2.2　术前影像资料

术前 TEE 检查见反鸡翅心耳，且内部梳状肌较为发达（图 14.1 和表 14.3）。

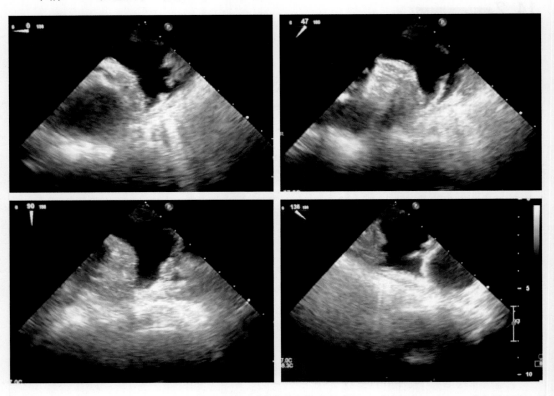

图 14.1　术前 TEE 检查结果

表 14.3 术前 TEE 测量心耳开口数据

TEE 位置/°	直径/mm	深度/mm
0	18	21
45	17	20
90	19	20
135	20	16

14.3 治疗方案

该患者卒中风险 3 分,出血风险 4 分,符合左心耳封堵术适应证,经临床决定拟行左心耳封堵术。手术方式为标准术式。麻醉方式为全身麻醉。

手术难点:反鸡翅心耳,翅根梳状肌发达,需注意穿刺点位置;口部隐窝,体部狭小,术中注意鞘管轴向及深度。

14.4 手术过程

14.4.1 术中心耳造影

肝位造影见反鸡翅心耳,翅根梳状肌发达,上、下小囊袋较多,开口直径为 21.39mm,深度为 19.25mm。

封堵策略:鉴于既定轴向,封内口,选择 27mm 封堵器,利用反鸡翅折角处梳状肌固定封堵器,下缘尽量靠里(图 14.2)。

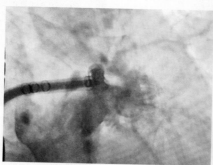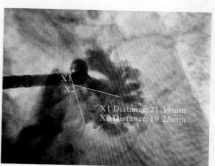

图 14.2 术中多体位造影及测量

14.4.2 WATCHMAN 展开

体外预借 2mm 深度,缓慢展开,待即将完全展开时稍带逆时针退鞘,减少下缘露肩(图 14.3)。

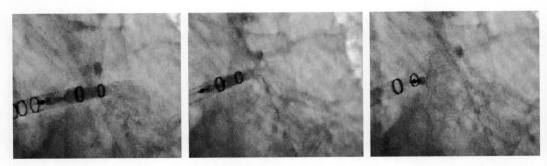

图 14.3　WATCHMAN 展开过程

14.4.3　PASS 原则评估

上缘卡进囊袋,位置合适,但折角处粗大梳状肌挤压。135°下露肩约 5mm,小于封堵器长度的 1/3(图 14.4 和表 14.4)。

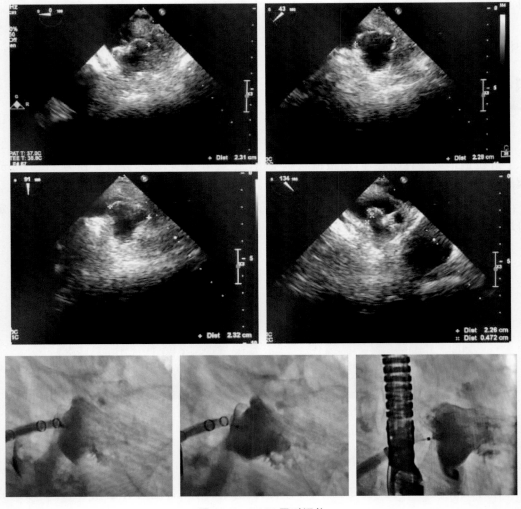

图 14.4　PASS 原则评估

图 14.4 PASS 原则评估 - Size

TEE 位置/°	封堵器直径/mm	压缩比/%
0	23	15
45	23	15
90	23	15
135	22.5	17

封堵完全,压缩比介于 15%～17%(图 14.5)。

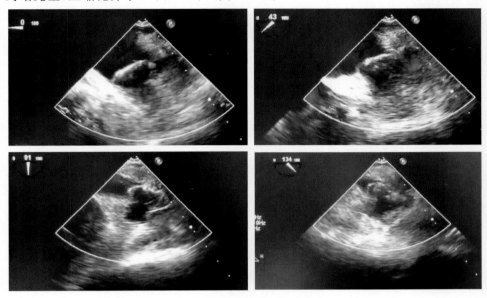

图 14.5 PASS 原则评估 - Seal

各角度无明显残余分流。满足 PASS 原则,封堵器释放(图 14.6)。造影提示封堵效果理想。

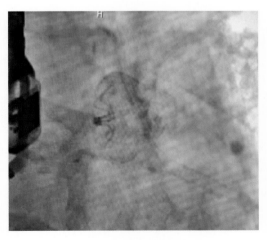

图 14.6 封堵器释放

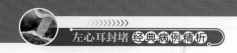

14.5 要点精析

(1)封堵器的型号选择要从多个角度考虑,只根据 DSA 下心耳口部的测量值选择封堵器不够全面,需结合超声的测量值以及心耳内部空间综合分析。此病例中选择 24mm 的封堵器预计同样可行,且能进一步减少下缘露肩。

(2)反鸡翅心耳的难度主要集中在可利用深度较浅,此时多种借深度方法的运用及鞘管操作就显得尤为重要。

(3)DSA 下当肝位造影无法判断露肩多少时,一般可通过减少 RAO、切线位造影判断露肩情况。但是无论如何,TEE 在判断露肩情况的可参考性明显强于造影,且 TEE 可通过三维的方式来进行更加详细的观察。

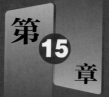

第15章 双分叶长内嵴短共干心耳封堵

上海交通大学医学院附属瑞金医院　丁风华

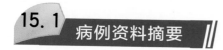

15.1　病例资料摘要

患者男性,67 岁。主诉:反复胸闷、气短 5 年。入院诊断:持续性房颤;冠心病,PCI 术后;高血压;2 型糖尿病。

15.2　评估

15.2.1　术前评估

手术风险评估:使用卒中风险评分(CHA2DS2 – VASc 评分)量表(表 15.1)和出血风险评分(HAS – BLED 评分)量表(表 15.2)进行术前评估。

风险评估得分:CHA2DS2 – VASc=4 分;HAS – BLED=3 分。

表 15.1　CHA2DS2 – VASc 评分

CHA2DS2 – VASc	评分/分
慢性心力衰竭/左心室功能不全(C)	0
高血压(H)	1
年龄≥75 岁(A)	0
糖尿病(D)	1
卒中/短暂性脑缺血发作/血栓栓塞病史(S)	0
血管性疾病(V)	1
年龄65～74 岁(A)	1
女性(Sc)	0
合计	4

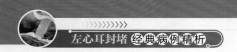
表 15.2　HAS‐BLED 评分

HAS‐BLED	评分/分
高血压(H)	1
肝、肾功能不全(A)	0
卒中(S)	0
出血(B)	0
异常 INR(L)	0
年龄＞65 岁(E)	1
药物或饮酒(D)	1
合计	3

15.2.2　术前影像检查

术前 TEE 提示心耳为早分叶、双分叶心耳,心耳内梳状肌发达(表 15.3 和图 15.1)。

表 15.3　术前 TEE 测量心耳开口数据

TEE 位置/°	直径/mm
0	18
45	18
90	21
135	23

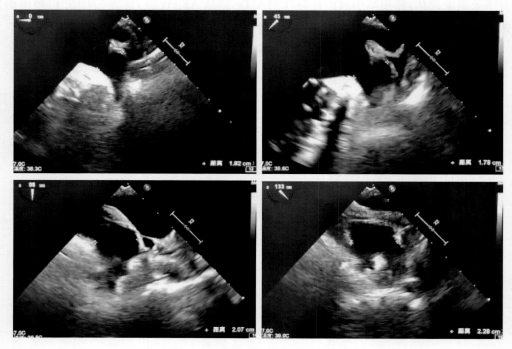

图 15.1　术前 TEE 检查

15.3　治疗方案

该患者卒中风险 4 分,出血风险 3 分,符合左心耳封堵术适应证手术方案,计划实施全身麻醉下 TEE 指导 LAAC。

15.4　手术过程

15.4.1　术中心耳造影及封堵策略选择

正常肝位造影见早分叶裤衩型心耳,开口直径为 21.15mm、深度为 17.52mm,加大RAO,至 RAO 50°、CAU 20°,二次造影使上叶远端更加清晰(图 15.2)。

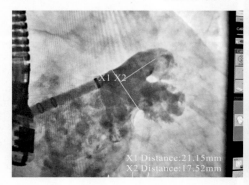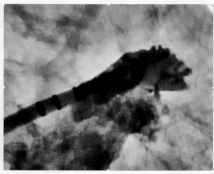

RAO 30°、CAU 20°　　　　　　　RAO 50°、CAU 20°

图 15.2　术中多体位造影及测量

15.4.2　封堵策略分析

鞘管计划走上叶,内嵴较发达,展开过程中预计会挤出封堵器,导致下缘露肩,选择27mm 封堵器。

15.4.3　封堵器展开

鞘管走上叶,尽量利用上叶深度,缓慢展开,待即将完全展开时,内嵴会挤压封堵器,此时顶住钢缆,确保不被挤出太靠外(图 15.3)。

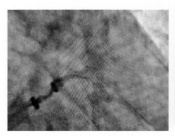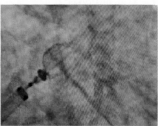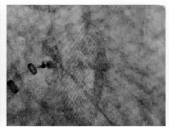

图 15.3　WATCHMAN 展开过程

15.4.4 PASS 原则评估

TEE 和 DSA 下封堵完全,135°下露肩 6mm,牵拉试验稳定、回弹迅速;压缩比介于 8%~16.7%,各角度无明显残余分流(图 15.4)。

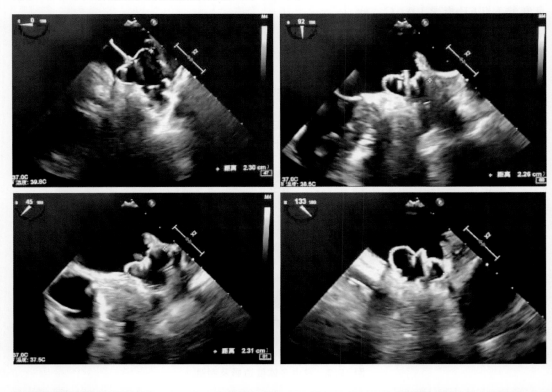

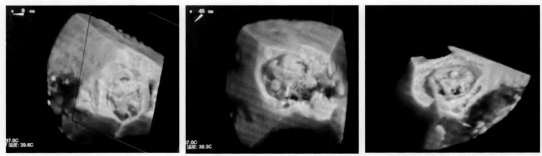

图 15.4 TEE 和 DSA 下左心耳置入封堵器

15.4.5 释放封堵器

经过评估,满足 PASS 原则,释放封堵器(图 15.5)。造影提示封堵效果理想。

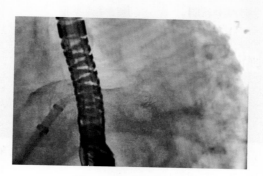

图 15.5 封堵器释放

15.5 要点精析

（1）对于心耳造影,除了确定心耳形态之外,合适角度的造影会为鞘管操作提供更加直观指导,远端不清晰一般加大 RAO,心耳分叶重叠干扰判断一般加大或减小 CAU。

（2）鞘管走上叶,尽量利用上叶深度,缓慢展开,待即将完全展开时,内嵴会挤压封堵器,此时顶住钢缆,确保不被挤出。

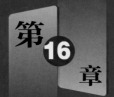

第16章　蝴蝶状心耳封堵

上海交通大学医学院附属瑞金医院　丁风华

16.1 病例资料摘要

患者男性,84 岁。主诉:间断胸闷、气短伴心悸 20 余年。既往有冠心病,陈旧性心肌梗死;高血压 3 级;脑梗死。入院诊断:持续性房颤;冠心病,陈旧性心肌梗死,心功能 Ⅱ 级(Killip 分级);高血压 3 级;脑梗死。因该患者有抗凝禁忌,未行抗凝治疗。

16.2 评估

16.2.1 术前评估

手术风险评估:使用卒中风险评分(CHA2DS2 - VASc 评分)量表(表 16.1)和出血风险评分(HAS - BLED 评分)量表(表 16.2)进行术前评估。

风险评估得分:CHA2DS2 - VASc＝6 分;HAS - BLED＝6 分。

表 16.1　CHA2DS2 - VASc 评分

CHA2DS2 - VASc	评分/分
慢性心力衰竭/左心室功能不全(C)	0
高血压(H)	1
年龄≥75 岁(A)	2
糖尿病(D)	0
卒中/短暂性脑缺血发作/血栓栓塞病史(S)	2
血管性疾病(V)	1
年龄 65～74 岁(A)	0
女性(Sc)	0
合计	6

表 16.2　HAS－BLED 评分

HAS－BLED	评分/分
高血压(H)	1
肝、肾功能不全(A)	0
卒中(S)	1
出血(B)	0
异常 INR(L)	0
年龄＞65 岁(E)	1
药物或饮酒(D)	0
合计	3

16.2.2　术前影像检查

术前 TEE 测量心耳开口数据见表 16.3。

表 16.3　术前 TEE 测量心耳开口数据

TEE 位置/°	直径/mm	深度/mm
0	20	30
45	16	24
90	21	26
135	24	29

16.3　治疗方案

该患者卒中风险 6 分,出血风险 3 分,符合左心耳封堵术适应证,考虑患者的远期获益,建议行经皮左心耳封堵术。麻醉方式采用全身麻醉。

16.4　手术过程

16.4.1　术中心耳造影

心耳是分叶重叠,双叶,为了看清各分叶层次情况,进行多角度造影,以选择更加合适的封堵器。术中给予足量肝素,ACT＞300 秒,左心房压 16mmHg/12mmHg/14mmHg(图 16.1)。

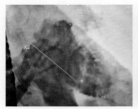
LAO 6°、CAU 42°

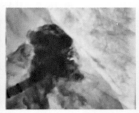
LAO 24°、CAU 36°

RAO 11°、CAU 36°

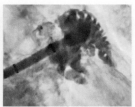
RAO 32°、CAU 23°

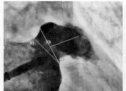
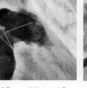
RAO 37°、CRA 18°

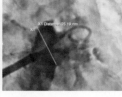
RAO 49°、CAU 23°

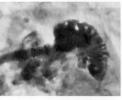
RAO 61°、CAU 22°

图 16.1　术中多体位造影

16.4.2　封堵策略分析

封堵策略分析见蝴蝶形状心耳,在 RAO 60°、CAU 20°选择一帧测量(图 16.2)。外口直径为 23mm,可用深度足够,选用 27mm WATCHMAN 进行封堵。

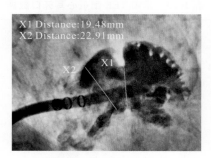

图 16.2　封堵策略分析图

16.4.3　封堵器展开

封堵器首次展开即刻,造影下封堵器位置良好,初步符合预期效果(图 16.3)。

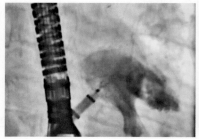

LAO 4°、CAU 31°

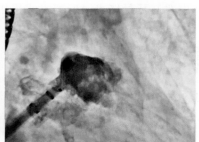
RAO 46°、CAU 10°

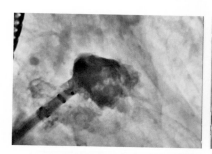 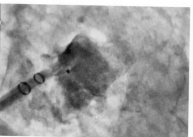

RAO 46°、CRA 10°　　　　　　　　RAO 61°、CAU 22°

图 16.3　封堵器首次展开即刻

TEE 下可见轻微残余分流 2.0~2.5mm。适当微回收,使封堵器展开更加充分,更好贴靠微回收后,残余分流减少至 1.4mm(图 16.4 至图 16.6)。

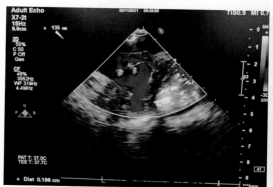 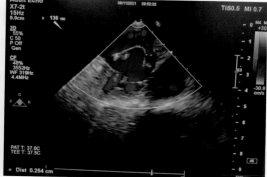

图 16.4　首次展开后 TEE 下评估

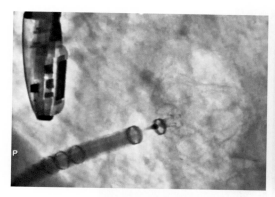 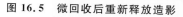 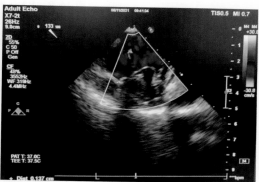

图 16.5　微回收后重新释放造影　　　　　**图 16.6　微回收后 TEE 下评估**

16.4.4　PASS 原则评估

TEE 探查下,4 个角度封堵器肩部均着陆于心耳口部,无明显露肩,符合 PASS 原则中对于位置的要求;封堵器牵拉试验稳定、回弹迅速,无明显位移(图 16.7 至图 16.10,表 16.4)。

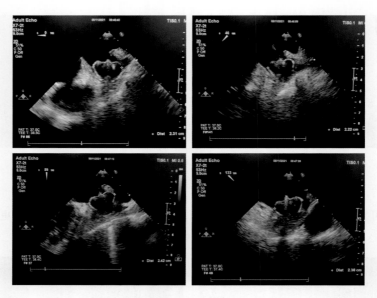

图 16.7　PASS 原则评估 – Position

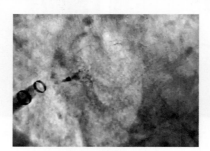

图 16.8　PASS 原则评估 – Anchor

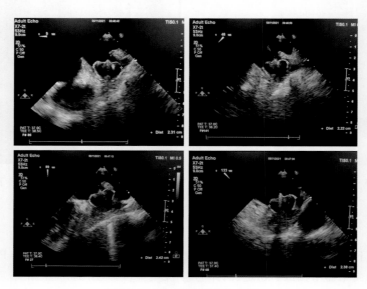

图 16.9　PASS 原则评估 – Size

表 16.4　PASS 原则评估 - Size

TEE 位置/°	最大直径/mm	压缩比/%
0	23	15
45	22	19
90	24	11
135	24	11

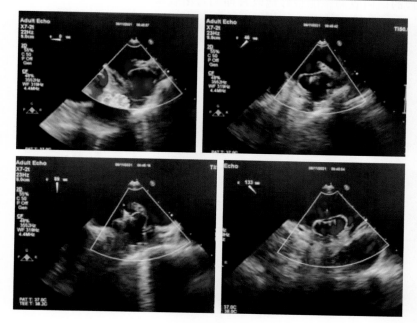

图 16.10　PASS 原则评估 - Seal

16.4.5　释放封堵器

满足 PASS 原则,释放封堵器,造影提示封堵效果理想(图 16.11)。

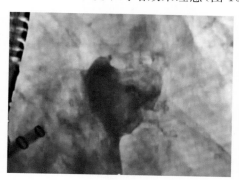

图 16.11　释放后造影评估

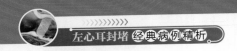
16.5 要点精析

（1）常规体位造影下见分叶重叠，远端不清晰的心耳，可通过多次调整体位后造影，综合分析考量选择。

（2）心耳形态复杂，常采用"纵分叶万千，一夫当关堵其外口"的方法，往往能使复杂心耳简单化。

（3）合理的微回收调整能很好地改善即刻封堵效果。

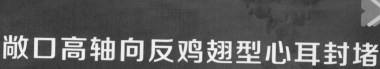

第17章　敞口高轴向反鸡翅型心耳封堵

上海交通大学医学院附属瑞金医院　丁风华

17.1　病例资料摘要

患者女性,75 岁。主诉:间断心悸伴头晕 5 年。既往有高血压及肾功能不全病史。入院诊断:持续性房颤;高血压 2 级;肾功能不全。

17.2　评估

17.2.1　术前评估

手术风险评估:使用卒中风险评分(CHA2DS2 - VASc 评分)量表(表 17.1)和出血风险评分(HAS - BLED 评分)量表(表 17.2)进行术前评估。

风险评估得分:CHA2DS2 - VASc＝4 分;HAS - BLED＝3 分。

表 17.1　CHA2DS2 - VASc 评分

CHA2DS2 - VASc	评分/分
慢性心力衰竭/左心室功能不全(C)	0
高血压(H)	1
年龄≥75 岁(A)	2
糖尿病(D)	0
卒中/短暂性脑缺血发作/血栓栓塞病史(S)	0
血管性疾病(V)	0
年龄 65～74 岁(A)	0
女性(Sc)	1
合计	4

表 17.2　HAS‐BLED 评分

HAS‐BLED	评分/分
高血压(H)	1
肝、肾功能不全(A)	0
卒中(S)	0
出血(B)	0
异常 INR(L)	0
年龄＞65 岁(E)	1
药物或饮酒(D)	1
合计	3

17.2.2　术前影像检查

TEE 显示反鸡翅型心耳,房间隔靠前穿刺,心耳开口大小及可用深度见图 17.1 和表 17.3。

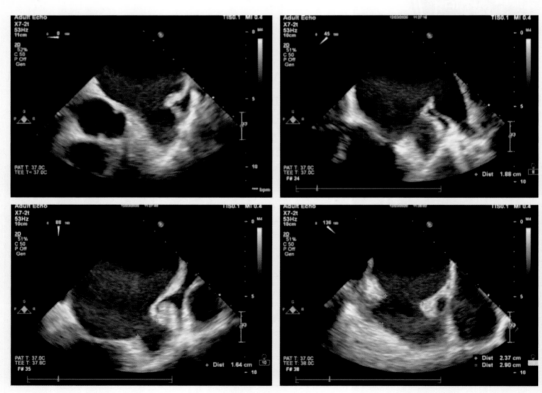

图 17.1　术前 TEE

表 17.3 术前 TEE 测量心耳开口数据

TEE 位置/°	直径/mm	深度/mm
0	17	27
45	17	25
90	22	28
135	27	29

17.3 治疗方案

该患者卒中风险 4 分,出血风险 3 分,符合左心耳封堵术适应证,考虑患者的远期获益,建议行经皮左心耳封堵术。麻醉方式采用全身麻醉。

17.4 手术过程

17.4.1 房间隔穿刺

患者左心房较大,房间隔穿刺进行多次,穿刺鞘无法顶住过房间隔,穿刺针大角度重塑后仍旧无法顶住房间隔进行穿刺,穿刺针在扩张鞘内进行塑形后顺利穿过房间隔;最终穿刺位点稍高。

17.4.2 术中心耳造影

术中多体位造影,以选择更加合适的封堵器(图 17.2)。

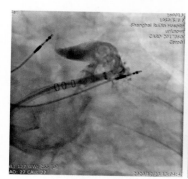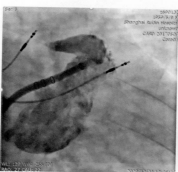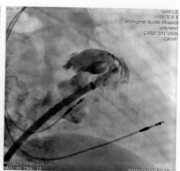

图 17.2 术中多体位造影

17.4.3 封堵策略分析

猪尾导管前圈向上走,进入翅尖,为外鞘建立进入心耳深处的通路;导引鞘逆时针向上走,尽可能地利用更多的深度;心耳造影开口约为 25mm、深度约为 22mm,综合超声数据选择 30mm 的封堵器(图 17.3)。

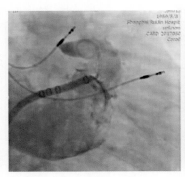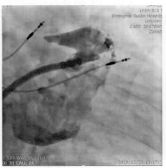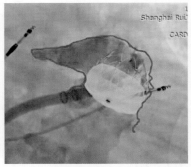

图 17.3　封堵策略分析

17.4.4　封堵器首次展开

预借 2.5mm 深度，鞘管带逆时针张力，缓慢展开，展开时多次造影确认前端安全距离；冒烟确认安全后，即将完全展开时顶住钢缆防止封堵器弹出，随后继续逆时针退鞘至完全展开（图 17.4）。

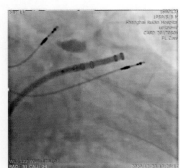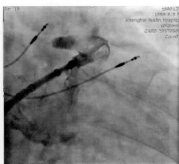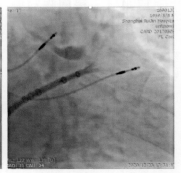

图 17.4　封堵器缓慢展开

造影确认即刻封堵效果，工作体位及切线位造影提示下缘露肩较多；TEE 评估压缩比为 16%～30%，TEE 135°提示露肩 8mm；TEE 各角度下封堵完全，无明显残余分流；前两次切线位牵拉试验稳定，最后一次工作位牵拉，封堵器发生位移，遂全回收（图 17.5 至图 17.9）。

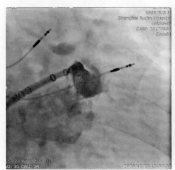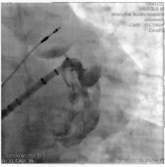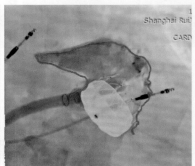

图 17.5　封堵器展开后造影

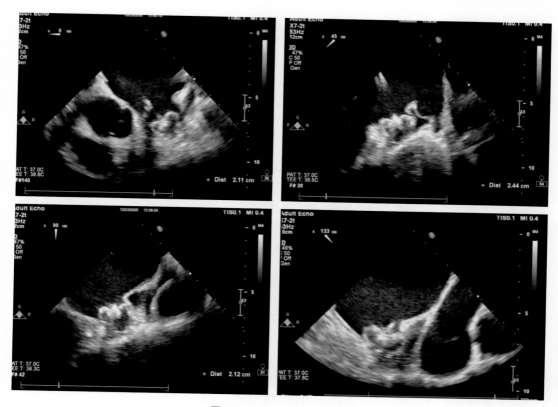

图 17.6　TEE 评估压缩比

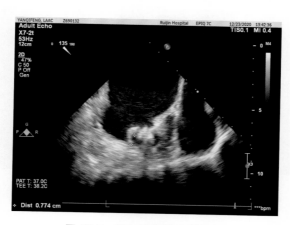

图 17.7　TEE 下评估下缘露肩

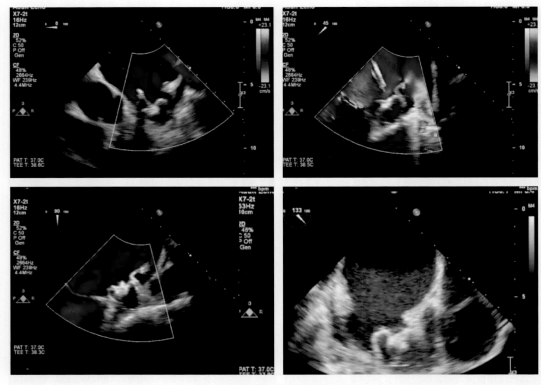

图 17.8　TEE 下评估残余分流

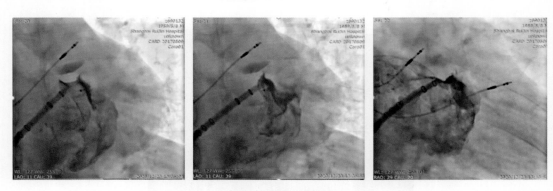

图 17.9　牵拉试验

17.4.5　封堵器第二次展开

全回收后,重新造影;封堵策略不变,封堵器预借 2.5mm 深度,展开时加大逆时针。

二次展开过程:缓慢展开,继续使用 30mm 的封堵器展开各个阶段多次造影,确认前端安全,展开时顶住钢缆加大逆时针力度;展开后封堵器下缘被挤出左心耳(图 17.10)。

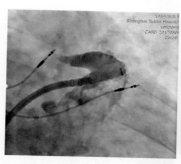
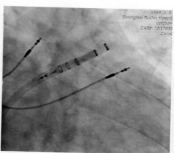
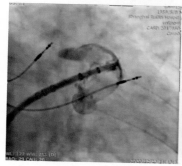
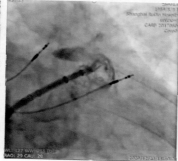
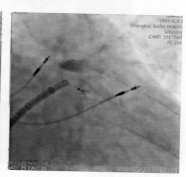

图 17.10　封堵器第二次展开过程

17.4.6　封堵器第三次展开

封堵策略不变,第三次尝试,继续加大逆时针。工作体位及切线位造影见封堵完全,下缘略有露肩(图 17.11、图 17.12)。

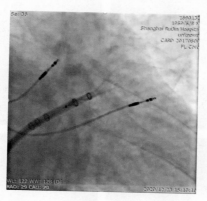

图 17.11　封堵器第三次展开过程

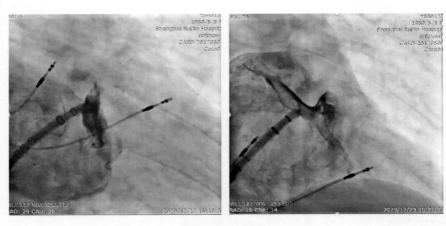

图 17.12 封堵器第三次展开后造影评估

17.4.7 PASS 原则评估

TEE 探查下,封堵器位于心耳口部偏外位置,135°下露肩 5.5mm,符合 PASS 原则中对于位置的要求;封堵器牵拉试验稳定,回弹迅速,无明显位移;TEE 测量,封堵器 3 个角度符合 PASS 原则中压缩比的要求;135°下压缩较小,约 5%,牵拉试验稳定性可,总体满足要求;TEE 探查下,各角度均无明显残余分流,满足 PASS 原则中对于残余分流≤5mm的要求(图 17.13 至图 17.16,表 17.4)。

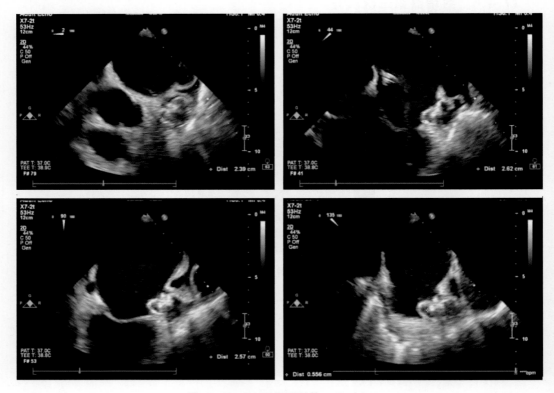

图 17.13 PASS 原则评估 - Position

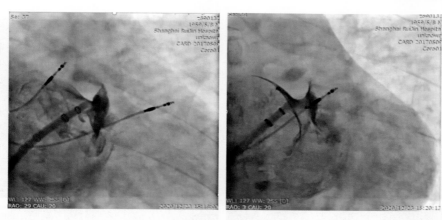

图 17.14　PASS 原则评估 - Anchor

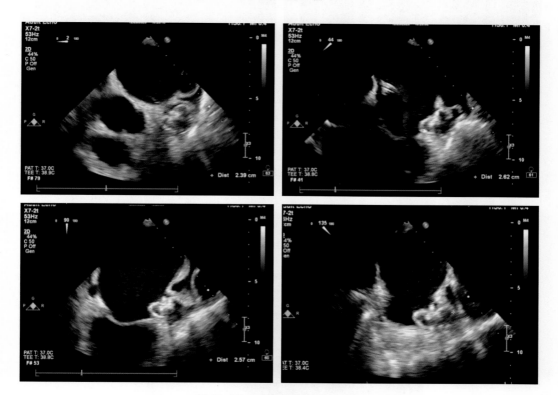

图 17.15　PASS 原则评估 - Size

表 17.4　PASS 原则评估 - Size

TEE 位置/°	封堵器直径/mm	压缩比/%
0	24	20
45	26	13
90	25.5	15
135	28.5	5

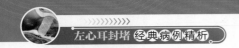
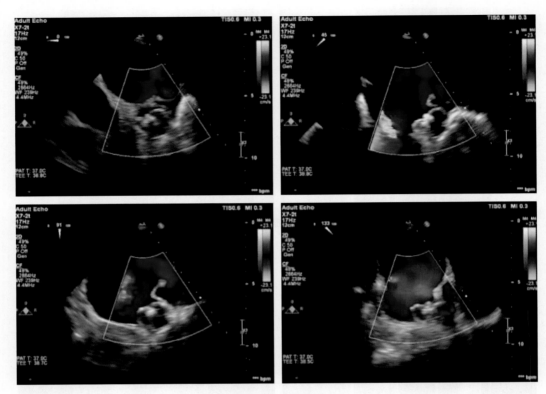

图 17.16　PASS 原则评估 - Seal

17.4.8　释放封堵器

满足 PASS 原则,释放封堵器,造影提示封堵效果理想(图 17.17)。

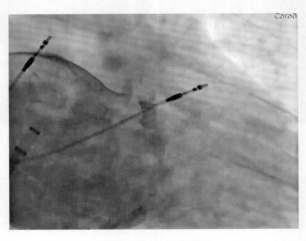

图 17.17　封堵器释放

17.5 要点精析

（1）反鸡翅型心耳一直是左心耳封堵的一大难点。有限的深度和非同轴是主要的问题。"较低、前"的穿刺点,尽可能多地去借深度是目前常用的方法。

（2）本例患者穿刺点位置略高,如果穿刺位置再低一些,会获得更好的轴向,会降低该封堵的手术难度。

（3）对于 PASS 原则,其他各项均满足,仅 Size 原则中的一个角度测量偏小,而其他各个角度测量均符合标准,且平均压缩比合适,是否可以释放需要结合数据及术者牵拉试验影像,综合判断稳定性。

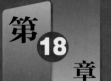

上海交通大学医学院附属瑞金医院　丁风华

18.1　病例资料摘要

　　患者男性,81 岁。主诉:心悸、咳嗽伴胸闷 1 月余。既往有高血压 10 余年。入院诊断:持续性房颤;冠心病,缺血性心肌病,心功能Ⅲ级(Killip 分级);高血压。

18.2　评估

18.2.1　术前评估

　　手术风险评估:使用卒中风险评分(CHA2DS2 - VASc 评分)量表(表 18.1)和出血风险评分(HAS - BLED 评分)量表(表 18.2)进行术前评估。

　　风险评估得分:CHA2DS2 - VASc＝4 分;HAS - BLED＝3 分。

表 18.1　CHA2DS2 - VASc 评分

CHA2DS2 - VASc	评分/分
慢性心力衰竭/左心室功能不全(C)	1
高血压(H)	1
年龄≥75 岁(A)	2
糖尿病(D)	0
卒中/短暂性脑缺血发作/血栓栓塞病史(S)	0
血管性疾病(V)	0
年龄 65～74 岁(A)	0
女性(Sc)	0
合计	4

表 18.2　HAS‐BLED 评分

HAS‐BLED	评分/分
高血压（H）	1
肝、肾功能不全（A）	0
卒中（S）	0
出血（B）	0
异常 INR（L）	0
年龄＞65 岁（E）	1
药物或饮酒（D）	1
合计	3

18.2.2　术前影像检查

（1）TTE 检查　术前可见少量心包积液，心耳内血流速度慢（图 18.1）。

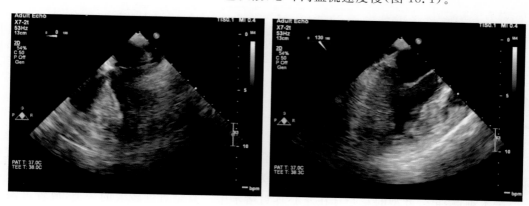

图 18.1　术前 TTE

（2）TEE 检查　心耳内血流淤滞，远端有云雾状显影；心耳下缘梳状肌发达，深度少许欠缺（图 18.2 和表 18.3）。

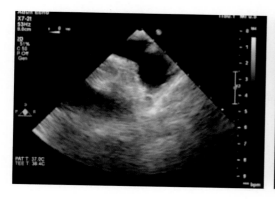
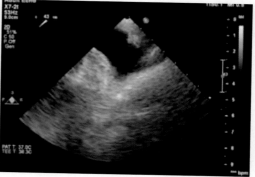

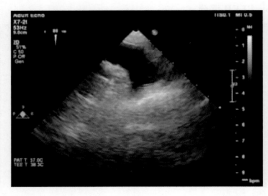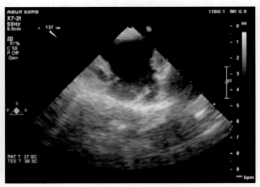

图 18.2　术前 TEE

表 18.3　术前 TEE 测量心耳开口数据

TEE 位置/°	直径/mm	深度/mm
0	17	20
45	18	21
90	15	19
135	20	21

18.3　治疗方案

　　该患者卒中风险 4 分,出血风险 3 分,符合左心耳封堵术适应证,经临床决定拟行左心耳封堵术。手术方式为标准术式。麻醉方式为全身麻醉。

　　手术难点:早分叶型的左心耳在左心耳封堵术中一直是难度较大的一类,放置过深,封堵器容易卡进一叶导致下缘覆盖不全;放置过浅,则容易封堵器弹出,造成封堵器大幅度露肩。

18.4　手术过程

18.4.1　TEE 指导下房间隔穿刺

TEE 指导下靠下、靠后常规位置完成房间隔穿刺(图 18.3)。

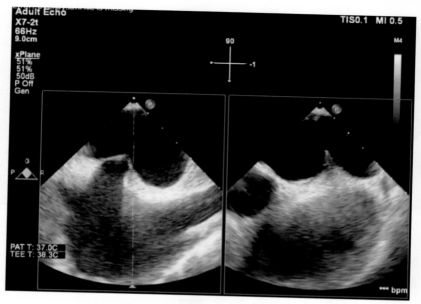

图 18.3　TEE 指导下房间隔穿刺

18.4.2　术中心耳造影及封堵策略分析

多角度造影测量开口大小测量数据如下。

RAO 30°、CAU 20°：开口直径为 24.21mm、深度为 25.67mm。

RAO 0°、CAU 20°：开口直径为 27.28mm。

RAO 30°、CRA 20°：开口直径为 22.58mm。

考虑到 CAU 20°下开口直径达到 27.28mm，因此选用 30mm WATCHMAN 封堵器进行封堵（图 18.4）。

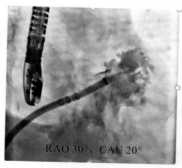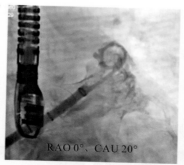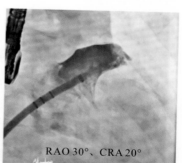

RAO 30°、CAU 20°　　　RAO 0°、CAU 20°　　　RAO 30°、CRA 20°

图 18.4　术中多体位造影

18.4.3　封堵器展开

逆时针将猪尾送至心耳上叶远端，跟进鞘管，正常退鞘展开封堵器。牵拉试验后封堵器发生位移，全回收封堵器准备再次展开（图 18.5、图 18.6）。

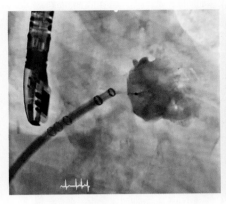

图 18.5　封堵器展开过程

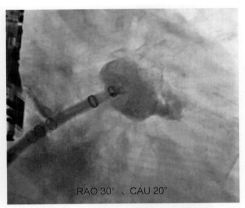

RAO 30°、CAU 20°

图 18.6　封堵器二次展开后造影

将猪尾导管逆时针送至上叶远端，鞘管保持逆时针的力量分段展开封堵器，使封堵器骨架可以充分舒展，封堵器出来瞬间顶住钢缆 10 秒以上（图 18.7）。

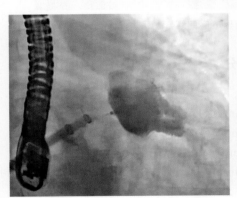

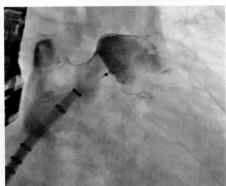

图 18.7　多角度造影确认封堵效果

18.4.4　PASS 原则评估

TEE 各角度提示封堵器肩部位于心耳口部，位置良好；封堵器牵拉试验稳定、回弹迅速；封堵器压缩比均介于 17%～24%，平均压缩比为 20.75%，符合要求；TEE 下各角度无明显残余分流，符合 PASS 原则，释放封堵器（图 18.8 至图 18.11）。

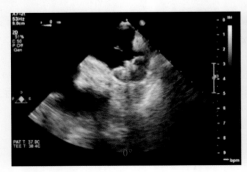

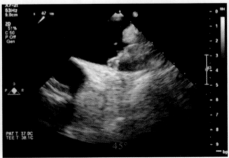

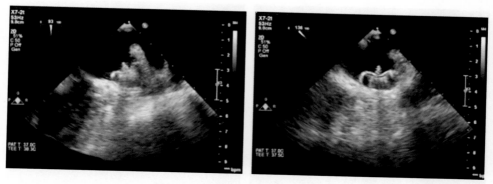

图 18.8　PASS 原则评估 – Position

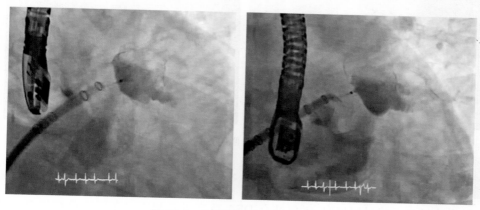

图 18.9　PASS 原则评估 – Anchor

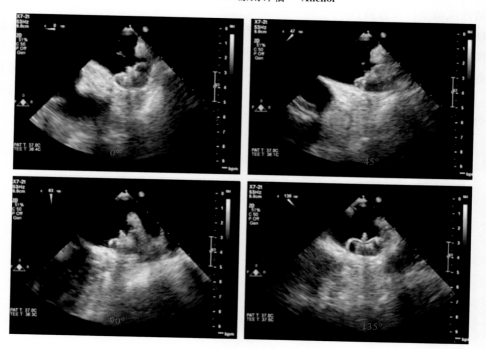

图 18.10　PASS 原则评估 – Size

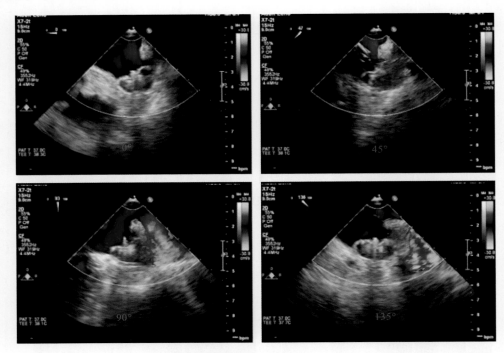

图 18.11　PASS 原则评估 - Seal

18.5　要点精析

（1）在选择合适的封堵器时，需要结合 DSA 造影以及超声多角度下进行综合评估，提高封堵的成功率以及有效性。

（2）该心耳深度有限：①需要将猪尾导管送至上叶深处并跟进且稳住鞘管，确保足够的深度。②封堵器展开时需全程保持鞘管逆时针的轴向，确保深度不会丢失，分段式缓慢展开封堵器。③在封堵器展开一瞬间顶住钢缆并维持 10 秒以上，使封堵器缓慢从鞘管内走出，消除展开瞬间后坐力带来的位移影响，同时能保证封堵器远端倒钩与梳状肌及心耳壁充分接触，提高稳定性。

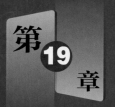

第19章 双叶鸡翅样菜花型心耳封堵

上海交通大学医学院附属瑞金医院　丁风华

19.1 病例资料摘要

患者男性,77岁。主诉:间断心悸10年。2012年行射频消融术,左股骨头置换术后,高血压病史多年,脑梗死3次,服用利伐沙班,有胃出血病史。入院诊断:阵发性房颤;陈旧性心肌梗死(药物球囊扩张术后);多发性脑梗死(静脉溶栓后);高血压;股骨头骨折(股骨头置换术后)。

19.2 评估

19.2.1 术前评估

手术风险评估:使用卒中风险评分(CHA2DS2 - VASc评分)量表(表19.1)和出血风险评分(HAS - BLED评分)量表(表19.2)进行术前评估。

风险评估得分:CHA2DS2 - VASc＝6分;HAS - BLED＝5分。

表19.1 CHA2DS2 - VASc评分

CHA2DS2 - VASc	评分/分
慢性心力衰竭/左心室功能不全(C)	1
高血压(H)	1
年龄≥75岁(A)	2
糖尿病(D)	0
卒中/短暂性脑缺血发作/血栓栓塞病史(S)	2
血管性疾病(V)	0
年龄65～74岁(A)	0
女性(Sc)	0
合计	6

表 19.2 HAS - BLED 评分

HAS - BLED	评分/分
高血压(H)	1
肝、肾功能不全(A)	0
卒中(S)	1
出血(B)	1
异常 INR(L)	0
年龄>65 岁(E)	1
药物或饮酒(D)	1
合计	5

19.2.2 术前影像检查

(1)TTE 检查   LAd 37mm,LVDd 47mm,LVEF 69%。

(2)TEE 检查   心耳有双叶,且呈一定折角,内部梳状肌发达,深度稍许欠缺(图 19.1)。

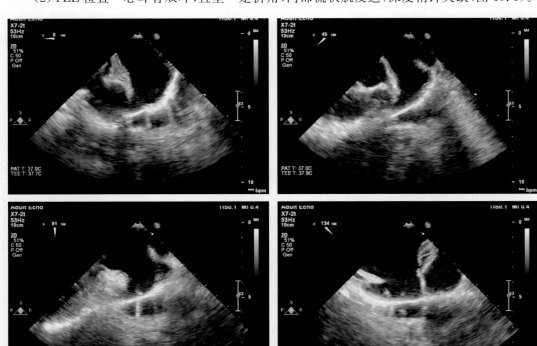

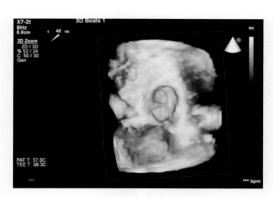

图 19.1 术前 TEE 检查结果

19.3 治疗方案

该患者卒中风险 6 分,出血风险 5 分,符合左心耳封堵术适应证,考虑患者的远期获益,建议行全身麻醉下标准经皮左心耳封堵术。

手术难点:心耳口部呈水滴形,实际可用深度偏浅,需要通过借深度的方法将封堵器放置到合适位置,同时减少下缘露肩确保封堵器的稳定性。

19.4 手术过程

19.4.1 术前心包积液观察

术前观察,心包积液基线见图 19.2。

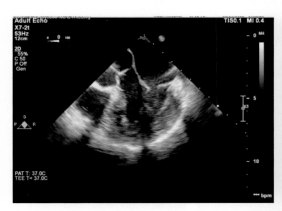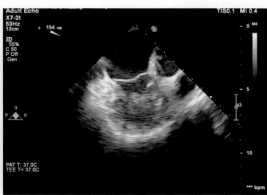

图 19.2 心包积液基线

19.4.2 TEE 指导下房间隔穿刺

术中,TEE 指导下正常偏下、偏后穿刺房间隔(图 19.3 和表 19.3)。

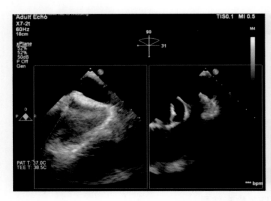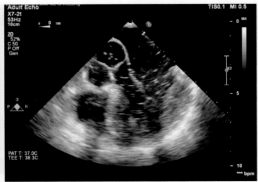

图 19.3　术中 TEE 指导下房间隔穿刺

表 19.3　术中 TEE 测量心耳开口数据

TEE 位置/°	直径/mm	深度/mm
0	27	33
45	21	23
90	21	19
135	20	19

19.4.3　术中造影及封堵策略选择

(1)多角度造影测量开口大小　测量数据如下(图 19.4)。

RAO 30°、CAU 20°：开口直径为 29.50mm、深度为 22.60mm。

RAO 45°、CAU 20°：开口直径为 27.43mm、深度为 25.04mm。

RAO 30°、CRA 20°：开口直径为 28.39mm。

结合 TEE 结果，选择 33mm WATCHMAN 封堵器。

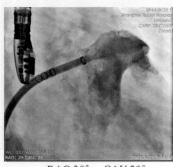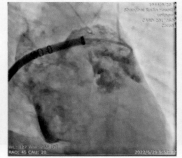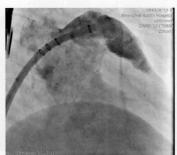

RAO 30°、CAU 20°　　　　RAO 45°、CAU 20°　　　　RAO 30°、CRA 20°

图 19.4　术中 DSA 造影及测量

(2)封堵策略　①轴向：个体为均显示轴向偏高。②深度：可用深度极限。③操作：需要借深度操作；需保持顺时针展开封堵器。④预期：封堵器下缘露肩。

19.4.4　封堵器展开

封堵器位置合适,形态自然,仅 90°轻微露肩;各角度无明显残余分流;满足 PASS 原则(图 19.5 至图 19.8,表 19.4)。

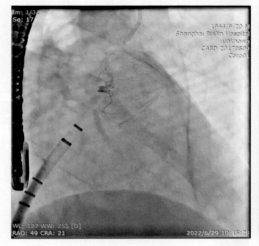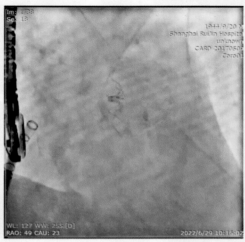

RAO 49°、CRA 20°　　　　　　　　RAO 49°、CRA 20°

图 19.5　TEE 展开过程造影

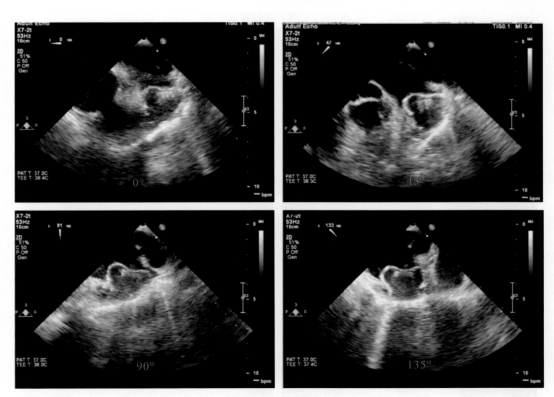

图 19.6　TEE 评估封堵器位置

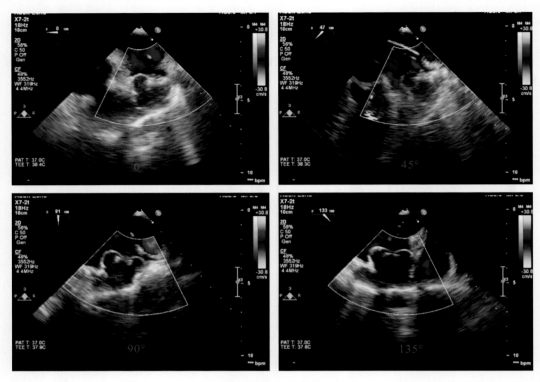

图 19.7　TEE 评估残余分流

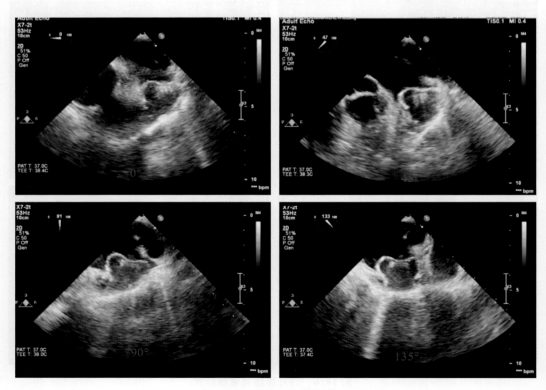

图 19.8　TEE 下评估压缩比

表 19.4　TEE 下评估压缩比数据

角 TEE 位置/°	压缩直径/mm	压缩比/%	平均压缩比/%
0	26.9	18.48	
45	28.4	13.94	14.32
90	29.0	12.12	
135	28.8	12.73	

19.4.5　封堵器释放

满足 PASS 原则,封堵器释放(图 19.9)。

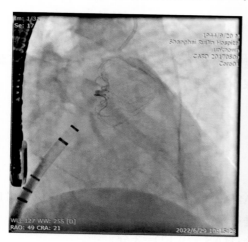

RAO 49°、CRA 21°　　　　　　　RAO 49°、CAU 23°

图 19.9　封堵器释放

19.5　要点精析

(1)该心耳深度有限且穿刺轴向偏高,需给予鞘管一定顺时针将猪尾导管送至心耳上叶远端,展开封堵器过程需全程保持顺时针力量,确保深度不会丢失。

(2)当封堵器腰线到达远端两个 MARK 环处时,顶钢缆使封堵器从鞘管内走出,以便在减少后坐力造成影响的同时可以利用更多的深度。

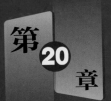 **低位反鸡翅型心耳封堵**

第**20**章

上海交通大学医学院附属瑞金医院　丁风华

20.1 病例资料摘要

患者男性,65 岁。主诉:反复心悸、胸闷数月。既往高血压 2 年、糖尿病 2 年,有脑梗死病史。入院诊断:持续性房颤;高血压;糖尿病;脑梗死。

20.2 评估

20.2.1 术前评估

手术风险评估:使用卒中风险评分(CHA2DS2 - VASc 评分)量表(表 20.1)和出血风险评分(HAS - BLED 评分)量表(表 20.2)进行术前评估。

风险评估得分:CHA2DS2 - VASc＝5 分;HAS - BLED＝3 分。

表 20.1　CHA2DS2 - VASc 评分

CHA2DS2 - VASc	评分/分
慢性心力衰竭/左心室功能不全(C)	0
高血压(H)	1
年龄≥75 岁(A)	0
糖尿病(D)	1
卒中/短暂性脑缺血发作/血栓栓塞病史(S)	2
血管性疾病(V)	0
年龄 65～74 岁(A)	1
女性(Sc)	0
合计	5

表 20.2　HAS‐BLED 评分

HAS‐BLED	评分/分
高血压（H）	1
肝、肾功能不全（A）	0
卒中（S）	1
出血（B）	0
异常 INR（L）	0
年龄＞65 岁（E）	1
药物或饮酒（D）	0
合计	3

20.2.2　术前影像检查

（1）TTE 检查　LAd 52mm，LVDd 52mm，LVEF 50％。

（2）TEE 检查　低位反鸡翅形心耳，心耳下缘极短，大角度显示几近与心房壁重合；心耳上缘极短，无明显颈部，但翅根有部分深度；心耳收缩性较弱，LAAEF 仅为 20mm（图 20.1、图 20.2）。

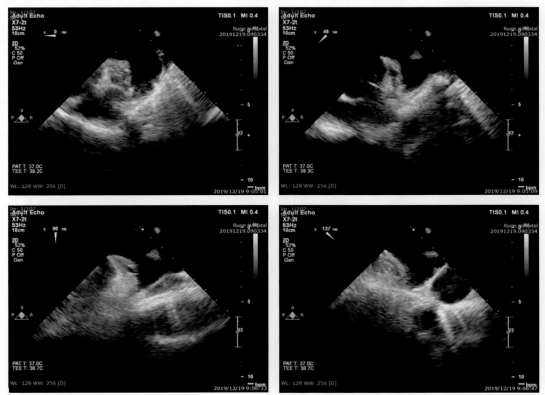

图 20.1　术前 TEE 各角度影像

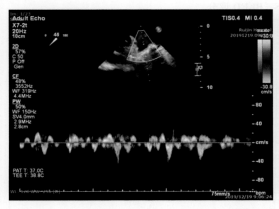
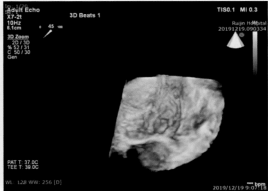

图 20.2　术前 TEE 心耳排空测量及心耳开口三维影像

20.3　治疗方案

该患者卒中风险 5 分,出血风险 3 分,符合左心耳封堵术适应证,采用全身麻醉加 TEE 下单纯封堵的手术方案。

手术难点:反鸡翅型的左心耳一直以来是 LAAC 的一大难点;该类型的心耳多为极低位,房间隔穿刺需尽可能地靠下并且靠前;加之上缘较短、下缘又无明显收口、与心房壁基本重合,这给封堵器锚定造成了较大的麻烦。

20.4　手术过程

20.4.1　术前心包积液检查

术前观察,心包积液基线见图 20.3。

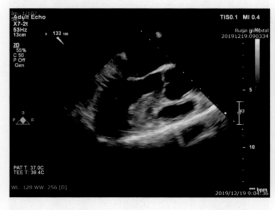
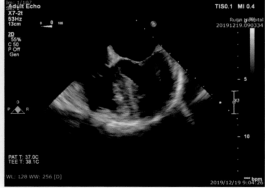

图 20.3　心包积液基线

20.4.2 TEE 指导下房间隔穿刺

术前 TEE 显示反鸡翅,故靠前、靠下进行房间隔穿刺(图 20.4、图 20.5,表 20.3)。

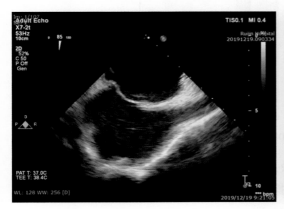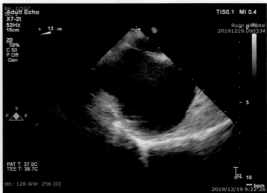

图 20.4 TEE 指导下偏前、偏下穿刺房间隔

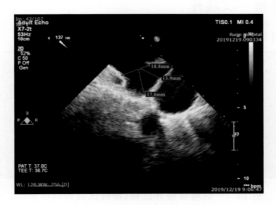

图 20.5 术中 TEE 影像

表 20.3 术中 TEE 测量心耳开口数据

TEE 位置/°	直径/mm	深度/mm
0	20.5	19.0
45	17.1	18.8
90	16.7	18.6
135	20.2	14.8

20.4.3 术中造影及封堵策略选择

(1)多角度造影测量开口大小 测量数据如下(图 20.6)。

RAO 30°、CAU 20°:开口直径为 21.18mm、深度为 23.0mm。

RAO 34°、CRA 19°：开口直径为 18.35mm、深度为 21.5mm。

结合 TEE 结果，选择 27mm WATCHMAN 封堵器。

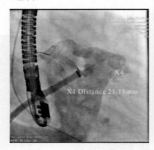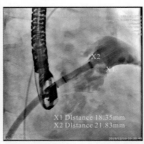

图 20.6　术中 DSA 造影及测量

（2）封堵策略　①轴向：从 RAO、CAU、RAO、CRA 看轴向尚可。②深度：猪尾导管能到达的部位深度足够。③操作：需要借深度操作；需逆时针转到鞘管；尽可能封堵外口。④预期：封堵器在二尖瓣缘可有轻度露肩。

20.4.4　封堵器第一次展开

封堵器第一次展开（图 20.7 至图 20.9）。

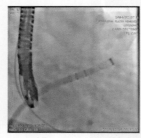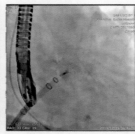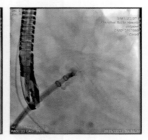

图 20.7　封堵器展开过程、牵拉试验和初步造影

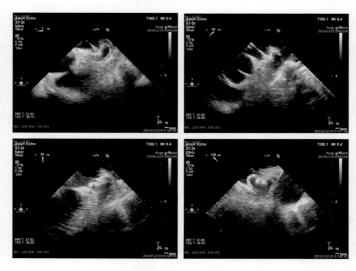

图 20.8　TEE 评估

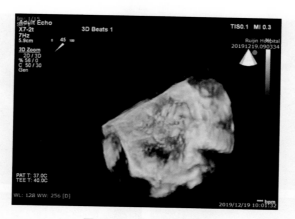

图 20.9 TEE 三维评估

封堵器的轴向与开口夹角过大,且135°见明显缝隙。

20.4.5 封堵器第二次展开

封堵器第二次展开(图 20.10 至图 20.12)。

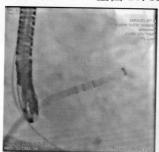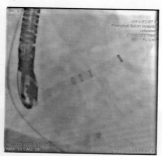

图 20.10 封堵器第二次展开,加大逆时针

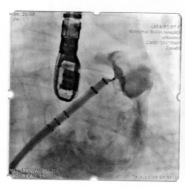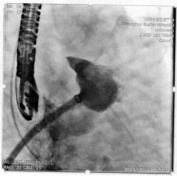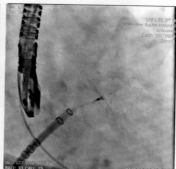

图 20.11 封堵器第二次展开后即刻造影与牵拉试验

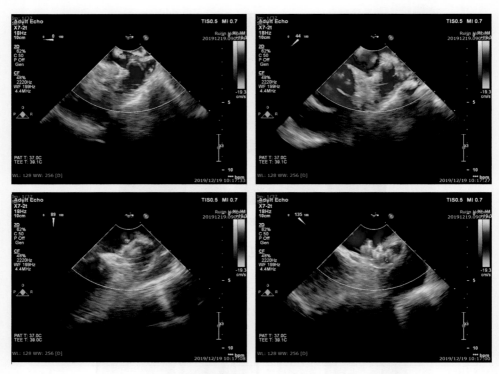

图 20.12 封堵器第二次展开后 TEE 评估

轴向与开口夹角过大,明显残余分流露肩过多,膜未覆盖(图 20.13)。

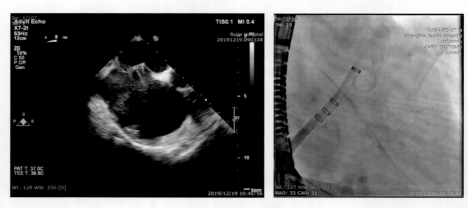

图 20.13 重新更低穿刺获得更佳轴向

20.4.6 封堵器第三次展开

封堵器第三次展开(图 20.14)。

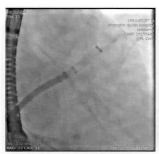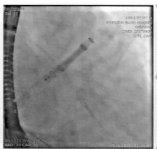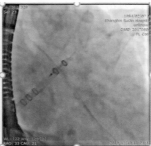

图 20 - 14 封堵器第三次展开

20.4.7 PASS 原则评估

PASS 原则评估(图 20.15、图 20.16)。

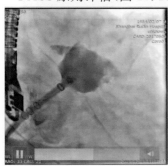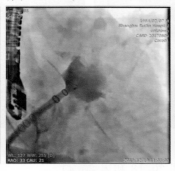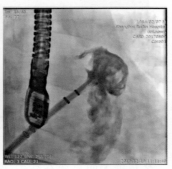

图 20.15 展开封堵器即刻造影与牵拉试验

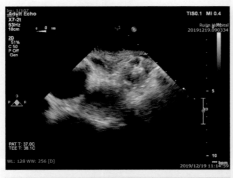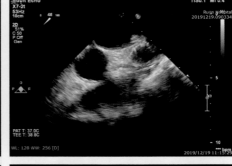
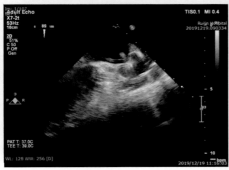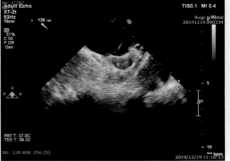

图 20.16 TEE 评估封堵器位置

封堵器位置合适,形态自然,无明显露肩(图 20.17)。

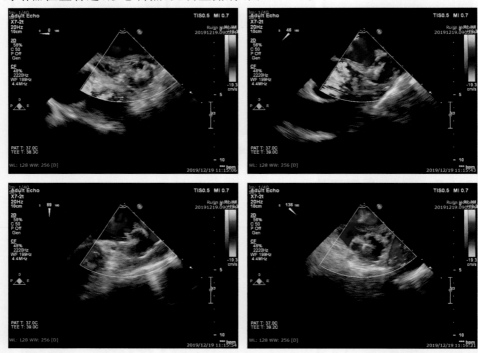

图 20.17　TEE 评估残余分流

各角度无明显残余分流(图 20.18 和表 20.4)。

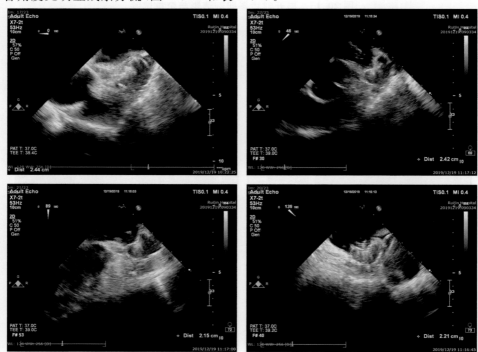

图 20.18　TEE 评估压缩比

表 20.4　TEE 测量压缩数据

TEE 位置/°	压缩直径/mm	压缩比/%	平均压缩比/%
0	24.4	9.6	
45	24.2	10.4	
90	21.5	20.4	14.6
135	22.1	18.1	

20.4.8　释放封堵器

符合 PASS 原则,释放封堵器(图 20.19)。

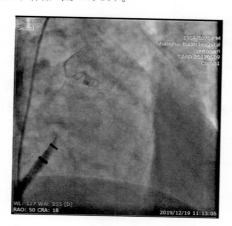

图 20.19　符合 PASS 原则,释放封堵器

20.5　要点精析

(1)对于复杂左心耳封堵,本例患者为反鸡翅型,须权衡轴向和深度。

(2)低位心耳向下穿刺,反鸡翅如果用到翅尖可向前穿刺。本例原计划不用翅尖段,故偏下、偏后穿刺,导致轴向不佳。调整穿刺位点,轴向明显改善。

(3)在心耳深度有限的情况下,需要将猪尾导管送至上叶深处并跟进且稳住鞘管,确保足够的深度;封堵器展开时需全程保持鞘管逆时针的轴向,确保深度不会丢失,分段式缓慢展开封堵器。

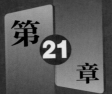

第21章 鸡翅型左心耳封堵

东南大学附属中大医院　马根山

21.1 病例资料摘要

患者男性,65 岁。主诉:发作性心悸、乏力 5 年,加重半个月。既往有房颤射频消融术史,高血压及脑梗死病史。入院诊断:心律失常,心房纤颤,房颤射频消融术后;高血压 3 级,极高危;腔隙性脑梗死。患者长期口服华法林进行抗凝治疗,出现皮肤瘀斑、痔疮、出血。

21.2 评估

21.2.1 术前评估

手术风险评估:使用卒中风险评分(CHA2DS2 - VASc 评分)量表(表 21.1)和出血风险评分(HAS - BLED 评分)量表(表 21.2)进行术前评估。

风险评估得分:CHA2DS2 - VASc=3 分;HAS - BLED=2 分。

表 21.1　CHA2DS2 - VASc 评分

CHA2DS2 - VASc	评分/分
慢性心力衰竭/左心室功能不全(C)	0
高血压(H)	1
年龄≥75 岁(A)	0
糖尿病(D)	0
卒中/短暂性脑缺血发作/血栓栓塞病史(S)	1
血管性疾病(V)	0
年龄 65～74 岁(A)	1
女性(Sc)	0
合计	3

表 21.2 HAS - BLED 评分

HAS - BLED	评分/分
高血压(H)	1
肝、肾功能不全(A)	0
卒中(S)	0
出血(B)	1
异常 INR(L)	0
年龄>65 岁(E)	0
药物或饮酒(D)	0
合计	2

21.2.2 术前影像资料

(1)多层螺旋电子计算机断层扫描(multislice computed tomography,MSCT) 重建测得心耳开口直径为 16.15~19.74mm,深度为 20.97mm(图 21.1)。

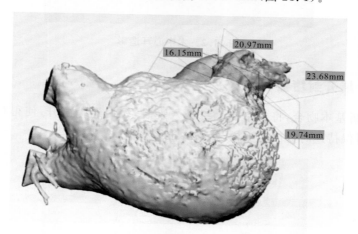

图 21.1 术前左心耳三维重建

(2)TEE 检查 在 0°、45°、90°和 135°下测得左心耳开口直径分别为 18.7mm、18.5mm、19.0mm 和 18.0mm,深度分别为 26.8mm、30.8mm、27.0mm 和 24.0mm。

21.3 治疗方案

该患者卒中风险 3 分,出血风险 2 分,拟行全身麻醉下 TEE 指导的左心耳封堵术。

手术难点:低位鸡翅型心耳,穿刺需要尽可能偏低,以期与翅根部分同轴,获得更多可用深度。心耳外口光滑且下缘颈部较短,堵外口容易露肩过多;上缘有一个微小的囊袋,可将封堵器上缘塞入囊袋,增加稳定性,展开时加大逆时针向力,保持与翅根同轴性,减少下缘露肩。

21.4 手术过程

21.4.1 术中心耳造影

DSA 下 RAO 30°、CAU 20°导引系统与猪尾导管同时造影,见心耳呈鸡翅型,轴向良好,测得心耳开口直径为 18mm、深度为 23mm。综合术前 MSCT 和 TEE 分析,选择使用 24mm 封堵器,深度足够,不需借深度操作(图 21.2)。

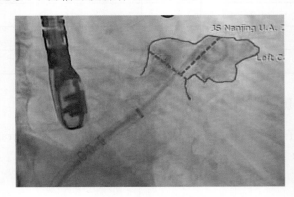

图 21.2 术中心耳造影

21.4.2 展开封堵器

与术前分析基本吻合,将封堵器上缘坐入囊袋,缓慢退鞘展开,使得封堵器更好地贴合心耳壁,同时保持逆时针向力不松开,减少下缘露肩(图 21.3)。

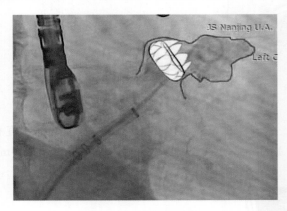

图 21.3 封堵策略模拟

退鞘锁合输送系统与导引系统,缓慢退鞘展开封堵器;展开后即刻造影,封堵器形态良好(呈钻石状),封堵完全(图 21.4)。

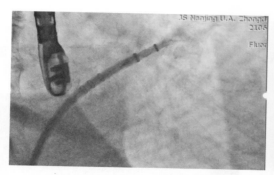
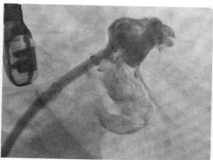

图 21.4 封堵器展开及即刻造影

21.4.3 PASS 原则评估

TEE 各角度下封堵器位于左心耳开口,卡在上缘梳状肌处,封堵完全,无残余分流(图 21.5)。

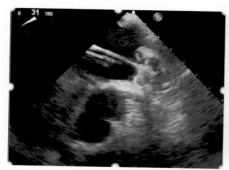
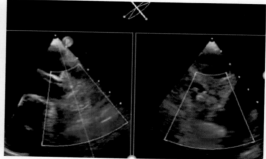

图 21.5 TEE 评估

TEE 在 0°、45°、90°和 135°下测量封堵器,被压缩后直径分别为 19mm、20mm、21mm 和 21mm,压缩比分别为 20.8%、16.7%、12.5%和 12.5%,符合 PASS 原则压缩比要求。

在 DSA 和 TEE 下分别进行牵拉试验,DSA 下可见封堵器回弹明显,TEE 下可见封堵器与心耳壁同步运动,证明封堵器锚定稳定(图 21.6)。

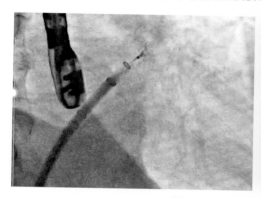
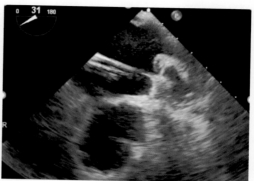

图 21.6 DSA 及 TEE 下牵拉试验

21.4.4　释放封堵器

符合 PASS 原则,释放封堵器,释放后再次行造影及超声观察,观察封堵器无明显变化(图 21.7)。

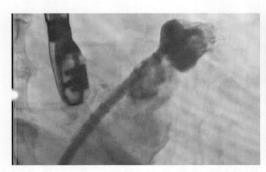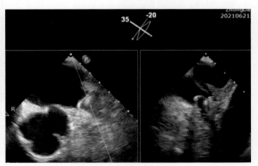

图 21.7　DSA 及 TEE 释放后影像

21.5　要点精析

(1)该例房颤患者既往有脑梗死史和脑出血史,行左心耳封堵为二级预防的强适应证,既可预防再次脑梗死,也可解决服用抗凝药带来的出血问题,极大地提高了患者的生活质量和远期获益。

(2)良好的穿刺轴向是封堵成功的一半。根据术前 MSCT 分析和术中 TEE 指导房间隔穿刺,确保合适的穿刺位点,可带来更多的有效深度,使得术中封堵操作更加简单便捷,封堵效果更加良好。

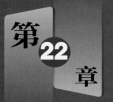

第**22**章 超强梳状肌鸡翅样菜花型左心耳封堵

东南大学附属中大医院　马根山

22.1 病例资料摘要

患者男性,79 岁。主诉:反复胸闷、气喘 2 年,加重 1 天。入院诊断:阵发性房颤;冠心病,不稳定型心绞痛;高血压 3 级,很高危;2 型糖尿病;右侧颈内动脉支架植入术后。

22.2 评估

22.2.1 术前评估

手术风险评估:使用卒中风险评分(CHA2DS2 - VASc 评分)量表(表 22.1)和出血风险评分(HAS - BLED 评分)量表(表 22.2)进行术前评估。

风险评估得分:CHA2DS2 - VASc＝5 分;HAS - BLED＝2 分。

表 22.1 CHA2DS2 - VASc 评分

CHA2DS2 - VASc	评分/分
慢性心力衰竭/左心室功能不全(C)	0
高血压(H)	1
年龄≥75 岁(A)	2
糖尿病(D)	1
卒中/短暂性脑缺血发作/血栓栓塞病史(S)	0
血管性疾病(V)	1
年龄 65～74 岁(A)	0
女性(Sc)	0
合计	5

表 22.2　HAS－BLED 评分

HAS－BLED	评分/分
高血压（H）	1
肝、肾功能不全（A）	0
卒中（S）	0
出血（B）	0
异常 INR（L）	0
年龄＞65 岁（E）	1
药物或饮酒（D）	0
合计	2

22.2.2　术前影像检查

（1）MSCT 检查　重建测得心耳开口直径为 25.71～27.57mm、深度为 30.54mm（图 22.1）。

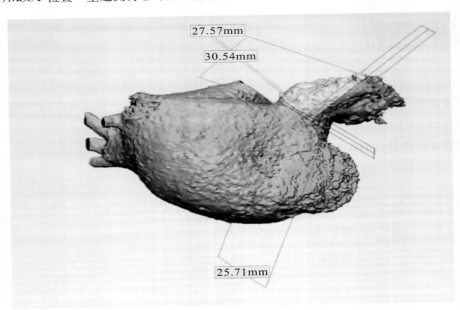

27.57mm

30.54mm

25.71mm

图 22.1　术前左心耳三维重建

（2）TEE 检查　测得左心耳开口直径在 45°、90°、135° 下分别为 19mm、19mm、26mm。

22.3　治疗方案

该患者卒中风险 5 分，出血风险 2 分，拟行房颤冷冻消融术联合左心耳封堵术。

手术难点：心耳内部梳状肌发达，且为椭圆形心耳，真实空间较小，根据造影及术前资料综合选择封堵器型号，勿选用太大尺寸封堵器；封堵器需缓慢展开，即将展开时顶住钢缆,避免封堵器回弹。心耳上缘长、下缘短为不对称心耳,可使下缘适当露肩保证封堵效果。

22.4 手术过程

22.4.1 术中心耳造影

DSA 下 RAO 30°、CAU 20°导引系统与猪尾导管同时造影,观察发现轴向偏高,心耳呈鸡翅样菜花型,下缘梳状肌发达,内部真实空间为锥形。测得心耳开口直径为 21.72mm、深度为 29.27mm。综合术前 MSCT 和 TEE 分析,选择使用 30mm 封堵器(图 22.2)。

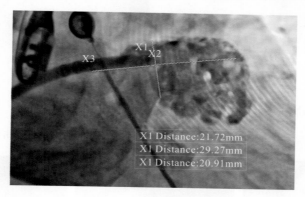

图 22.2 术中心耳造影

22.4.2 封堵策略分析

拟定封堵策略,心耳内部梳状肌发达,远端主叶较窄,口部较大,术前测得最大开口直径为 27.57mm,术中造影测得心耳为 21.72mm,两者误差较大,可能当前角度非最大展开造影角度。选用 30mm 封堵器,将鞘管头端固定在远端小叶中,缓慢退鞘展开,以防太快致封堵器被挤出心耳,同时保持逆时针向力不松开,减少下缘露肩(图 22.3)。

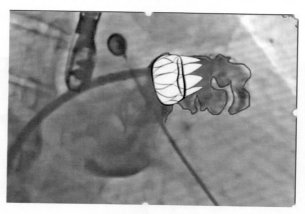

图 22.3 封堵策略模拟

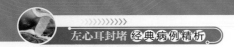
22.4.3 封堵器第一次展开

退鞘锁合输送系统与导引系统,缓慢退鞘展开封堵器;展开后即刻造影,见封堵器形态良好(呈草莓状),封堵完全(图 22.4)。

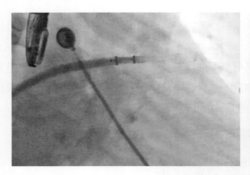
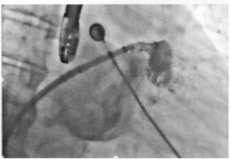

图 22.4 封堵器展开及即刻造影

22.4.4 PASS 原则评估

TEE 各角度上缘位置略深,下缘平口封堵,且无残余分流(图 22.5)。

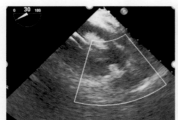
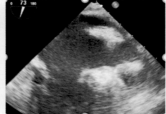
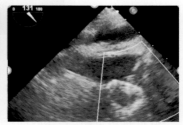

图 22.5 TEE 评估

TEE 在 45°、90°和 135°下测量封堵器,被压缩后直径分别为 21mm、22mm 和 23mm,压缩比分别为 30%、26.7%和 23.3%,符合 PASS 原则压缩比要求。

在 DSA 和 TEE 下分别进行牵拉试验,DSA 下可见封堵器回弹明显,TEE 下可见封堵器与心耳壁同步运动,证明封堵器锚定稳定(图 22.6)。

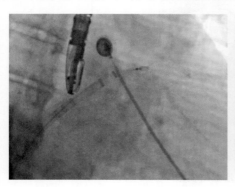
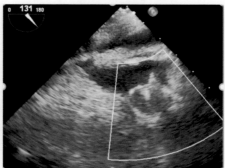

图 22.6 DSA 及 TEE 下牵拉试验

22.4.5 释放封堵器

符合 PASS 原则,释放封堵器,释放后再次造影及超声观察,见封堵器无明显变化（图 22.7）。

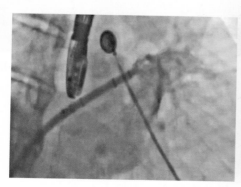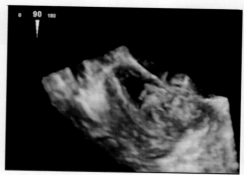

图 22.7 DSA 及 TEE 释放后影像

22.5 要点精析

（1）造影体位 当常规体位造影后心耳舒展不完全时,可通过增大 RAO 角度使远端分叶舒展,或减少 RAO 角度充分暴露心耳口部。该病例应重新调整造影角度,使得心耳展开更充分,口部暴露清晰且有可能展开操作时轴向更佳。

（2）封堵器尺寸选择 封堵器型号选择应综合考虑术前影像资料及术中心耳造影。若术前、术中测量误差过大,则应充分考虑左心房平均压是否满足、心耳是否充盈、测量位置是否一致等,也可通过调整造影角度暴露左心耳最大开口,以防选择封堵器型号时偏小,造成压缩比不足等情况。封堵器型号选择也要考虑心耳解剖结构,如梳状肌分布情况、内部真实空间及是否为"一站式"手术等,选择合适型号封堵器是保证手术成功的重要步骤。

（3）微回收调整 该病例封堵器展开后整体位置尚佳,但是上缘位置整体略深,使得封堵器未完全张开,压缩比偏大,可通过微回收（不对称调整）使得上缘略往外调整,下缘略微露肩。减少残腔,整体封堵效果更加良好。需注意的是,若不熟练该操作,则在满足 PASS 原则的前提下尽量减少回收调整操作。

第23章 大开口菜花型左心耳封堵

东南大学附属中大医院 马根山

23.1 病例资料摘要

患者男性,69 岁。主诉:反复胸闷 1 年余。既往有冠心病支架手术、糖尿病、高血压、脑梗死病史。入院诊断:阵发性房颤;冠心病,PCI 术后,心功能 Ⅱ 级(Killip 分级);高血压 3 级,很高危;2 型糖尿病;脑梗死。

23.2 评估

23.2.1 术前评估

手术风险评估:使用卒中风险评分(CHA2DS2 - VASc 评分)量表(表 23.1)和出血风险评分(HAS - BLED 评分)量表(表 23.2)进行术前评估。

风险评估得分:CHA2DS2 - VASc=6 分;HAS - BLED=4 分。

表 23.1 CHA2DS2 - VASc 评分

CHA2DS2 - VASc	评分/分
慢性心力衰竭/左心室功能不全(C)	0
高血压(H)	1
年龄≥75 岁(A)	0
糖尿病(D)	1
卒中/短暂性脑缺血发作/血栓栓塞病史(S)	2
血管性疾病(V)	1
年龄 65~74 岁(A)	1
女性(Sc)	0
合计	6

表 23.2 HAS-BLED 评分

HAS-BLED	评分/分
高血压(H)	1
肝、肾功能不全(A)	0
卒中(S)	1
出血(B)	0
异常 INR(L)	0
年龄>65 岁(E)	1
药物或饮酒(D)	1
合计	4

23.2.2 术前影像资料

(1)MSCT 检查 重建测得心耳开口直径为 20.20～28.35mm、深度为 29.48mm(图 23.1)。

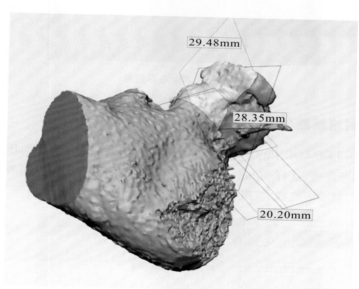

29.48mm

28.35mm

20.20mm

图 23.1 术前左心耳三维重建

(2)TEE 检查 测得左心耳开口直径在 0°、45°、90°、135°下分别为 20mm、20mm、21mm、20mm,深度分别为 25mm、18mm、22mm、17mm。

23.3 治疗方案

该患者卒中风险 6 分,出血风险 4 分,拟行全身麻醉下射频消融术联合左心耳封堵术

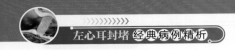

"一站式"治疗。

手术难点:菜花型大心耳,MSCT 检查显示开口长径、短径相差过大,为椭圆形,若选用太大型号封堵器,可能致短径开口压缩比过大,封堵器难以完全膨开,倒钩未完全张开锚定不稳定。

23.4 手术过程

23.4.1 术中心耳造影

DSA 下 RAO 30°、CAU 20°导引系统与猪尾导管同时造影,心耳呈菜花样,轴向略高,测得心耳开口直径为 24mm、深度为 24mm。综合术前 MSCT 和 TEE 分析,选择使用 30mm 封堵器,有效深度不足,体外预借 2mm 深度(图 23.2)。

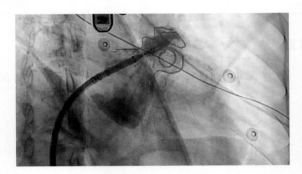

图 23.2 术中心耳造影

23.4.2 封堵策略分析

术前 MSCT、TEE 与术中心耳造影结果误差较大,确保左心房平均压>10mmHg,结合心耳解剖结构及深度,选择 30mm 封堵器,鞘管走上叶封堵,缓慢退鞘展开,同时保持逆时针向力不松开,减少下缘露肩(图 23.3)。

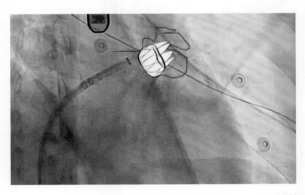

图 23.3 封堵策略模拟图

23.4.3 封堵器展开

退鞘锁合输送系统与导引系统,缓慢退鞘展开封堵器;展开后即刻造影,封堵器形态良好(呈钻石状),封堵完全(图 23.4)。

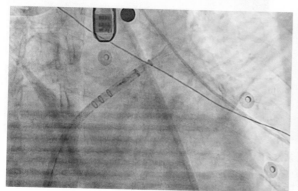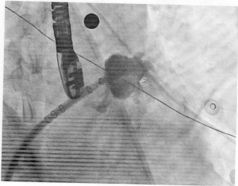

图 23.4　封堵器展开及即刻造影

23.4.4　PASS 原则评估

TEE 各角度下封堵器位置良好,平口封堵(图 23.5)。

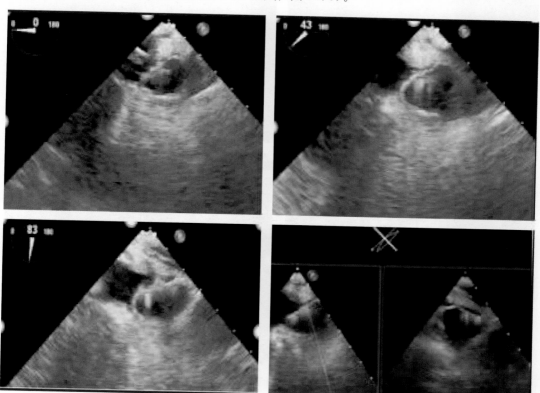

图 23.5　TEE 下位置影像

在 DSA 和 TEE 下分别进行牵拉试验,DSA 下可见封堵器回弹明显,TEE 下可见封堵器与心耳壁同步运动(图 23.6),证明封堵器锚定稳定。

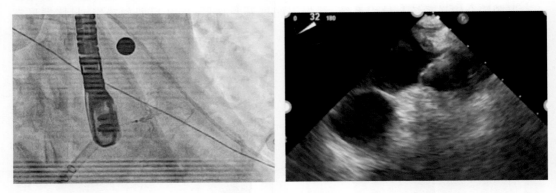

图 23.6　DSA 及 TEE 下牵拉试验影像

TEE 在 0°、45°、90°和 135°下测量封堵器,被压缩后直径分别为 22mm、22mm、25mm和 25mm,压缩比分别为 27%、27%、17%和 17%(图 23.7),符合 PASS 原则压缩比要求。

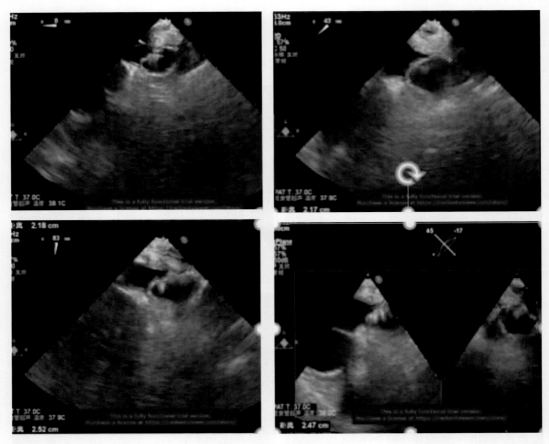

图 23.7　TEE 下压缩比影像

TEE 各角度下未见明显残余分流,封堵完全(图 23.8)。

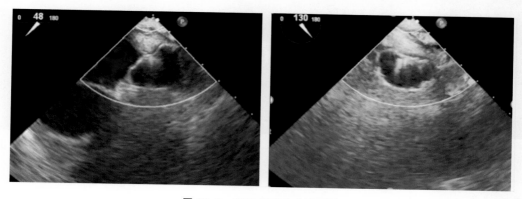

图 23.8 TEE下残余分流影像

23.4.5 释放封堵器

符合 PASS 原则,释放封堵器,释放后再次造影及超声观察,观察封堵器无明显变化(图 23.9)。

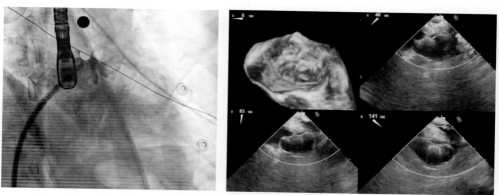

图 23.9 DSA 及 TEE 释放后影像

23.5 要点精析

塞式封堵器借深度技巧主要有三种,第一种技巧为体外预借深度,即在对齐 MARK 环时可略微超出,一般不超过 3mm;第二种技巧,也可在展开过程中,确保封堵器远端张开且距离心耳壁有空间时给予适当推力,此方法为二借深度,对术者经验操作要求比较高,一般不做推荐;第三种技巧为封堵器即将完全展开时,停止退鞘轻抵释放手柄,将封堵器往外弹的张力卸掉,此为三借深度,安全易学,可适用于大部分心耳。

第24章 鸡翅样菜花型左心耳封堵

东南大学附属中大医院　马根山

24.1 病例资料摘要

患者女性,80 岁。主诉:反复胸闷、胸痛 8 年。入院诊断:持续性房颤;冠心病,不稳定型心绞痛;肺结节;中度贫血;低蛋白血症。

24.2 评估

24.2.1 术前评估

手术风险评估:使用卒中风险评分(CHA2DS2 - VASc 评分)量表(表 24.1)和出血风险评分(HAS - BLED 评分)量表(表 24.2)进行术前评估。

风险评估得分:CHA2DS2 - VASc＝3 分;HAS - BLED＝1 分。

表 24.1　CHA2DS2 - VASc 评分

CHA2DS2 - VASc	评分/分
慢性心力衰竭/左心室功能不全(C)	0
高血压(H)	0
年龄≥75 岁(A)	2
糖尿病(D)	0
卒中/短暂性脑缺血发作/血栓栓塞病史(S)	0
血管性疾病(V)	0
年龄 65～74 岁(A)	0
女性(Sc)	1
合计	3

表 24.2　HAS - BLED 评分

HAS - BLED	评分/分
高血压（H）	0
肝、肾功能不全（A）	0
卒中（S）	0
出血（B）	0
异常 INR（L）	0
年龄＞65 岁（E）	1
药物或饮酒（D）	0
合计	1

24.2.2　术前影像资料

（1）MSCT 检查　重建测得心耳开口直径为 15.4～15.7mm、深度为 21.9mm（图 24.1）。

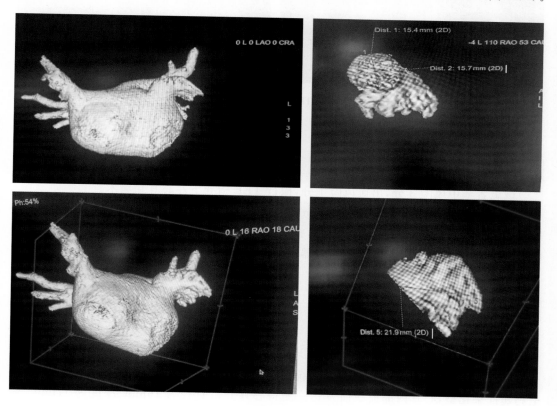

图 24.1　术前左心耳三维重建

（2）TEE 检查　测得左心耳开口直径在 0°、45°、90°、135°下分别为 15.9mm、15.0mm、15.8mm、14.8mm，深度为 19.8mm（图 24.2）。

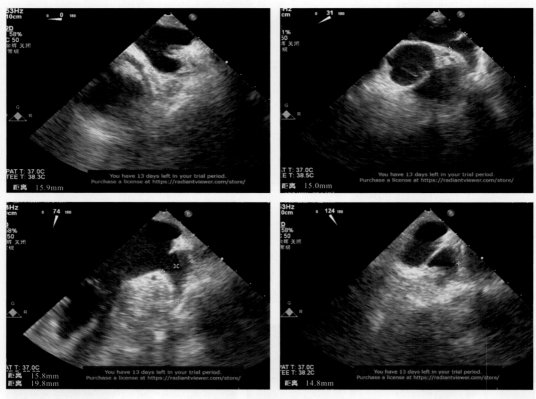

图 24.2　术前 TEE 下左心耳开口测量影像

24.3　治疗方案

该患者卒中风险 3 分，出血风险 1 分，拟行 TEE 指导下左心耳封堵术。

手术难点：心耳开口最大径 15.9mm，类圆形开口，鸡翅型形态，内部梳状肌发达，呈锥形空间，根据造影及术前资料综合考虑，拟选择 21mm 封堵器，注意体位，需心耳口部暴露更清晰。封堵器需缓慢展开，避免封堵器回弹。

24.4　手术过程

24.4.1　术中心耳造影

DSA 下 RAO 15°、CAU 20°导引系统与猪尾导管同时造影，观察发现轴向偏高，心耳呈鸡翅样菜花型，心耳内部梳状肌发达。测得心耳开口直径为 16mm、深度为 17mm。综合术前 MSCT 和 TEE 分析，选择使用 21mm 封堵器（图 24.3）。

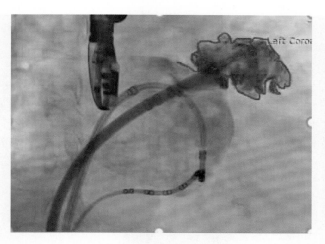

图 24.3　术中心耳造影

24.4.2　制定封堵策略

拟定封堵策略,心耳内部梳状肌发达,术前测得最大开口直径为 15.9mm,术中造影测得心耳开口直径为 16mm,两者数值接近,选用 21mm 封堵器。将鞘管定位至心耳远端同时造影确认鞘管与心耳壁的距离,缓慢退鞘展开,以防太快致封堵器被挤出心耳,同时保持逆时针向力不松开,减少下缘露肩。

24.4.3　PASS 原则评估

退鞘锁合输送系统与导引系统,缓慢退鞘展开封堵器;展开后即刻造影,封堵器形态良好(远端张开),封堵完全(图 24.4)。

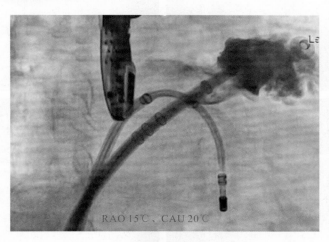

图 24.4　封堵器展开后即刻造影

TEE 各角度下封堵器位置良好,下缘露肩满足要求(图 24.5)。

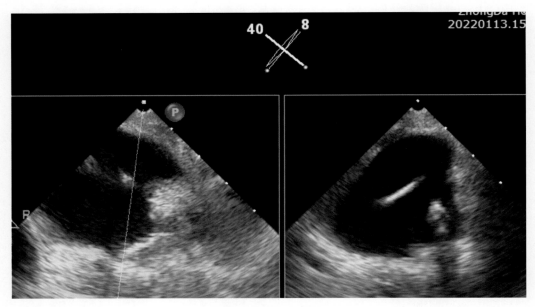

图 24.5　TEE 评估位置影像

　　TEE 在 0°、45°、90° 和 135° 下测量封堵器，被压缩后直径分别为 15.1mm、15.8mm、16.0mm 和 17.2mm，对应的压缩比分别为 28%、24.8%、23.8% 和 18%，符合 PASS 原则压缩比要求（图 24.6）。

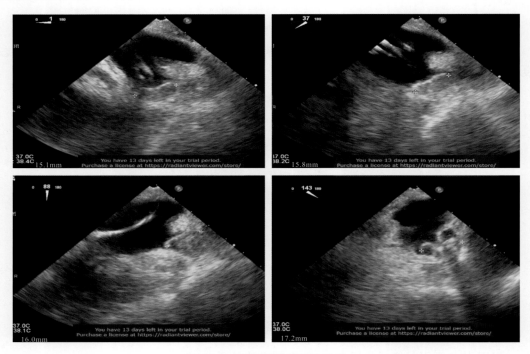

图 24.6　TEE 评估压缩比影像

　　TEE 各角度下无残余分流（图 24.7）。

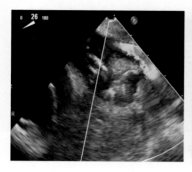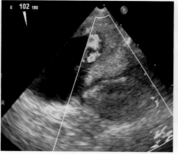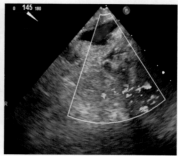

图 24.7　TEE 评估残余分流影像

在 DSA 和 TEE 下分别进行牵拉试验，DSA 下可见封堵器回弹明显，TEE 下可见封堵器与心耳壁同步运动，证明封堵器锚定稳定。

符合 PASS 原则，释放封堵器，释放后再次造影及超声观察，观察封堵器无明显变化（图 24.8）。

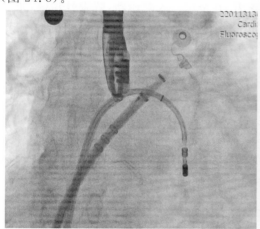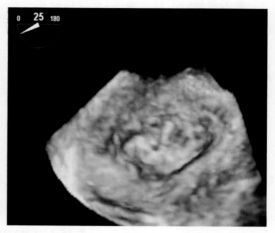

图 24.8　DSA 及 TEE 释放后影像

24.5　要点精析

（1）本例患者为鸡翅样菜花型左心耳，心耳略小，TEE 及 DSA 影像均可见梳状肌发达，小心耳加梳状肌发达会增加封堵手术难度。

（2）针对梳状肌发达的心耳，除了良好的鞘管轴向，在释放封堵器时应注意缓慢、逐渐释放要领。释放太快，封堵器会被挤出心耳。同时需保持逆时针向力不松开，减少下缘露肩。

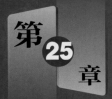

第25章 小鸡翅型左心耳封堵

东南大学附属中大医院　马根山

25.1 病例资料摘要

患者男性,81 岁。主诉:反复活动后气短、乏力 20 余年。入院诊断:阵发性房颤;永久起搏器置入术后;冠心病,心绞痛;高血压 2 级,很高危;2 型糖尿病;脑梗死后遗症期。

25.2 评估

25.2.1 术前评估

手术风险评估:使用卒中风险评分(CHA2DS2 - VASc 评分)量表(表 25.1)和出血风险评分(HAS - BLED 评分)量表(表 25.2)进行术前评估。

风险评估得分:CHA2DS2 - VASc＝6 分;HAS - BLED＝3 分。

表 25.1　CHA2DS2 - VASc 评分

CHA2DS2 - VASc	评分/分
慢性心力衰竭/左心室功能不全(C)	0
高血压(H)	1
年龄≥75 岁(A)	2
糖尿病(D)	1
卒中/短暂性脑缺血发作/血栓栓塞病史(S)	2
血管性疾病(V)	0
年龄65~74 岁(A)	0
女性(Sc)	0
合计	6

表 25.2　HAS‐BLED 评分

HAS‐BLED	评分/分
高血压（H）	1
肝、肾功能不全（A）	0
卒中（S）	1
出血（B）	1
异常 INR（L）	0
年龄＞65 岁（E）	1
药物或饮酒（D）	0
合计	2

25.2.2　术前影像资料

（1）MSCT 检查　重建测得心耳开口直径为 12.9～15.5mm、深度为 20.9mm（图 25.1）。

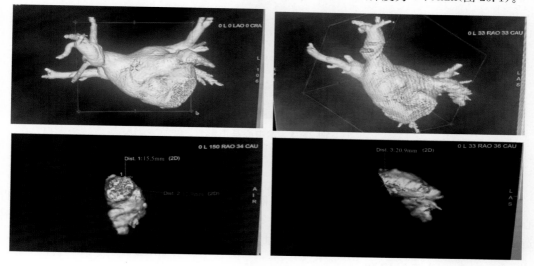

图 25.1　术前左心耳三维重建

（2）TEE 检查　测得左心耳开口直径在 45°、90°、135°下分别为 19.1mm、14.6mm 和 14.8mm（图 25.2）。

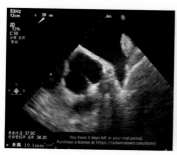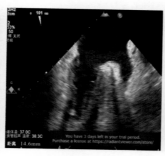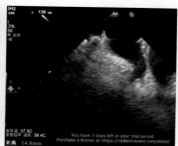

图 25.2　术前 TEE 下左心耳开口测量影像

25.3 治疗方案

该患者卒中风险 6 分,出血风险 3 分,拟行 TEE 指导下左心耳封堵术。

手术难点:心耳开口是椭圆形,鸡翅型形态,双分叶心耳,需注意穿刺位点应靠下、靠后,释放时缓慢并逆时针旋转,防止露肩过多。

25.4 手术过程

25.4.1 术中心耳造影

DSA 下 RAO 30°、CAU 30°导引系统与猪尾导管同时造影,观察发现轴向偏低,心耳呈鸡翅样菜花型,心耳内部梳状肌发达。测得心耳开口直径为 15.76mm、深度为 18.84mm。综合术前 MSCT 和 TEE 分析,选择使用 21mm 封堵器(图 25.3)。

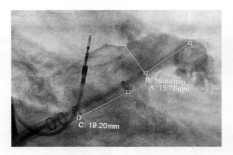

图 25.3 术中心耳造影

25.4.2 封堵策略分析

拟定封堵策略,心耳内部梳状肌发达,术前测得最大开口直径为 19mm,术中造影测得心耳开口直径为 16mm,两者数值接近,选用 21mm 封堵器。将鞘管定位至心耳远端同时造影确认鞘管与心耳壁的距离,缓慢退鞘展开,同时保持逆钟向力不松开,减少下缘露肩。

25.4.3 展开封堵器

退鞘锁合输送系统与导引系统,缓慢退鞘展开封堵器;展开后即刻造影,封堵器形态良好(远端张开),封堵完全(图 25.4)。

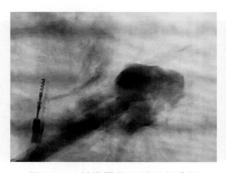

图 25.4 封堵器展开后即刻造影

25.4.4 PASS 原则评估

TEE 各角度下封堵器位置良好，135°下缘露肩满足要求（图 25.5）。

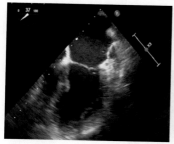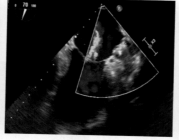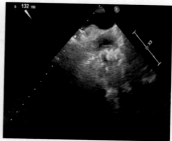

图 25.5　TEE 评估位置影像

TEE 在 45°、90°和 135°下测量封堵器，被压缩后直径分别为 15.8mm、17.0mm 和 17.5mm，对应的压缩比分别为 24.7%、19.0%和 16.7%（图 25.6），符合 PASS 原则压缩比要求。

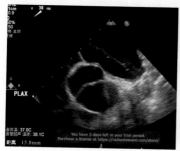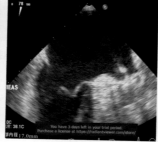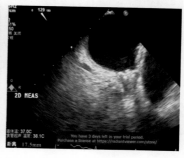

图 25.6　TEE 评估压缩比影像

TEE 各角度下无残余分流（图 25.7）。

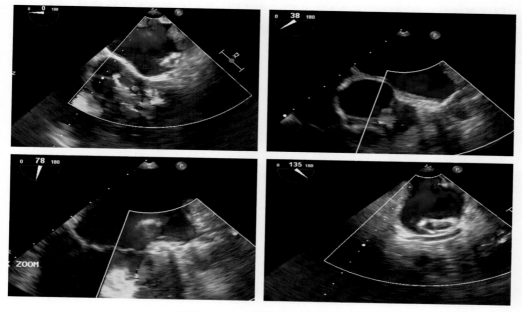

图 25.7　TEE 评估残余分流影像

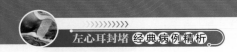
在 DSA 和 TEE 下分别进行牵拉试验,DSA 下可见封堵器回弹明显,TEE 下可见封堵器与心耳壁同步运动,证明封堵器锚定稳定。

25.4.5 释放封堵器

符合 PASS 原则,释放封堵器,释放后再次造影及超声观察,观察封堵器无明显变化(图 25.8)。

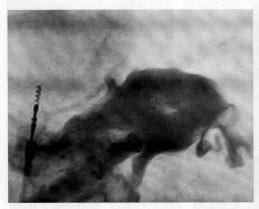
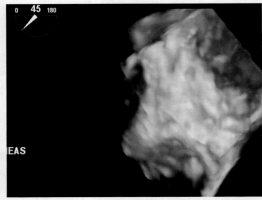

图 25.8　DSA 及 TEE 释放后影像

25.5　要点精析

针对房间隔较韧患者,具体穿刺方法包括使用房间隔穿刺针芯辅助穿刺;使用 PTCA 导丝尾端辅助穿刺房间隔;心脏中心使用电切刀对穿刺针尾端金属柄进行放电,均有助于房间隔穿刺针突破坚韧房间隔进入左心房。在 TEE 或 ICE 指导下进行穿刺,这样可增加房间隔穿刺的安全性。该病例为小鸡翅型左心耳,封堵时注意轻柔操作,避免过大动作。

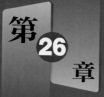

第26章 心腔内超声指导下菜花型左心耳封堵

兰州市西固区人民医院　卢晓雷　张广杰

26.1 病例资料摘要

患者女性,73岁。主诉:心悸伴胸闷10年余。既往高血压病史20年,脑梗死病史,5年前左手腕骨折病史,未行手术治疗。入院诊断:持续性房颤;高血压3级,很高危;冠心病,心功能Ⅲ级(Killip分级)。

26.2 评估

26.2.1 术前评估

手术风险评估:使用卒中风险评分(CHA2DS2 – VASc评分)量表(表26.1)和出血风险评分(HAS – BLED评分)量表(表26.2)进行术前评估。

风险评估得分:CHA2DS2 – VASc=5分;HAS – BLED=3分。

表26.1　CHA2DS2 – VASc评分

CHA2DS2 – VASc	评分/分
慢性心力衰竭/左心室功能不全(C)	1
高血压(H)	1
年龄≥75岁(A)	0
糖尿病(D)	0
卒中/短暂性脑缺血发作/血栓栓塞病史(S)	1
血管性疾病(V)	0
年龄65～74岁(A)	1
女性(Sc)	1
合计	5

表 26.2 HAS-BLED 评分

HAS-BLED	评分/分
高血压(H)	1
肝、肾功能不全(A)	0
卒中(S)	0
出血(B)	0
异常 INR(L)	0
年龄＞65 岁(E)	1
药物或饮酒(D)	1
合计	3

26.2.2 术前影像检查

(1)左心房 CTA 检查 患者行左心房 CTA 检查,可见心脏增大,主动脉壁及冠状动脉走行区见条状钙化影,肺动脉管径约 36mm;胸部软组织未见明显异常。注入造影剂,检查患者左心耳内造影剂充盈不佳,为确认左心耳内是否存在血栓,采用延迟 60 秒再次扫描,左心耳内造影剂充盈完整,明确诊断左心耳内无血栓形成。后用 CTA 进行左心耳分析。多平面重建分析,肝位(RAO 30°、CAU 20°)下测量左心耳开口直径为 25.6mm、深度为 35.8mm(图 26.1)。以塞式封堵器预期封堵效果,锚定封堵平面后,测量得出左心耳开口平均直径为 25.5mm。整体观察左心耳形态呈仙人掌型,并且上缘有一较大 POUCH,未见其他异常(图 26.2)。

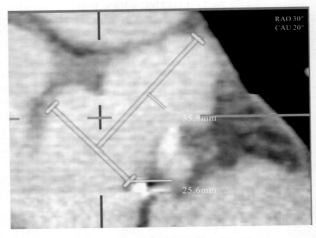

图 26.1 CTA 多平面肝位分析检查

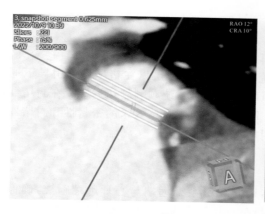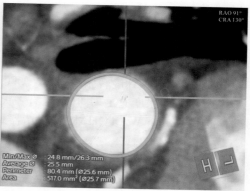

图 26.2　CTA 锚定封堵平面开口分析

（2）TTE 检查　左心室壁增厚；双心房扩大，主动脉硬化；左心室舒张功能减退；二尖瓣、三尖瓣、主动脉瓣少量反流。LAd 40mm，LVDd 37mm，EF 52％。

26.3　治疗方案

该患者卒中风险 5 分，出血风险 3 分，拟行 ICE 指导下左心耳封堵术治疗。

手术难点：左心耳呈仙人掌型，上缘有一大 POUCH，封堵时需注意封堵器不可过深，覆盖住 POUCH；释放时下缘不可露肩过多。

26.4　手术过程

26.4.1　术中心耳造影

肝位造影显示左心耳形态与术前 CTA 分析结果吻合，左心耳呈仙人掌型，上缘有一大 POUCH，测量左心耳开口直径为 25.6mm，鞘管可及深度测量为 29.9mm（图 26.3）。

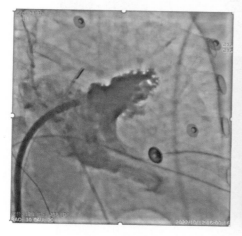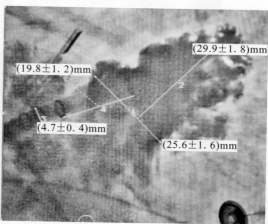

图 26.3　术中心耳造影及测量

26.4.2 封堵策略分析

该心耳为典型的仙人掌型左心耳,左心耳远端梳状肌发达。左心耳开口直径较大,但深度充足。虽上分叶远端腔体狭小,导引系统轴向略偏高,但足以在猪尾导管引导下通过对导引系统施一逆时针旋转张力,使 WATCHMAN 导引系统顺利到达远端。在封堵器选型上,考虑左心耳深度充足,并且上缘有一大 POUCH,考虑封堵效果的密封性和封堵器的稳定性,选用 33mm WATCHMAN 封堵器封堵。

26.4.3 封堵器展开

进鞘定位时,猪尾导管实时推注造影剂,观察导引系统远端与心耳远端距离,确保远端空间安全。在导引系统 33mm MARK 环与左心耳封堵线平齐后,停止向前推送导引系统。考虑心耳深度充足,在冲洗封堵器进行封堵器定位时未行借深度操作。在送入输送系统时,该过程依然采取在输送系统 Y 阀处推注造影剂,关注导引系统与心耳远端安全空间(图 26.4)。待封堵器即将展开时,顶住钢缆,防治封堵器展开后向外移动。封堵器展开后造影显示封堵器压缩较大且封堵器位置微深,封堵器位置未完全覆盖左心耳上缘 POUCH,且下缘肉眼可见有小残余分流(图 26.5)。第一次展开后,微回收向外调整(图 26.6),调整后封堵器略向口部、向外平移,造影可见封堵器上缘可完全覆盖住 POUCH,下缘微露肩,未见明显残余分流(图 26.7)。

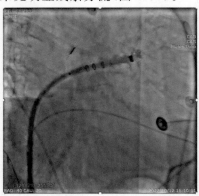

图 26.4　封堵器缓慢展开

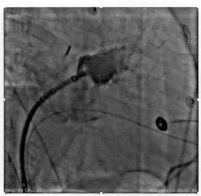

图 26.5　封堵器展开后造影

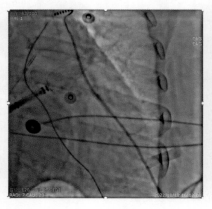

图 26.6　封堵器微回收

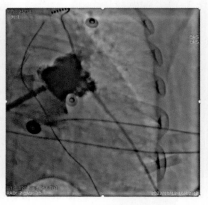

图 26.7　微回收后封堵效果

26.4.4 PASS 原则评估

本例手术为 ICE 指导下进行的单纯左心耳封堵术。ICE 导管通过单独房间隔穿刺孔进入左心房进行 PASS 原则评估。将 ICE 探头，分别置于左上肺静脉（图 26.8）、左心房中部（图 26.9）、二尖瓣环体位（图 26.10），检查左心耳封堵器位置良好，无明显残余分流。在二尖瓣环体位检查封堵器露肩 6.2mm（图 26.11），封堵器压缩比 21%（图 26.12）。同时进行牵拉试验，在 DSA 和 ICE 下分别观察到封堵器位置移动，封堵器形态、压缩比、露肩程度均为发生变化（图 26.13）。

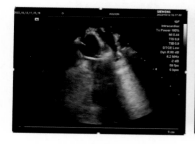

图 26.8　ICE 导管左上肺静脉体位封堵效果

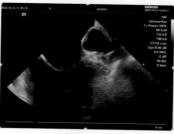

图 26.9　ICE 导管左心房中部体位封堵效果

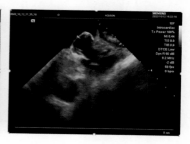

图 26.10　ICE 导管二尖瓣环体位封堵效果

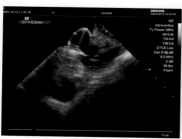

图 26.11　ICE 导管二尖瓣环体位检查露肩高度

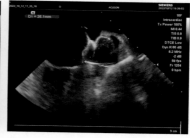

图 26.12　ICE 导管二尖瓣环体位检查压缩比（21%）

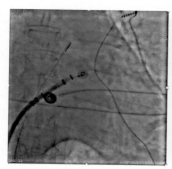
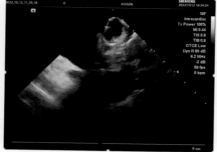

图 26.13　牵拉试验

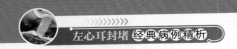
26.4.5　释放封堵器

符合 PASS 原则,释放封堵器。封堵器释放后造影观察封堵器露肩位置合理,仅至封堵器肩部(图 26.14)。

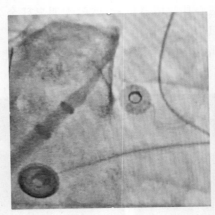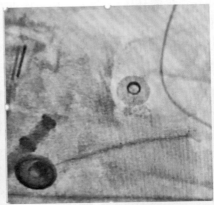

图 26.14　封堵器释放

26.5 要点精析

患者左心耳上缘有一小 POUCH,开口较大,深度充足。封堵器封堵应避免放置过深,既要保证压缩率,又要保证封堵的完整性、稳定性。

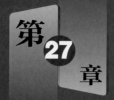

第27章 超强梳状肌大开口菜花型左心耳封堵

新疆维吾尔自治区人民医院　姚　娟　高　浩　燕建锋　方　舒

27.1 病例资料摘要

患者女性，82岁。主诉：阵发性胸闷、心悸、气急8年，再发1周。既往房颤病史8年、冠心病病史4年，并行冠状动脉支架安置术；高血压病史15年，规律服用降压药物；脑梗死病史2年，3个月前有短暂性脑缺血发作。入院诊断：持续性房颤；冠心病，PCI术后，心功能Ⅱ级（Killip分级）；高血压3级，很高危；脑梗死。

27.2 评估

27.2.1 术前评估

手术风险评估：使用卒中风险评分（CHA2DS2 - VASc评分）量表（表27.1）和出血风险评分（HAS - BLED评分）量表（表27.2）进行术前评估。

风险评估得分：CHA2DS2 - VASc＝6分；HAS - BLED＝4分。

表 27.1　CHA2DS2 - VASc 评分

CHA2DS2 - VASc	评分/分
慢性心力衰竭/左心室功能不全（C）	1
高血压（H）	1
年龄≥75岁（A）	1
糖尿病（D）	0
卒中/短暂性脑缺血发作/血栓栓塞病史（S）	2
血管性疾病（V）	1
年龄65～74岁（A）	0
女性（Sc）	1
合计	6

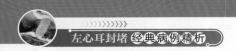

表 27.2　HAS‐BLED 评分

HAS‐BLED	评分/分
高血压（H）	1
肝、肾功能不全（A）	0
卒中（S）	1
出血（B）	0
异常 INR（L）	0
年龄＞65 岁（E）	1
药物或饮酒（D）	1
合计	4

27.2.2　术前影像检查

（1）TEE 检查　未见左心房内血栓；无自发显影，TEE 在 90°、135°下观察梳状肌发达，开口直径大、深度浅（图 27.1 和表 27.3）。

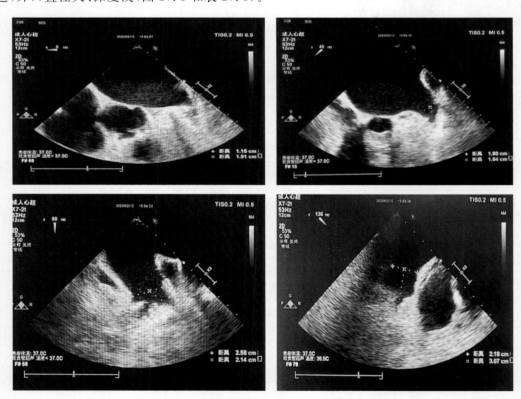

图 27.1　术前 TEE 各角度下左心耳开口影像

表 27.3 术前 TEE 测量心耳开口数据

TEE 位置/°	直径/mm	深度/mm
0	15	19
45	18	16
90	26	21
135	22	30

（2）TTE 检查 左心房、右心大，主动脉瓣口少量反流，三尖瓣口轻中度反流并轻度肺动脉高压，二尖瓣口少量反流。LAd 41mm，LVDd 52mm，EF 52%。

（3）术前三维打印、三维重建 参考图 27.2 和图 27.3。

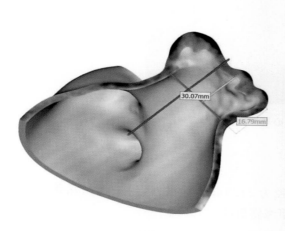

图 27.2 术前三维打印

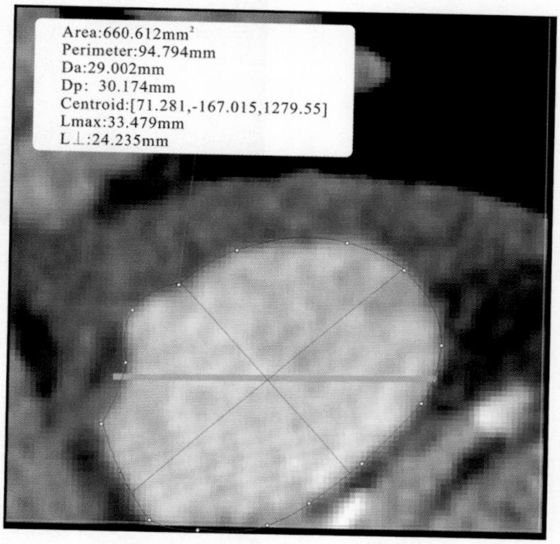

Area:660.612mm²
Perimeter:94.794mm
Da:29.002mm
Dp: 30.174mm
Centroid:[71.281,-167.015,1279.55]
Lmax:33.479mm
L⊥:24.235mm

图 27.3 术前三维重建

27.3 治疗方案

该患者卒中风险 6 分，出血风险 4 分，脑梗死病史 2 年，建议行单纯左心耳封堵术。麻醉方式采用局部麻醉。手术方式采用极简术式（封堵器释放后 TEE 评估）。

手术难点：术前三维打印、三维重建测量显示心耳开口椭圆形，最大开口处于封堵器大小的临界值，且深度很浅、梳状肌发达，考虑到心耳的弹性和径向支撑力，拟尝试 33mm WATCHMAN 封堵器。

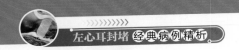
27.4 手术过程

27.4.1 术中心耳造影

第一次造影显示菜花型,大开口,内腔小,梳状肌发达,左心耳开口直径为 31.4mm、深度为 24mm,鞘管轴向高,同轴性差(图 27.4)。

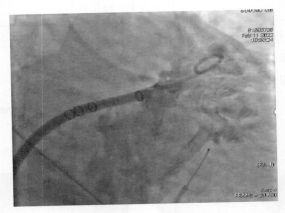

图 27.4 术中心耳造影测量影像

27.4.2 封堵策略分析

封堵策略:鞘管轴向高,心耳开口直径为 31.4mm,深度浅,第一次封堵策略选择 33mm 封堵器,体内借深度技巧操作,允许下缘露肩(图 27.5)。

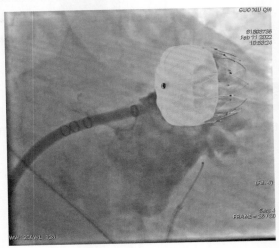

图 27.5 预估封堵策略

封堵器第一次展开,下缘弹出心耳,轴向太高,全回收,重新穿刺(图 27.6)。

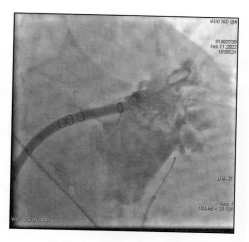

图 27.6 第二次穿刺后造影

第二次重新穿刺后,轴向佳,走上叶封堵,体内借深度(图 27.7)。

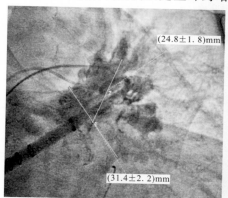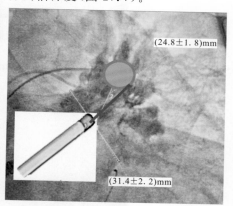

图 27.7 造影后测量心耳开口直径为 31.4mm,上叶深度为 24.8mm

33mm 封堵器展开过程中逆时针旋转鞘管,体内借深度,即刻造影,位置好、形态佳(图 27.8)。

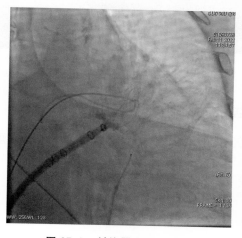

图 27.8 封堵器展开后形态

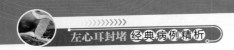

27.4.3　PASS 原则评估

DSA 下牵拉试验稳定,封堵器无位移,压缩比为 18%(图 27.9)。

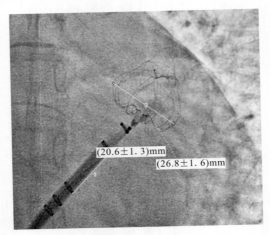

图 27.9　DSA 测量封堵器展开后直径为 26.8mm

DSA 下测量下缘有 2.4mm 分流(<5mm)(图 27.10)。

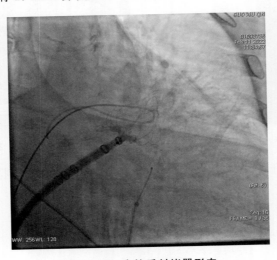

图 27.10　牵拉后封堵器形态

27.4.4　TEE 报告

压缩比为 18%~25%,四腔心切面未见积液,符合 PASS 原则(图 27.11 至图 27.13)。

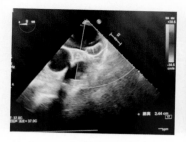
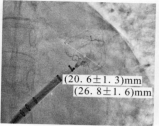
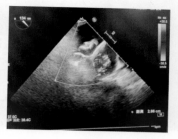

| 图 27.11 TEE 0°形态良好,无残余血流 | 图 27.12 DSA 测量展开后直径为 26.8mm | 图 27.13 TEE 134°形态良好,无残余血流 |

27.5 要点精析

（1）术前通过 CTA、TEE 及三维打印技术对心耳的形态、结构进行充分的评估。

（2）良好的穿刺轴向是高效、成功封堵的必要条件。造影提示穿刺位点偏高、偏后应果断重新靠下穿刺（第二次重新穿刺，以第一次导丝位置为基础，靠下、靠后重新穿刺，轴向佳，走上叶封堵，逆时针旋转鞘管，同时体内借深度，让下缘能够"坐进去"，展开后即刻造影，封堵器形态佳，满足 PASS 原则，释放封堵器）。

（3）如果长轴很长，但是短轴相对较短，可以判断此心耳是"椭圆形"的心耳（术前三维打印已证实）。如果此时心耳最大开口处于封堵器大小的临界值，考虑到心耳的弹性和径向支撑力，那么可以进行尝试，只要最后器械牢固，符合 PASS 原则，即为手术成功。

（4）当心耳内部的梳状肌比较发达时，心耳口部虽大，但是整体的心耳真腔相对小时，也给完成大开口心耳的封堵提供了很好的机会。

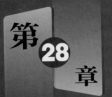 典型低位反鸡翅型左心耳封堵

新疆医科大学第一附属医院　周贤惠

28.1 病例资料摘要

患者男性,58 岁。主诉:间断头晕、心慌 8 个月。既往有脑梗死病史。入院诊断:阵发性房颤;脑梗死后遗症。

28.2 评估

28.2.1 术前评估

手术风险评估:使用卒中风险评分(CHA2DS2 - VASc 评分)量表(表 28.1)和出血风险评分(HAS - BLED 评分)量表(表 28.2)进行术前评估。

风险评估得分:CHA2DS2 - VASc=3 分;HAS - BLED=1 分。

表 28.1　CHA2DS2 - VASc 评分

CHA2DS2 - VASc	评分/分
慢性心力衰竭/左心室功能不全(C)	0
高血压(H)	0
年龄≥75 岁(A)	0
糖尿病(D)	0
卒中/短暂性脑缺血发作/血栓栓塞病史(S)	2
血管性疾病(V)	1
年龄 65～74 岁(A)	0
女性(Sc)	0
合计	3

表 28.2　HAS‐BLED 评分

HAS‐BLED	评分/分
高血压(H)	0
肝、肾功能不全(A)	0
卒中(S)	1
出血(B)	0
异常 INR(L)	0
年龄＞65 岁(E)	0
药物或饮酒(D)	0
合计	1

28.2.2　术前影像检查

(1)TEE 检查　未见左心房内血栓；左心耳呈反鸡翅型，TEE 下观察为单叶；上、下缘较为对称(图 28.1 和表 28.3)。

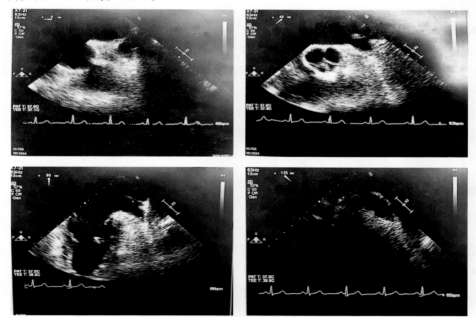

图 28.1　术前 TEE 下左心耳开口影像

表 28.3　术前 TEE 测量心耳开口数据

TEE 位置/°	直径/mm	深度/mm
0	15	14
45	16	17
90	16	18
135	16	22

（2）TTE 检查　左心房增大、主动脉硬化并主动脉关闭不全（轻度）。LAd 38mm，LVDd 51mm，EF 64%。

（3）术前 Truplan　Truplan 重建左心耳为反鸡翅型，PA 观察心耳位置低，Truplan 测量左心耳开口直径为 18～21mm，平均开口直径为 20.1mm（图 28.2）。

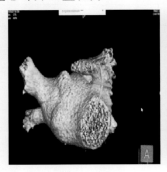
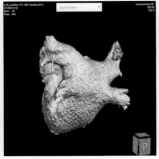
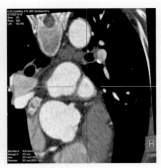

图 28.2　术前 Truplan 分析

28.3　治疗方案

该患者卒中风险 3 分，出血风险 1 分，符合左心耳封堵术适应证，考虑患者的远期获益，建议行房颤射频消融术联合经皮左心耳封堵术"一站式"手术。麻醉方式采用局部麻醉；手术方式采用 TEE 指导下左心耳封堵术。

手术难点：术前 Truplan 分析心耳为典型低位反鸡翅心耳；射频消融术的穿刺位置对于行左心耳封堵术是否合适；反鸡翅型心耳封堵的鞘管操作技巧。

28.4　手术过程

28.4.1　术中心耳造影

造影显示心耳为反鸡翅型，测量左心耳开口直径为 20.9mm、深度为 23.5mm（图 28.3），选择 24mm 封堵器。

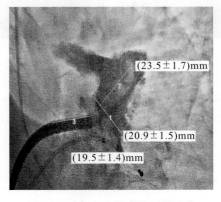

图 28.3　术中心耳造影测量影像

28.4.2 封堵策略分析

封堵策略:轴向稍高,逆时针旋转鞘管至心耳远端,允许下缘露肩(图 28.4)。

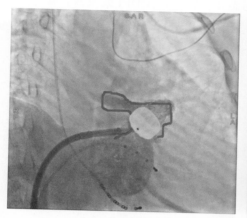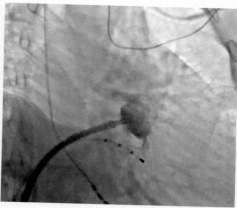

图 28.4 肝位(RAO 30°、CAU 20°)造影

28.4.3 TEE 报告

TEE 各角度下均无残余分流。最大露肩 2mm,压缩比为 16%～17%,四腔心切面未见积液(图 28.5),符合 PASS 原则。

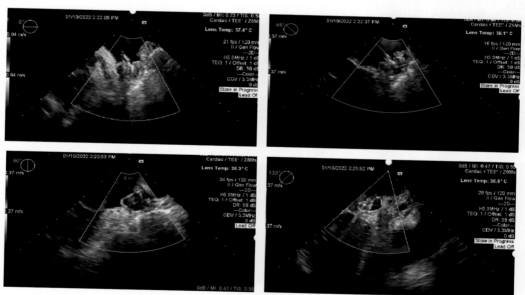

图 28.5 TEE 各角度下评估 PASS 原则

28.5 术后情况

TEE 显示左心耳封堵介入术后，封堵器形态及位置良好，CDFI 未探及异常分流。

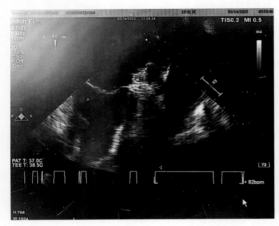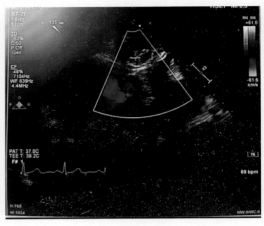

图 28.6 术后随访 TEE 影像

28.6 要点精析

（1）该心耳为典型低位反鸡翅心耳。考虑射频消融术的穿刺位置对于行左心耳封堵术不合适，进行第二次房间隔穿刺，应靠下、靠前。反鸡翅型心耳封堵的鞘管操作技巧：逆时针旋转鞘管至心耳远端，缓慢展开，尽可能让封堵器下缘"坐"进去，减少露肩。

（2）该患者卒中、出血评分较高，属于左心耳封堵术的适应证。术前使用 Truplan 评估更准确，贴近实际造影。反鸡翅心耳展开过程中的鞘管先逆时针旋转送至心耳远端，展开过程中缓慢减小逆时针的力，使其下缘能够更多的"坐"进心耳内，减小下缘露肩程度，是一例精彩的反鸡翅封堵案例。

新疆医科大学第一附属医院　李耀东

29.1　病例资料摘要

　　患者男性,71 岁。主诉:间断胸痛 6 年余,心慌 1 年。既往有冠心病支架手术史、高血压及脑梗死病史。入院诊断:持续性房颤;冠心病,PCI 术后;高血压Ⅲ级(Killip 分级);脑梗死。

29.2　评估

29.2.1　术前评估

　　手术风险评估:使用卒中风险评分(CHA2DS2 - VASc 评分)量表(表 29.1)和出血风险评分(HAS - BLED 评分)量表(表 29.2)进行术前评估。

　　风险评估得分:CHA2DS2 - VASc＝6 分;HAS - BLED＝3 分。

表 29.1　CHA2DS2 - VASc 评分

CHA2DS2 - VASc	评分/分
慢性心力衰竭/左心室功能不全(C)	1
高血压(H)	1
年龄≥75 岁(A)	0
糖尿病(D)	0
卒中/短暂性脑缺血发作/血栓栓塞病史(S)	2
血管性疾病(V)	1
年龄 65～74 岁(A)	1
女性(Sc)	0
合计	6

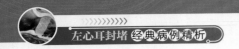

表 29.2　HAS‐BLED 评分

HAS‐BLED	评分/分
高血压（H）	1
肝、肾功能不全（A）	0
卒中（S）	1
出血（B）	0
异常 INR（L）	0
年龄＞65 岁（E）	1
药物或饮酒（D）	0
合计	3

29.2.2　术前影像检查

（1）TEE 检查　未见左心房内血栓；有自发显影，心耳流速为 0.55m/s，TEE 下观察心耳为单叶，开口较小（图 29.1 和表 29.3）。

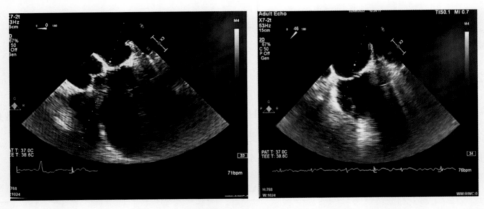

图 29.1　术前 TEE 各角度下心耳开口影像

表 29.3　术前 TEE 测量心耳开口数据

TEE 位置/°	直径/mm	深度/mm
0	15	24
45	14	25
90	16	26
135	17	25

（2）TTE 检查　左心腔增大，左心室壁节段性运动异常、主动脉钙化，瓣钙化，窦部及升主动脉增宽、卵圆孔未闭（图 29.2）。LAd 42mm，LVDd 57mm，EF 45％。

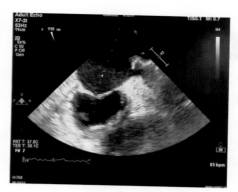

图 29.2 术前 TTE 下左心耳开口影像

　　(3)术前 Truplan　Truplan 三维重建,左心耳为蘑菇型。穿刺点不宜太高,Truplan 测量左心耳开口直径为 14～17mm,平均开口直径为 15.8mm,预选择 21mm 封堵器 (图 29.3、图 29.4)。

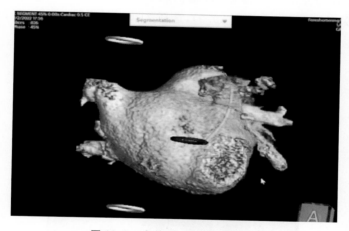

图 29.3 术前 Truplan 重建心耳

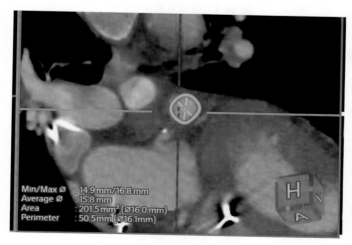

图 29.4 Truplan 测量心耳开口

29.3 治疗方案

该患者卒中风险 6 分，出血风险 3 分，符合左心耳封堵术的适应证，建议行房颤射频消融术联合经皮左心耳封堵术"一站式"手术。麻醉方式采用局部麻醉。手术方式采用优化术式(床旁备 TEE)。

手术难点：术前 Truplan 分析心耳为蘑菇型，开口小、深度极浅，穿刺位置不宜太高。心耳深度极浅，需要体内多次借深度，并且需避免封堵器露肩太多。

29.4 手术过程

29.4.1 术中心耳造影

造影显示心耳为左心耳呈蘑菇型，轴向较好，深度极浅。左心耳测量开口直径为 17.66mm，有效深度仅 14.18mm(图 29.5)，选择 21mm 封堵器。

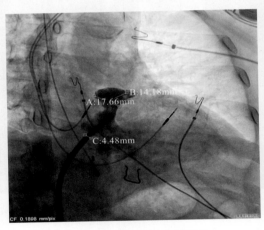

图 29.5 术中心耳造影测量

29.4.2 封堵策略分析

封堵策略：左心耳开口直径为 17.66mm，有效深度仅为 14.18mm，21mm 封堵器展开后的长度为 17mm，行体外预借深度和体内多次调整借深度(图 29.6 至图 29.9)。

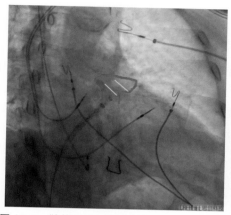
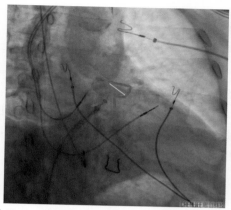

图 29.6　鞘管定位好后,选择 21mm 封堵器冲洗排气,体外预借 1.5mm 完成第一次借深度,缓慢展开过程中停顿 2 秒,体内第二次借深度

图 29.7　封堵器展开过半,骨架远端形成放射状,械长度缩短,缓慢向前推送鞘管,第三次借深度

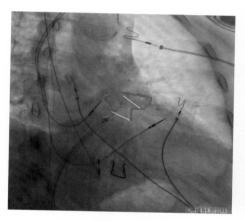
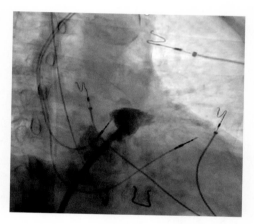

图 29.8　肩部即将展开,顶住鞘管,缓慢向前推送,第四次借深度,封堵器展开

图 29.9　肝位(RAO 30°、CAU 20°)造影

29.4.3　TEE 报告

TEE 各角度下均无残余分流。最大露肩为 4mm,压缩比为 18%～21%,四腔心切面未见积液符合 PASS 原则(图 29.10)。

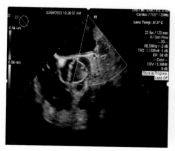
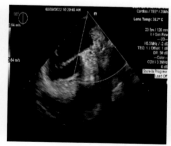
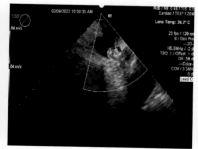

图 29.10　TEE 各角度下评估 PASS 原则

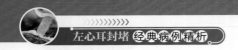

29.5 要点精析

（1）术前 Truplan 分析心耳为蘑菇型，开口小、深度极浅，穿刺位置不宜太高。心耳深度极浅，封堵手术有难度。

（2）需要体内多次借深度。体内借深度把握的具体时间节点非常关键。术中巧妙四借深度，但左心耳封堵术作为预防性手术，要关注安全问题，体内借深度时，边展开边进，是相对运动，需要更多经验体会把握。

第30章 曲径通幽：房间隔缺损封堵术后左心耳封堵

兰州大学第二医院　胡　浩　余阳阳

30.1　病例资料摘要

患者女性，65岁。主诉：胸闷、气短3年余。既往高血压病史数年，口服药物降压，具体用药及血压控制情况不详；房间隔缺损病史，2020年11月于外院行封堵术；有脑梗死病史。入院诊断：持续性房颤；高血压3级；脑梗死；房间隔缺损封堵术后（图30.1）。

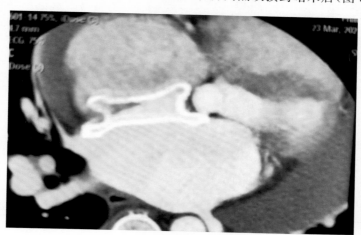

图30.1　CTA检查见房间隔缺损封堵器

30.2　评估

30.2.1　术前评估

手术风险评估：使用卒中风险评分（CHA2DS2 - VASc评分）量表（表30.1）和出血风险评分（HAS - BLED评分）量表（表30.2）进行术前评估。

风险评估得分：CHA2DS2 - VASc=5分；HAS - BLED=4分。

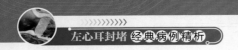
表 30.1　CHA2DS2 - VASc 评分

CHA2DS2 - VASc	评分/分
慢性心力衰竭/左心室功能不全(C)	0
高血压(H)	1
年龄≥75 岁(A)	0
糖尿病(D)	0
卒中/短暂性脑缺血发作/血栓栓塞病史(S)	2
血管性疾病(V)	0
年龄 65～74 岁(A)	1
女性(Sc)	1
合计	5

表 30.2　HAS - BLED 评分

HAS - BLED	评分/分
高血压(H)	1
肝、肾功能不全(A)	0
卒中(S)	1
出血(B)	0
异常 INR(L)	0
年龄>65 岁(E)	1
药物或饮酒(D)	1
合计	4

30.2.2　术前影像检查

(1)TEE 检查　左心耳开口:椭圆形,左心耳形态呈风向标型,左心耳大小(基底部直径):0°(22mm、28mm)、45°(15mm,23mm)、90°(20mm,23mm)、135°(27mm,24mm)(图 30.2)。左心耳呈两个分叶,梳状肌稀疏短小,分布范围广,排列整齐,未见明显异常回声。房间隔探及封堵器回声。双心房增大,左心室收缩功能减低(轻度)、肺动脉高压(轻度)、二尖瓣反流(＋＋)、三尖瓣反流(＋＋)(图 30.2)。

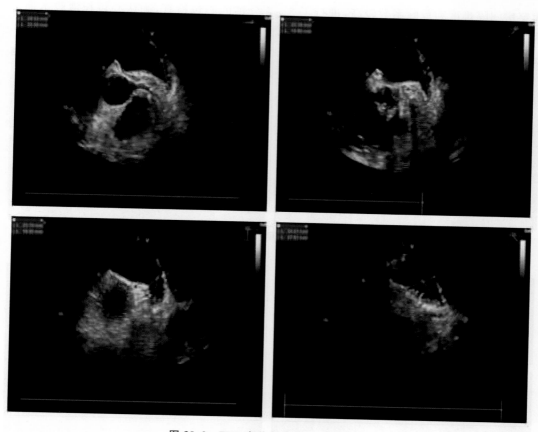

图 30.2　TEE 术前各角度左心耳影像

（2）TTE 检查　房间隔缺损封堵术后，封堵器位置正常。房水平未见分流。LAd 48mm，LVDd 48mm，EF 50%，肺动脉平均压（mean pulmonary artery pressure，MPAP）34mmHg。

30.3　治疗方案

患者卒中评分 5 分，出血评分 4 分，卒中高危出血高危，考虑行左心耳封堵术治疗。

手术难点：由于患者为大房间隔缺损封堵术后，考虑到患者穿房间隔存在较大困难，决定在全身麻醉和 TEE 条件下进行左心耳封堵。

30.4　手术过程

30.4.1　房间隔穿刺

患者在术中全身麻醉后，重新进行 TEE 检查。房间隔处可见一大房间隔缺损封堵器（图 30.3）。在 TEE 指导下，术者通过下滑穿刺针鞘，在 TEE 双腔平面和双房切面观察穿刺针鞘。在房间隔缺损封堵器尚未覆盖偏下、偏后的位置前寻得一符合 WATCHMAN 封堵器适合的穿刺位点（图 30.4），进行房间隔穿刺。房间隔穿刺成功后（图 30.5），考虑到此次穿房间隔难度和危险系数较高,进行了 3～5 分钟的心包检查,确认心包积液较术前无明显变化后,按体重补足肝素。

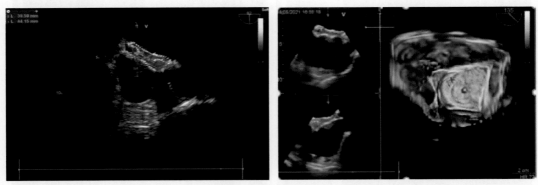

图 30.3　TEE 检查见房间隔缺损封堵器

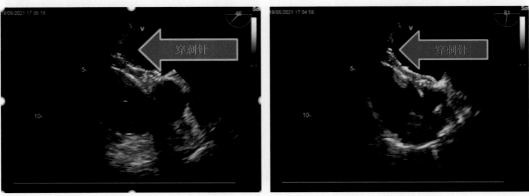

图 30.4　TEE 指导偏下、偏后房间隔穿刺

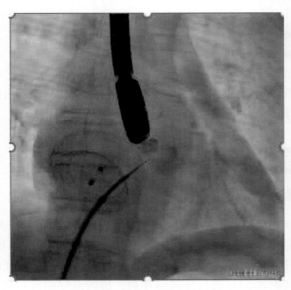

图 30.5　DSA 检查见房间隔穿刺成功

30.4.2 术中 DSA 造影检查左心耳

因为该例患者在进行房间隔穿刺时，紧贴房间隔缺损封堵器下缘，所以位置非常靠下，并由于导丝受到房间隔缺损封堵器的压迫，致使操作导丝在寻找左上肺静脉时较为困难，难以让导丝送入左上肺静脉。考虑到操作导丝现实的困境，术者在体外对导丝进行"两圈半"塑形，通过导丝在左心房打圈（图30.6），成功实现在左心房内置换 WATCH-MAN 导引系统。术中造影选择体位依然为标准肝位（RAO 30°、CAU 20°）。造影发现左心耳呈仙人掌型，测量左心耳开口直径为 28.48mm、深度为 30.79mm（图 30.7）。

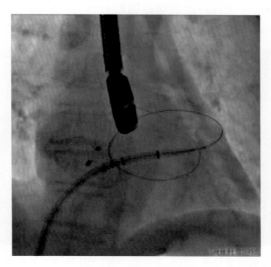

图 30.6　置换导引系统

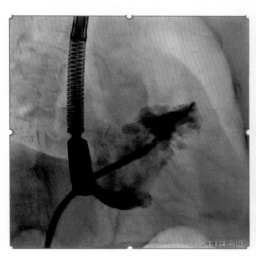
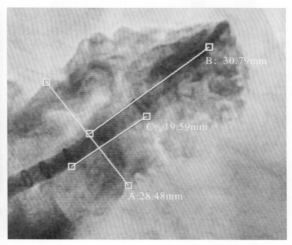

图 30.7　术中心耳造影及测量

30.4.3 封堵策略分析

该心耳为典型的仙人掌型左心耳，左心耳远端梳状肌较少。左心耳开口直径较大、深度充足,远端空间尚可。观察导引系统轴向与左心耳轴向非常同轴,故直接选用33mm WATCHMAN封堵器封堵,考虑深度足够,不进行借深度操作。

30.4.4　封堵器展开

该例患者由于导引系统和左心耳非常同轴,在输入输送系统时,轻微对导引系统施一逆时针张力,输送系统既成功送至左心耳远端。成功送入输送系统后,输送系统和导引系统MARK环对齐后即锁合输送系统和导引系统。后平稳展开封堵器(图30.8),未行借深度等其他操作。封堵器展开后,即刻行造影检查,可见封堵器位置较为理想,下缘隐约可见有一小残腔(图30.9),遂进行一次封堵器微回收操作(图30.10),然后造影见残腔明显减少(图30.11)。

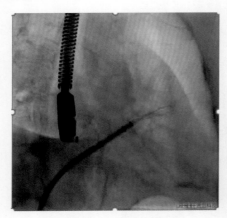
图30.8　封堵器缓慢展开

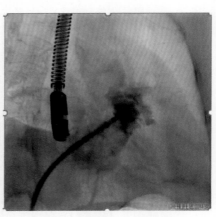
图30.9　封堵器展开后造影

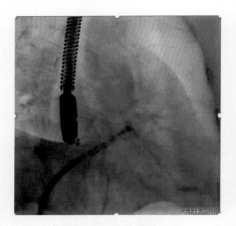
图30.10　封堵器微回收

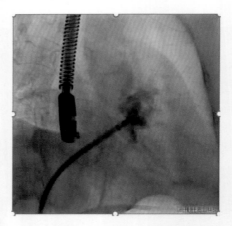
图30.11　ICE导管二尖瓣环体位检查压缩比为21%

30.4.5　PASS原则评估

该例手术主要由TEE完成PASS原则评估。术中在微回收调整结束后,TEE即可在各角度下行左心耳封堵效果检查。通过0°、45°(图30.12)、90°(图30.13)、135°(图30.14)检查,封堵器位置理想,各角度无明显露肩和残余分流发生。TEE下测量封堵器压缩比为

21％～24％（图 30.15）。行牵拉试验，DSA 见封堵器回缩明显（图 30.16），TEE 见封堵器露肩压缩比无明显变化，判断封堵器压缩比稳定，各项要求均符合 PASS 原则。

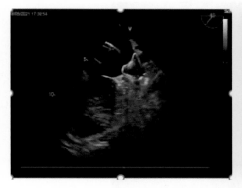 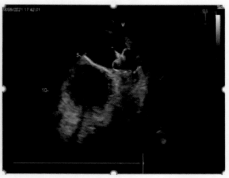

图 30.12　TEE 45°封堵效果检查　　　图 30.13　TEE 90°封堵效果检查

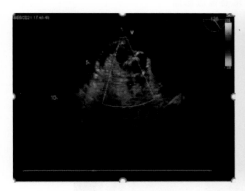 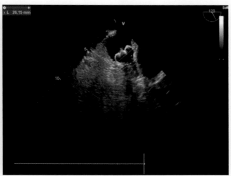

图 30.14　TEE 135°封堵效果检查　　　图 30.15　TEE 135°压缩比测量

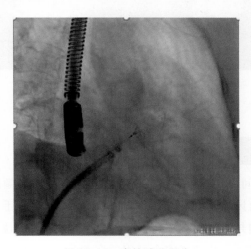

图 30.16　牵拉试验影像

30.4.6　释放封堵器

符合 PASS 原则，释放封堵器。封堵器释放后造影观察封堵器位置较释放前无移位,造影检查见封堵器封堵效果无变化(图 30.17)。TEE 三维观察封堵器封堵效果佳(图 30.18)。

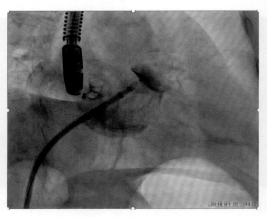

图 30.17　封堵器释放影像

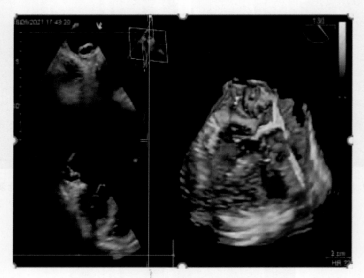

图 30.18　TEE 三维观察封堵器释放影像

30.5 要点精析

　　该病例是典型的房间隔缺损封堵术后发生房颤,并由于房颤的原因发生了急性脑栓塞。患者卒中风险、出血风险均较高,左心耳封堵术指征明确。手术的难点首先在于房间隔穿刺,由于房间隔缺损封堵器的存在,占用了大部分的可穿刺位点。在 TEE 的指导下,通过精细的穿刺针鞘操作,寻找到了安全可用的穿刺位点,并在后续的过程中观察到了该穿刺位点下导引系统轴向非常理想。这是封堵手术过程简单、封堵效果理想的一个关键因素。

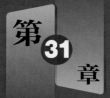

第31章 反鸡翅型左心耳封堵

空军军医大学唐都医院　王　彬　白宝宝

31.1 病例资料摘要

患者女性,65岁。主诉:间断性心悸2年,加重10天。既往有脑梗死病史。入院诊断:阵发性房颤。

31.2 评估

31.2.1 术前评估

手术风险评估:使用卒中风险评分(CHA2DS2-VASc评分)量表(表31.1)和出血风险评分(HAS-BLED评分)量表(表31.2)进行术前评估。

风险评估得分:CHA2DS2-VASc=3分;HAS-BLED=3分。

表31.1　CHA2DS2-VASc评分

CHA2DS2-VASc	评分/分
慢性心力衰竭/左心室功能不全(C)	0
高血压(H)	0
年龄≥75岁(A)	0
糖尿病(D)	0
卒中/短暂性脑缺血发作/血栓栓塞病史(S)	2
血管性疾病(V)	0
年龄65～74岁(A)	0
女性(Sc)	1
合计	3

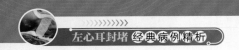
表 31.2 HAS－BLED 评分

HAS－BLED	评分/分
高血压(H)	0
肝、肾功能不全(A)	0
卒中(S)	1
出血(B)	0
异常 INR(L)	0
年龄>65 岁(E)	1
药物或饮酒(D)	1
合计	3

术前策略:射频消融术联合左心耳封堵术"一站式"治疗。

31.2.2 术前影像资料

TEE 测得左心耳开口直径在 0°、45°、90°和 135°下分别为 14.3mm、14.0mm、14.5mm 和 18.6mm(表 31.3)。

表 31.3 术前 TEE 测量心耳开口数据

ICE 位置/°	直径/mm
0	14.3
45	14.0
90	14.5
135	18.6

31.3 治疗方案

该患者卒中风险 3 分,出血风险 3 分,拟行房颤冷冻消融术联合 ICE 指导下左心耳封堵术。

手术难点:心耳为反鸡翅型心耳,开口呈低位朝天开口,反鸡翅折角过大,鞘管同轴性差,真实空间较小,选用多大封堵器型号及穿刺轴向尤为重要。

手术策略:根据造影及术前资料综合选择封堵器型号,勿选用太大尺寸封堵器;封堵器需缓慢展开,保持逆时针力量,即将展开时顶住钢缆,避免封堵器回弹,可使下缘适当露肩保证封堵效果。

31.4 术中操作

31.4.1 DSA

DSA 下 RAO 30°、CAU 20°导引系统与猪尾导管同时造影,观察发现轴向偏高,心耳呈反鸡翅型,心耳远端反折角,内部真实空间为狭小。测得心耳开口直径为 18.0mm、深度为 18.1mm。综合术前 TEE 分析,选择使用 24mm 封堵器(图 31.1)。

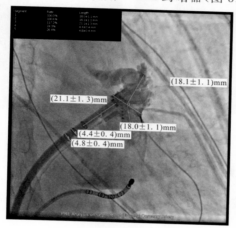

图 31.1 术中心耳造影

31.4.2 封堵策略分析

拟定封堵策略:心耳内部空间狭小,且远端反鸡翅心耳深度较浅,低位开口,术中造影测得心耳开口直径为 18.0mm,故考虑选择 24mm 封堵器,将鞘管头端固定在远端小叶中,缓慢退鞘展开,以防太快致封堵器被挤出心耳,同时保持逆时针向力不松开,减少下缘露肩(图 31.2)。

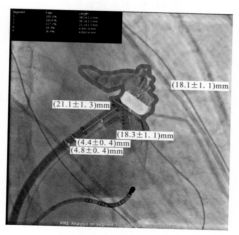

图 31.2 封堵策略模拟图

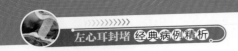
31.4.3 封堵器展开与即刻造影

退鞘锁合输送系统与导引系统,缓慢退鞘展开封堵器;展开后即刻造影,封堵器形态良好,封堵完全(图31.3)。

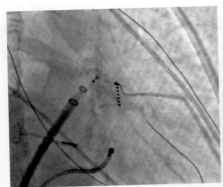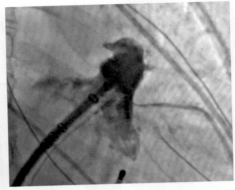

图31.3 封堵器展开与即刻造影

31.4.4 PASS原则评估

(1)位置、压缩比及残余分流评估 TEE各角度上缘位置略深,下缘平口封堵,且无残余分流(图31.4)。

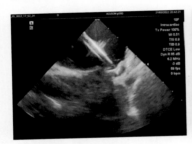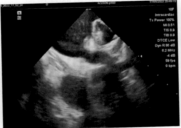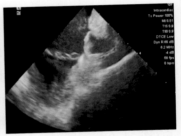

图31.4 ICE评估影像

TEE在45°、90°和135°下测量封堵器,被压缩后直径分别为20mm、21mm和21mm,压缩比分别为16.6%、12.5%和12.5%,符合PASS原则压缩比要求。

(2)牵拉试验评估 在DSA和ICE下分别进行牵拉试验,DSA下可见封堵器回弹明显;ICE下可见封堵器与心耳壁同步运动,证明封堵器锚定稳定(图31.5)。

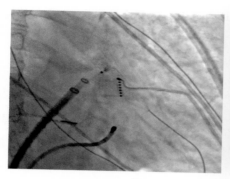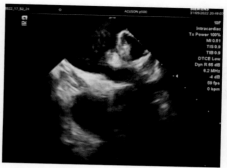

图 31.5　DSA 及 ICE 下牵拉试验影像

（3）符合 PASS 原则，释放封堵器　符合 PASS 原则，释放封堵器。释放后再次造影及超声观察，观察封堵器无明显变化（图 31.6）。

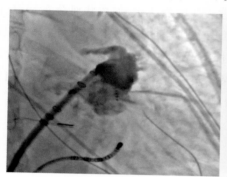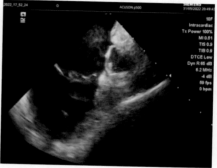

图 31.6　DSA 及 ICE 释放后影像

31.5　术后情况

术后 3 个月，随访患者。利用 Truplan 软件进行术后 CT 三维重建随访（图 31.7）。

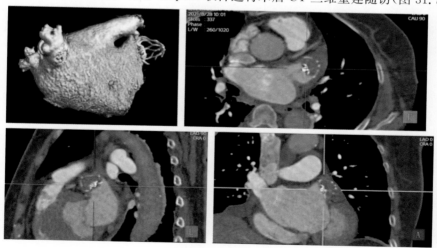

图 31.7　Truplan 软件术后 CT 三维重建影像

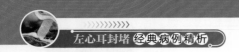

三维 CT 重建可见封堵器内皮化完全,心耳内再无造影剂充盈显影,心耳封堵完全,效果好。

31.6 要点精析

(1)心耳造影　心耳造影清晰对于手术至关重要。不同心耳造影体位会有差异,选择最佳展开体位,有利于造影心耳准确开口大小及深度情况,为术中选择合适封堵器提供准确依据。

(2)封堵器选择　封堵器型号选择应综合考虑术前影像资料及术中心耳造影,若术前术中测量误差过大时,则应充分考虑左房平均压是否满足、心耳是否充盈、测量位置是否一致等,也可通过调整造影角度暴露左心耳最大开口,以防选择封堵器型号时偏小,造成压缩比不足等情况。封堵器型号选择也要考虑心耳解剖结构,如梳状肌分布情况、内部真实空间及是否为"一站式"手术等。选择合适型号封堵器是保证手术成功的重要步骤。

(3)操作细节　该病例为反鸡翅型心耳,折角大且深度空间较小,在定位鞘管时应当注意可用深度是否足够,如不够是否需要借深度操作等。在退鞘展开过程中应当保持逆时针向力,这样尽可能减少封堵器下缘露肩情况。

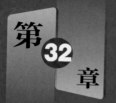

第32章 反鸡翅样菜花型左心耳封堵

空军军医大学唐都医院　楚　轶　马　超

32.1 病例资料摘要

患者女性,71 岁。主诉:间断胸闷、气短 3 年。既往有冠心病、高血压、脑梗死病史。入院诊断:阵发性房颤;冠心病;高血压 3 级,极高危;脑梗死。

32.2 评估

31.2.1 术前评估

手术风险评估:使用卒中风险评分(CHA2DS2 - VASc 评分)量表(表 32.1)和出血风险评分(HAS - BLED 评分)量表(表 32.2)进行术前评估。

风险评估得分:CHA2DS2 - VASc=6 分;HAS - BLED=4 分。

表 32.1　CHA2DS2 - VASc 评分

CHA2DS2 - VASc	评分/分
慢性心力衰竭/左心室功能不全(C)	0
高血压(H)	1
年龄≥75 岁(A)	1
糖尿病(D)	0
卒中/短暂性脑缺血发作/血栓栓塞病史(S)	2
血管性疾病(V)	1
年龄 65～74 岁(A)	0
女性(Sc)	1
合计	6

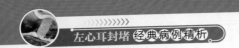

表 32.2　HAS－BLED 评分

HAS－BLED	评分/分
高血压（H）	1
肝、肾功能不全（A）	0
卒中（S）	1
出血（B）	0
异常 INR（L）	0
年龄＞65 岁（E）	1
药物或饮酒（D）	1
合计	4

术前讨论：ICE 指导下行左心耳封堵术治疗。

32.2.2　术前影像资料

术前 Truplan 三维重建测得心耳开口直径为 25.9mm、深度为 29.8mm（图 32.1）。

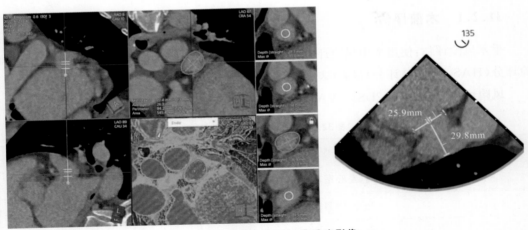

图 32.1　术前左心耳三维重建影像

32.3　治疗方案

ICE 指导下行左心耳封堵术。

手术难点：心耳内部梳状肌发达，反鸡翅折角呈"Z"字形，且为椭圆形心耳，真实空间较小，心耳深度空间是否足够；心耳上缘长、下缘短，为不对称心耳，注意下缘露肩。

32.4 术中操作

32.4.1 DSA

DSA 下 RAO 30°、CAU 20°导引系统与猪尾导管同时造影,心耳呈反鸡翅样菜花型,心耳内梳状肌发达,内部真实空间为"Z"字形。测得心耳开口直径为 19.7mm、深度为 24.1mm。综合术前 MSCT 和 TEE 分析,选择使用 24mm 封堵器(图 32.2)。

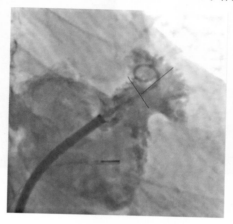

图 32.2 术中心耳造影

32.4.2 封堵策略分析

拟定封堵策略:心耳内部梳状肌发达,上缘嵴部有折角,术前测得最大开口直径为 25.9mm,术中造影测得心耳开口直径为 19.7mm,两者误差较大。最大展开造影角度,选用 24mm 封堵器,将鞘管头端固定在远端小叶中,缓慢退鞘展开,以防太快致封堵器被挤出心耳,同时保持逆时针向力不松开,减少下缘露肩(图 32.3)。

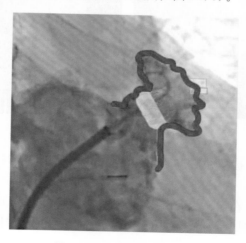

图 32.3 封堵策略模拟图

32.4.3 封堵器展开与即刻造影

退鞘锁合输送系统与导引系统,缓慢退鞘展开封堵器;展开后即刻造影,封堵器形态良好(呈草莓状),封堵完全(图32.4)。

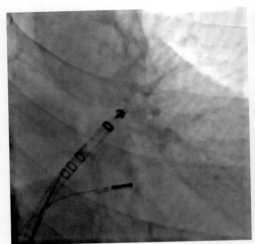
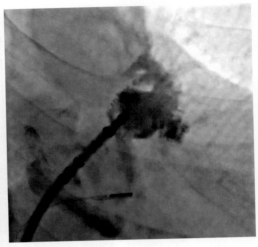

图 32.4 封堵器展开与即刻造影

32.4.4 PASS 原则评估

(1)位置、压缩比及残余分流评估 ICE 查看,下缘位置略有露肩 5.7mm,上缘平口封堵,且无残余分流(图32.5)。

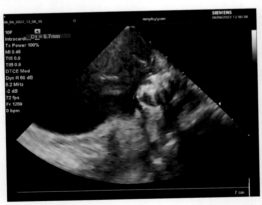
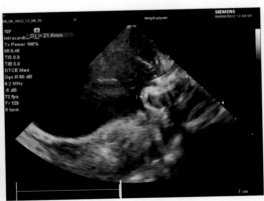

图 32.5 ICE 评估影像

ICE 下测量封堵器,被压缩后直径为 21.6mm、压缩比为 10%,符合 PASS 原则压缩比要求。

(2)牵拉试验评估 在 DSA 和 TEE 下分别进行牵拉试验,DSA 下可见封堵器回弹明显(图32.6);TEE 下可见封堵器与心耳壁同步运动,证明封堵器锚定稳定。

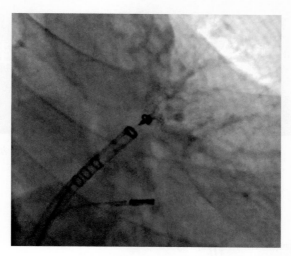

图 32.6　DSA 下牵拉试验影像

符合 PASS 原则,释放封堵器。释放后再次造影及超声观察,封堵器无明显变化。

32.5　要点精析

该病例心耳形态为反鸡翅样菜花型,对房间隔精准穿刺要求较高,需靠下、靠前。穿刺位点合适是成功的一半,这样鞘管会有一个更好的轴向。同时鞘管需逆时针旋转,这样可利用的深度能够增加,保持逆时针旋转可避免下缘露肩过多。

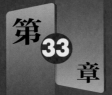

第33章　双分叶菜花型左心耳封堵

空军军医大学唐都医院　楚　轶　马　超

33.1　病例资料摘要

患者男性,69 岁,主诉:突发晕厥 8 年,胸闷 1 年。既往有高血压、冠心病、永久起搏器置入、脑梗死病史;入院诊断:持续性房颤;冠心病;高血压 3 级;起搏器安装术后;脑梗死。

33.2　评估

33.2.1　术前评估

手术风险评估:使用卒中风险评分(CHA2DS2 - VASc 评分)量表(表 33.1)和出血风险评分(HAS - BLED 评分)量表(表 33.2)进行术前评估。

风险评估得分:CHA2DS2 - VASc=6 分;HAS - BLED=3 分。

表 33.1　CHA2DS2 - VASc 评分

CHA2DS2 - VASc	评分/分
慢性心力衰竭/左心室功能不全(C)	0
高血压(H)	1
年龄≥75 岁(A)	0
糖尿病(D)	0
卒中/短暂性脑缺血发作/血栓栓塞病史(S)	2
血管性疾病(V)	1
年龄 65～74 岁(A)	1
女性(Sc)	1
合计	6

表 33.2　HAS-BLED 评分

HAS-BLED	评分/分
高血压(H)	1
肝、肾功能不全(A)	0
卒中(S)	1
出血(B)	0
异常 INR(L)	0
年龄＞65 岁(E)	1
药物或饮酒(D)	0
合计	3

术前讨论:房颤射频消融术联合左心耳封堵术"一站式"治疗。

32.2.2　术前影像资料

(1) MSCT 检查　重建测得心耳开口直径为 25.71～27.57mm、深度为 30.54mm(图 33.1)。

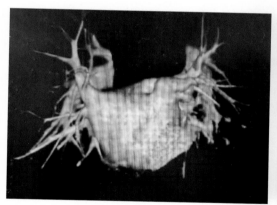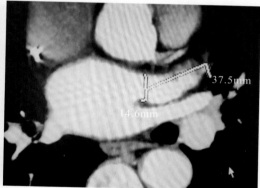

图 33.1　术前 CTA 三维重建

(2) TEE 检查　测得左心耳开口直径在 0°、45°、90°和 135°下分别为 21.6mm、20.3mm、22.2mm 和 23.26mm(表 33.3)。

表 33.3　术前 TEE 测量心耳开口数据

TEE 位置/°	直径/mm	深度/mm
0	21.6	22.8
45	20.3	24.5
90	22.2	23.9
135°	23.6	28.0

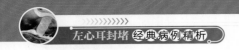

33.3 治疗方案

该患者卒中风险 6 分,出血风险 3 分,拟行房颤射频消融术联合左心耳封堵术。

手术难点:心耳内部梳状肌发达,呈双分叶心耳,内部空间狭小,注意封堵器不宜过大。

33.4 术中操作

33.4.1 DSA

DSA 下 RAO 30°、CAU 20°导引系统与猪尾导管同时造影,观察发现轴向偏高,心耳呈鸡翅样菜花型,下缘梳状肌发达,内部真实空间狭小。测得心耳开口直径为 23.2mm、深度为 28mm。综合术前 MSCT 和 TEE 分析,选择使用 24mm 封堵器(图 33.2)。

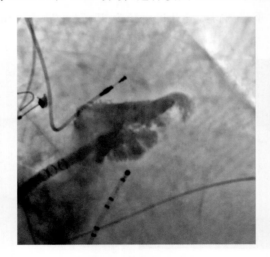

图 33.2 术中心耳造影

33.4.2 封堵策略分析

拟定封堵策略:心耳内部梳状肌发达,呈双分叶心耳,内部空间狭小,术前测得最大开口直径为 23.2mm,术中造影测得心耳开口直径为 22mm。可能当前角度非最大展开造影角度,选用 24mm 封堵器,将鞘管头端固定在远端上叶中,缓慢退鞘展开,以防太快致封堵器被挤出心耳(图 33.3)。

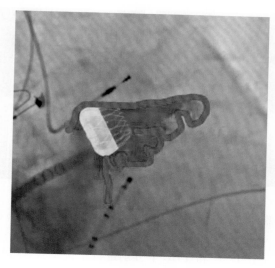

图 33.3　封堵策略模拟图

33.4.3　封堵器展开与即刻造影

退鞘锁合输送系统与导引系统，缓慢退鞘展开封堵器；展开后即刻造影，封堵器形态良好（呈草莓状），封堵完全（图 33.4）。

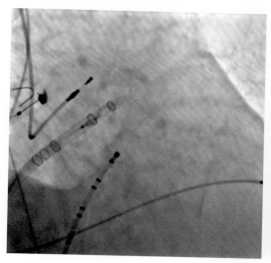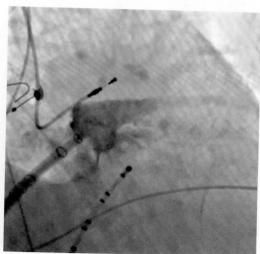

图 33.4　封堵器展开与即刻造影

33.4.4　PASS 原则评估

（1）位置、压缩比及残余分流评估　TEE 各角度显示上缘位置佳，下缘平口封堵，且无残余分流（图 33.5）。

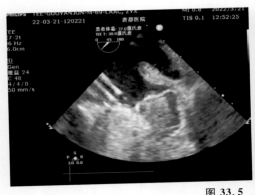
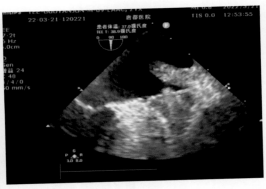

图 33.5　TEE 评估影像

　　TEE 下测量封堵器,被压缩后直径为 20mm、压缩比为 16.7%,符合 PASS 原则压缩比要求。

　　(2)牵拉试验评估　在 DSA 和 TEE 下分别进行牵拉试验,DSA 下可见封堵器回弹明显(图 33.6);TEE 下可见封堵器与心耳壁同步运动,证明封堵器锚定稳定。

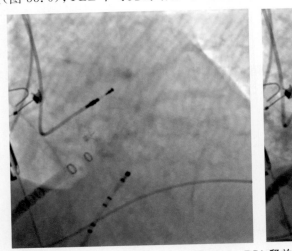
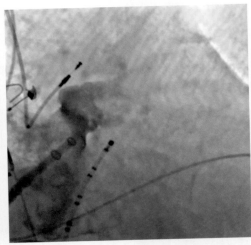

图 33.6　DSA 释放后影像

　　符合 PASS 原则,释放封堵器,释放后再次造影及超声观察,观察封堵器无明显变化。

33.5　要点精析

　　该病例为双分叶菜花型心耳,内部梳状肌发达,房间隔穿刺位置略高。在释放封堵器过程中需缓慢释放,同时略微逆时针旋转,缓慢释放,避免梳状肌将封堵器挤出。

第34章　菜花型左心耳封堵

空军军医大学唐都医院　楚　轶　马　超

34.1　病例资料摘要

患者女性,71 岁。主诉:阵发性胸闷、气短 10 年,伴双下肢水肿 2 个月。既往有高血压病史。入院诊断:阵发性房颤;高血压 3 级,极高危。

34.2　评估

34.2.1　术前评估

手术风险评估:使用卒中风险评分(CHA2DS2 - VASc 评分)量表(表 34.1)和出血风险评分(HAS - BLED 评分)量表(表 34.2)进行术前评估。

风险评估得分:CHA2DS2 - VASc＝3 分;HAS - BLED＝2 分。

表 34.1　CHA2DS2 - VASc 评分

CHA2DS2 - VASc	评分/分
慢性心力衰竭/左心室功能不全(C)	0
高血压(H)	1
年龄≥75 岁(A)	0
糖尿病(D)	0
卒中/短暂性脑缺血发作/血栓栓塞病史(S)	0
血管性疾病(V)	0
年龄 65～74 岁(A)	1
女性(Sc)	1
合计	3

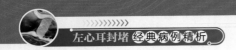

表 34.2　HAS-BLED 评分

HAS-BLED	评分/分
高血压(H)	1
肝、肾功能不全(A)	0
卒中(S)	0
出血(B)	0
异常 INR(L)	0
年龄>65 岁(E)	1
药物或饮酒(D)	0
合计	2

术前讨论:房颤射频消融术联合左心耳封堵术"一站式"治疗。

34.2.2　术前影像资料

TEE 下测得左心耳开口直径在 0°、45°、90°和 135°分别为 18.6mm、19.9mm、18.7mm 和 17.4mm(表 34.3)。

表 34.3　术前 TEE 测量心耳开口数据

TEE 位置/°	直径/mm	深度/mm
0	18.6	38.6
45	19.9	23.5
90	18.7	23.7
135	17.4	31.9

34.3　治疗方案

该患者卒中风险 3 分,出血风险 2 分,拟行房颤射频消融术联合左心耳封堵术。

手术难点:心耳呈菜花型,椭圆形开口,心耳内梳状肌发达,注意穿刺轴向,轻微逆时针旋转,防止下缘露肩过多。

34.4　术中操作

34.4.1　DSA

DSA 下 RAO 30°、CAU 20°导引系统与猪尾导管同时造影,观察发现轴向偏高,心耳呈多分叶菜花型,分叶多下缘梳状肌发达,测得心耳开口直径为 19mm、深度为 24.5mm。综合术前 TEE 分析,选择使用 24mm 封堵器(图 34.1)。

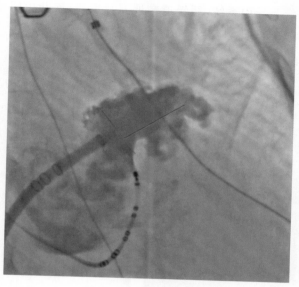

图 34.1 术中心耳造影

34.4.2 封堵策略分析

拟定封堵策略:心耳内部梳状肌发达,空间足够,术前测得最大开口直径为 19.9mm,术中造影测得心耳开口直径为 19mm。结合分析,选用 24mm 封堵器,将鞘管头端固定在远端小叶中,缓慢退鞘展开,以防太快致封堵器被挤出心耳,同时保持逆时针向力不松开,减少下缘露肩(图 34.2)。

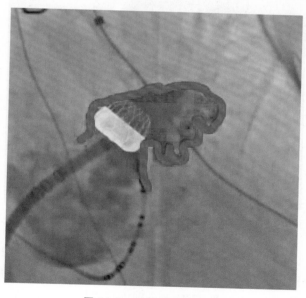

图 34.2 封堵策略模拟图

34.4.3 封堵器展开与即刻造影

退鞘锁合输送系统与导引系统,缓慢退鞘展开封堵器;展开后即刻造影,封堵器形态良好(呈草莓状),封堵完全(图34.3)。

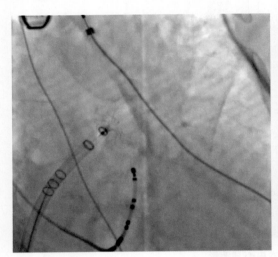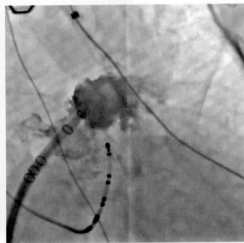

图 34.3　封堵器展开与即刻造影

34.4.4　PASS 原则评估

(1)位置、压缩比及残余分流评估　TEE 各角度显示上缘位置略深,下缘平口封堵,且无残余分流(图 34.4)。

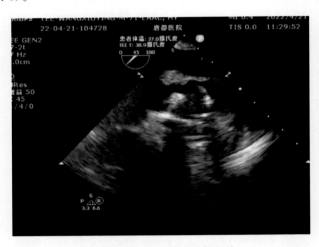

图 34.4　TEE 45°下评估影像

TEE 在 0°、45°、90°和 135°下测量封堵器,被压缩后直径分别为 21mm、22mm、21mm和 22mm,压缩比分别为 12.5%、8%、8%和 12.5%,符合 PASS 原则压缩比要求。

(2)牵拉试验评估　在 DSA 和 TEE 下分别进行牵拉试验,DSA 下可见封堵器回弹明显(图34.5);TEE下可见封堵器与心耳壁同步运动,证明封堵器锚定稳定。

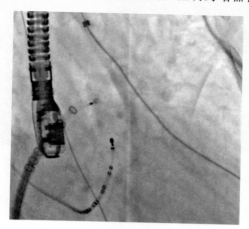

图 34.5　DSA下牵拉试验影像

符合PASS原则,释放封堵器,释放后再次造影及超声观察,观察封堵器无明显变化(图34.6)。

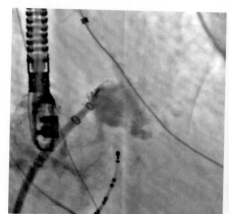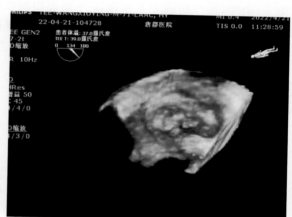

图 34.6　DSA 及 TEE 释放后三维影像

34.5 要点精析

该病例心耳形态为菜花型心耳,深度足够。在深度足够的左心耳进行封堵时,应避免放置过深。术中应预判左心耳封堵器开口位置,避免放置过深导致封堵不全。如果放置过深,可微回收封堵器适当回拉,操作需谨慎,避免心脏压塞。

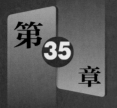

第**35**章 左心耳封堵术联合无导线起搏器置入术"一站式"治疗房颤合并房室传导阻滞

空军军医大学唐都医院　郭万刚　刘鹏云

35.1 病例资料摘要

患者女性,83 岁。主诉:发作性黑矇 2 年,气短、乏力 1 周。既往持续性房颤、高血压病史 20 余年,糖尿病病史 8 年余,5 年前患出血性脑卒中。入院后行 24 小时动态心电检查,结果提示持续性房颤合并间歇性三度房室传导阻滞;超声心动图提示左心房前后径为 51mm,左室射血分数 65%。诊断:持续性房颤;三度房室传导阻滞;高血压 3 级;脑卒中。

35.2 评估

35.2.1 术前评估

手术风险评估:使用卒中风险评分(CHA2DS2 – VASc 评分)量表(表 34.1)和出血风险评分(HAS – BLED 评分)量表(表 34.2)进行术前评估。

风险评估得分:CHA2DS2 – VASc=5 分;HAS – BLED=4 分。

表 35.1　CHA2DS2 – VASc 评分

CHA2DS2 – VASc	评分/分
慢性心力衰竭/左心室功能不全(C)	0
高血压(H)	1
年龄≥75 岁(A)	1
糖尿病(D)	1
卒中/短暂性脑缺血发作/血栓栓塞病史(S)	0
血管性疾病(V)	1
年龄 65～74 岁(A)	0
女性(Sc)	1
合计	5

表 35.2 　HAS - BLED 评分

HAS - BLED	评分/分
高血压（H）	1
肝、肾功能不全（A）	0
卒中（S）	0
出血（B）	1
异常 INR（L）	1
年龄＞65 岁（E）	1
药物或饮酒（D）	0
合计	4

35.2.2 　术前影像检查

双侧肺静脉、左心房未见明显血栓形成。

35.3 　治疗方案

该患者卒中风险 5 分，出血风险 4 分，符合左心耳封堵术适应证，考虑患者的远期获益，建议行左心耳封堵术联合无导线起搏器"一站式"治疗。麻醉方式采用全身麻醉。

手术难点：为保证患者基本心率，手术顺序先行无导线起搏器，再行左心耳封堵术；该患者心耳较大，注意穿刺轴向及鞘管深度，避免心脏压塞。

35.4 　手术过程

35.4.2 　左心耳封堵术

左心耳选择性造影显示左心耳基底部宽为 26.0mm、纵深为 26.7mm。撤出猪尾导管，结合术中 TEE 结果，选择 33mm WATCHMAN 左心耳封堵器。缓慢后撤封堵器后经左心耳造影及 TEE 多角度判断：封堵效果良好，压缩比为 12％～18％，无残余分流，通过牵拉试验确认后彻底释放封堵器（图 35.1A、B）。

35.4.1 　无导线起搏器置入术

术前动态心电图提示三度房室传导阻滞。经股静脉行无导线起搏器置入术。测试起搏器参数：起搏阈值/脉宽为 0.38V/0.4ms，阻抗为 950Ω，R 波振幅为 10.6mV。行牵拉试验，确认起搏器固定良好（图 35.1C、D）。

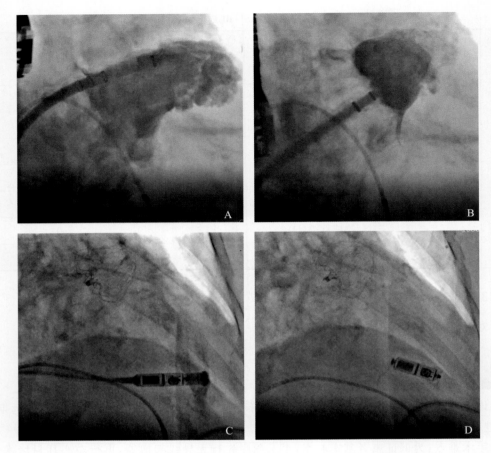

A—左心耳造影;B—WATCHMAN 封堵器植入左心耳后造影;C—无导线递送系统到位后造影;D—"一站式"左心耳封堵术和无导线起搏器置入完成后造影。

图 35.1 "一站式"左心耳封堵术和无导线起搏器置入术置入过程

35.5 要点精析

(1)本例老年患者房颤 CHA2DS2－VASc 5 分,HAS－BLED 评分 4 分,心电图提示间歇性三度房室传导阻滞,采用左心耳封堵术联合无导线起搏器置入术"一站式"综合管理。

(2)持续性房颤患者需要抗凝治疗。左心耳封堵术中抗凝治疗必不可少。无导线起搏器较普通起搏器没有囊袋,不会导致囊袋出血、伤口愈合不良等并发症。

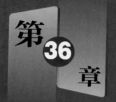

第36章 心腔内超声指导下浅鸡翅型左心耳封堵

空军军医大学唐都医院　李　妍　马文帅

36.1 病例资料摘要

患者女性,73,主诉:胸闷、气短 10 余年。既往患高血压 10 余年,有脑梗死史 2 年,后间断服用华法林,有华法林用药消化道出血史,肺气肿病史 8 年,否认糖尿病。入院诊断:持续性房颤;高血压 3 级,很高危;脑梗死;肺气肿(双侧)。

36.2 评估

36.2.1 术前评估

手术风险评估:使用卒中风险评分(CHA2DS2 - VASc 评分)量表(表 36.1)和出血风险评分(HAS - BLED 评分)量表(表 36.2)进行术前评估。

风险评估得分:CHA2DS2 - VASc＝5 分;HAS - BLED＝4 分。

表 36.1　CHA2DS2 - VASc 评分

CHA2DS2 - VASc	评分/分
慢性心力衰竭/左心室功能不全(C)	0
高血压(H)	1
年龄≥75 岁(A)	0
糖尿病(D)	0
卒中/短暂性脑缺血发作/血栓栓塞病史(S)	2
血管性疾病(V)	0
年龄 65～74 岁(A)	1
女性(Sc)	1
合计	5

表 36.2　HAS‐BLED 评分

HAS‐BLED	评分/分
高血压（H）	1
肝、肾功能不全（A）	0
卒中（S）	1
出血（B）	1
异常 INR（L）	0
年龄＞65 岁（E）	1
药物或饮酒（D）	0
合计	4

36.2.2　术前影像检查

术前 CT 三维重建及模拟见图 36.1、图 36.2，表 36.3。

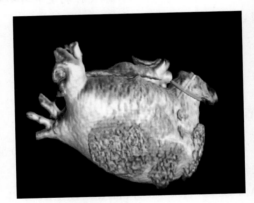

图 36.1　术前 CT 三维模拟

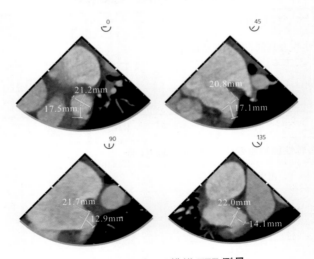

图 36.2　术前 CT 模拟 TEE 测量

表 36.3　术前 CT 模拟 TEE 测量心耳开口数据

TEE 位置/°	直径/mm	深度/mm
0	21.2	17.5
45	20.8	17.1
90	21.7	12.9
135	22.0	14.1

36.3 治疗方案

该患者卒中风险 5 分,出血风险 4 分,符合左心耳封堵术适应证;先行冠状动脉造影明确冠状动脉情况;考虑双侧肺气肿,采用 ICE 指导。麻醉方式采用局部麻醉。

手术难点:房间隔坚韧导致穿刺困难,术前需备好应对预案;开口直径大、深度浅,需多次借深度技巧。

36.4 手术过程

36.4.1　术中冠状动脉造影

考虑术前主诉,先行冠状动脉造影明确冠状动脉情况。冠状动脉造影显示冠状动脉血管大致正常(图 36.3)。

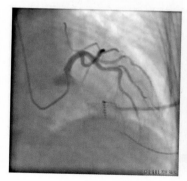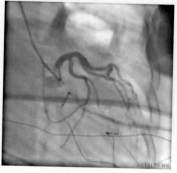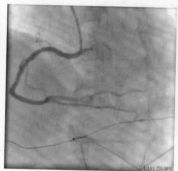

图 36.3　术中冠状动脉造影

36.4.2　ICE 指导下穿刺及术前心耳观测

左心房前后径 50mm,且房间隔坚韧,帐篷征明显,采用细针突破,生理盐水推注可见气泡影;ICE 导管通过间隔进入左心房,心耳未见血栓,形态与 CT 重建大致一致,呈鸡翅型(图 36.4、图 36.5,表 36.4)。

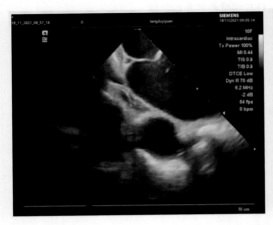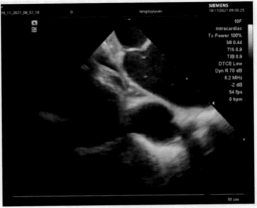

图 36.4　ICE 指导下房间隔穿刺

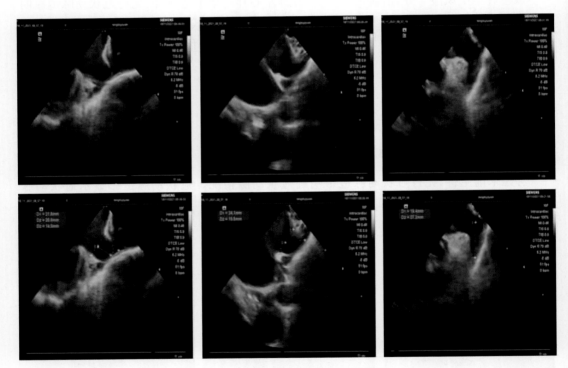

图 36.5　ICE 指导下进行左心耳观测

表 36.4　术中 ICE 测量心耳开口数据

ICE 位置/°	直径/mm	深度/mm
类 45	21.5	20.6
类 90	19.4	27.2
类 135	24.1	19.5

36.4.3 左心耳造影

术前分析心耳呈鸡翅型,采用常规肝位造影。心耳造影显示与术前预判一致(图 36.6)。给予足量肝素,间隔 15～30 分钟进行 ACT 监测,保持 ACT＞250 秒;术中左心房压监测＞10mmHg。

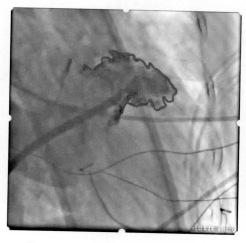

图 36.6　RAO 30°、CAU 20°心耳造影

36.4.4 封堵策略分析

考虑目前现有穿刺点及鞘管轴向,选定方案一策略进行封堵;DSA 下测量开口直径为 23mm、深度为 20mm;ICE 各角度下测量,考虑心耳开口呈椭圆形,测量直径为 19～24mm。综合开口及深度数据,选取方案一策略并选定 27mm WATCHMAN 封堵器(图 36.7)。

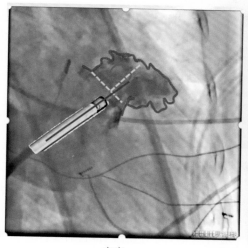
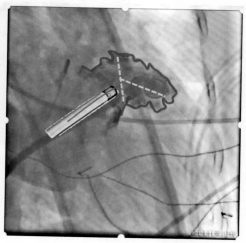

方案一　　　　　　　　　　　　　　　　　方案二

图 36.7　封堵策略分析图

36.4.5　封堵器展开

心耳深度较浅,使用多次借深度技巧,一次性展开成功(图 36.8)。

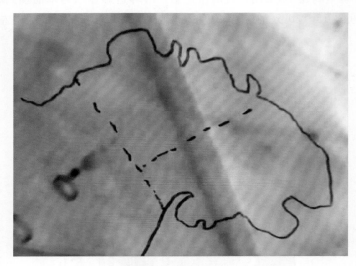

图 36.8　多次借深度封堵器首次展开即刻

封堵器首次展开即刻,造影下封堵器位置良好,初步符合预期效果(图 36.9)。

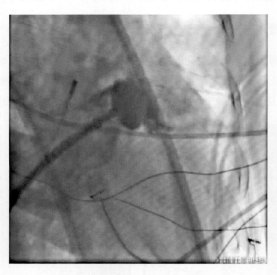

图 36.9　封堵器首次展开即刻造影

36.4.6　PASS 原则评估

ICE 探查下,3 个角度封堵器肩部均着陆于心耳口部,无明显露肩,符合 PASS 原则中对于位置的要求;封堵器牵拉试验稳定,回弹迅速,无明显位移;测量压缩比为 9.25% ~ 17.41%(图 36.10 至图 36.13,表 36.5)。

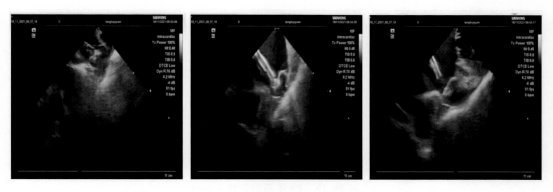

图 36.10 PASS 原则评估 - Position

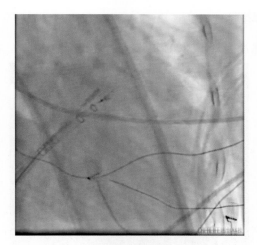

图 36.11 PASS 原则评估 - Anchor

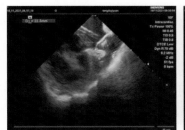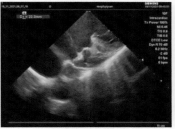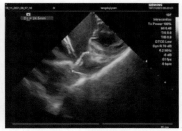

图 36.12 PASS 原则评估 - Size

表 36.5 PASS 原则评估 - Size

ICE 位置/°	直径/mm	压缩比/%
类 45	22.3	17.41
类 90	22.3	17.41
类 135	24.5	9.25

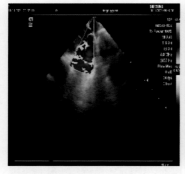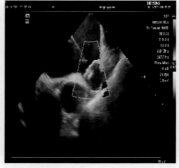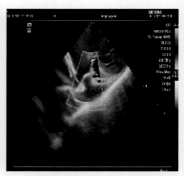

图 36.13 PASS 原则评估 - Seal

36.4.7 释放封堵器

满足 PASS 原则,释放封堵器,ICE 提示封堵效果理想(图 36.14)。

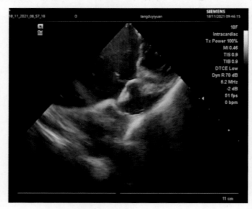

图 36.14 释放后 ICE 评估影像

36.5 要点精析

(1)该病例左心房大,房间隔纤维化变韧,即使帐篷征明显,穿刺针仍反复不能通过。对本病例使用穿刺针针芯通过,在 ICE 指导下行房间隔穿刺,增加了穿刺的安全性。

(2)该病例心耳形态为敞口型,深度略浅。术者使用了多次借深度方法,在退鞘过程中,可采用边退边借深度,需要术中谨慎操作、综合把控,避免心脏压塞。

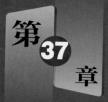

第37章 经食管超声心动图指导下 "Z"字形左心耳封堵

空军军医大学唐都医院　李　妍　马文帅

37.1 病例资料摘要

患者男性,67岁。主诉:心慌、气短6年余,再发1个月。既往有房颤、慢性胃炎消化道出血病史。入院诊断:持续性房颤;冠心病,心功能Ⅱ级(NYHA);慢性胃炎;贫血(轻度)。

37.2 评估

37.2.1 术前评估

手术风险评估:使用卒中风险评分(CHA2DS2 - VASc评分)量表(表37.1)和出血风险评分(HAS - BLED评分)量表(表37.2)进行术前评估。

风险评估得分:CHA2DS2 - VASc=2分;HAS - BLED=3分。

表 37.1　CHA2DS2 - VASc评分

CHA2DS2 - VASc	评分/分
慢性心力衰竭/左心室功能不全(C)	1
高血压(H)	0
年龄≥75岁(A)	0
糖尿病(D)	0
卒中/短暂性脑缺血发作/血栓栓塞病史(S)	0
血管性疾病(V)	0
年龄65～74岁(A)	1
女性(Sc)	0
合计	2

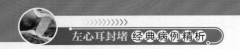
表 37.2　HAS - BLED 评分

HAS - BLED	评分/分
高血压(H)	0
肝、肾功能不全(A)	0
卒中(S)	0
出血(B)	1
异常 INR(L)	0
年龄>65 岁(E)	1
药物或饮酒(D)	1
合计	3

37.2.2　术前影像检查

术前 TEE 检查结果见图 37.1 和表 37.3。

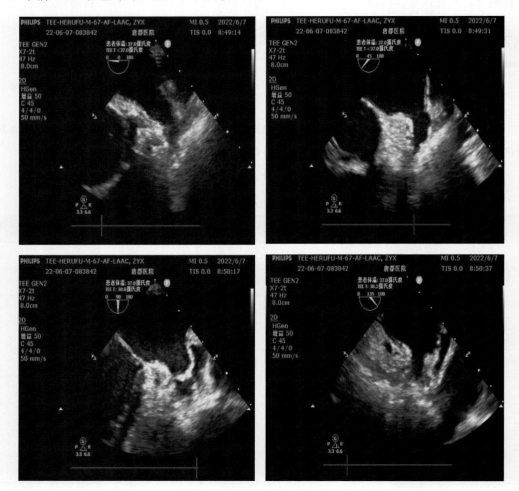

图 37.1　术前 TEE 检查

表 37.3　术前 TEE 测量心耳开口数据

TEE 位置/°	直径/mm	深度/mm
0	18	18
45	19	18
90	19	17
135	18	18

37.3　治疗方案

　　该患者卒中风险 2 分,出血风险 3 分,符合左心耳封堵术适应证,考虑患者的远期获益,建议行经皮左心耳封堵术;考虑胸闷、胸痛主诉,先行冠状动脉造影明确冠状动脉情况。麻醉方式采用全身麻醉。

　　手术难点:该心耳远端迂曲转角,需注意鞘管轴向,且释放过程应缓慢,防止封堵器被挤出。

37.4　手术过程

37.4.1　术中冠状动脉造影

　　考虑术前主诉,先行冠状动脉造影明确冠状动脉情况。冠状动脉造影显示冠状动脉血管大致正常,LAD 中段约 30% 狭窄(图 37.2)。

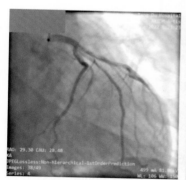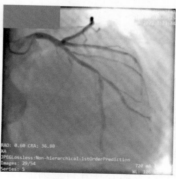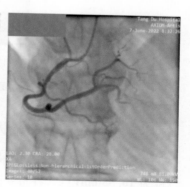

图 37.2　术中冠状动脉造影

37.4.2　左心耳造影

　　采用常规肝位造影。心耳造影显示与术前 TEE 预判一致。给予足量肝素,间隔 15~30 分钟进行 ACT 监测,保持 ACT>250 秒;术中左心房压监测>10mmHg(图 37.3、图 37.4)。

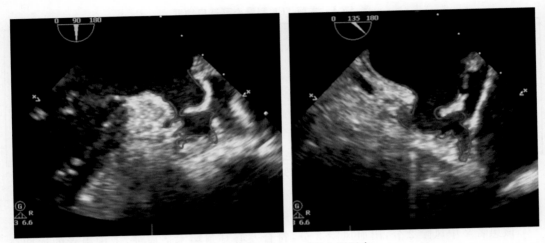

图 37.3　TEE 90°及 135°下心耳形态

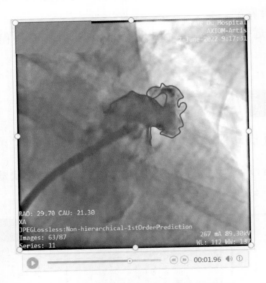

图 37.4　RAO 30°、CAU 20°心耳造影

37.4.3　封堵策略分析

考虑现有穿刺点及鞘管轴向，选定方案二策略进行封堵；DSA 测量开口直径为 20.37mm、深度为 16.38mm；TEE 各角度测量，考虑心耳开口呈圆形，开口直径为 18～19mm。综合开口及深度数据，考虑选择方案二策略并选定 24mm WATCHMAN 封堵器（图 37.5）。

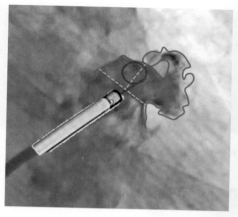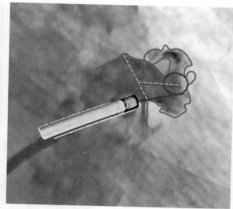

方案一 方案二

图 37.5 封堵策略分析图

37.4.4 封堵器展开

调整猪尾导管进入远端迂曲转角,鞘管顺时针旋转进深,谨慎避开心耳转角。顺时针旋转、逆时针旋转结合,顺应心耳走向,借深度一次性展开封堵器(图 37.6)。

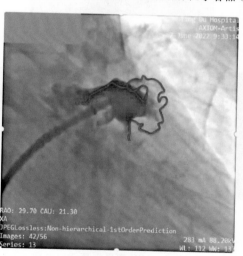

图 37.6 封堵器首次展开即刻造影

37.4.5 PASS 原则评估

TEE 探查下,4 个角度封堵器肩部均着陆于心耳口部,无明显露肩,符合 PASS 原则中对于位置的要求;封堵器牵拉试验稳定,回弹迅速,无明显位移;测量压缩比为 $16.67\% \sim 20.83\%$(图 37.7 至图 37.10,表 37.4)。

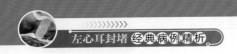
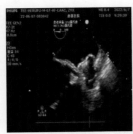
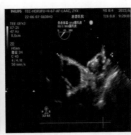
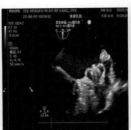
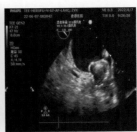

图 37.7　PASS 原则评估 - Position

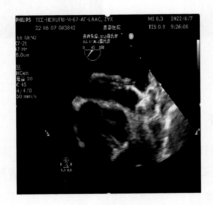

图 37.8　PASS 原则评估 - Anchor

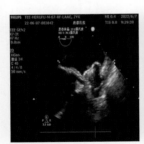
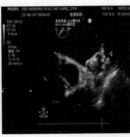
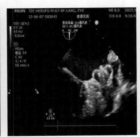
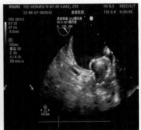

图 37.9　PASS 原则评估 - Size

表 37.4　TEE 测量心耳开口数据

TEE 位置/°	直径/mm	压缩比/%
0	20	16.67
45	20	16.67
90	19	20.83
135	20	16.67

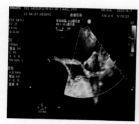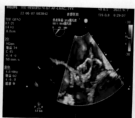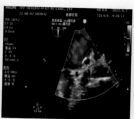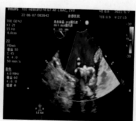

图 37.10　PASS 原则评估 - Seal

37.4.6　释放封堵器

满足 PASS 原则，释放封堵器，DSA 及 TEE 提示封堵效果理想（图 37.11、图 37.12）。

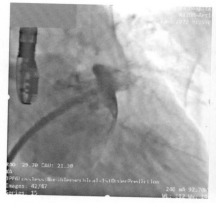

图 37.11　释放后 DSA 评估影像

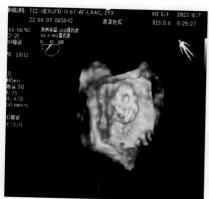

图 37.12　释放后 TEE 评估影像

37.5　要点精析

（1）该病例心耳形态为"Z"字形，内部梳状肌发达，对封堵器展开增加了操作难度。

（2）选择恰当的封堵策略会有更多的可用深度。

（3）穿刺的轴向及鞘管的旋转操作要视心耳的走势及时调整，方能顺利封堵。

第38章 经食管超声心动图指导下萝卜缨型左心耳封堵

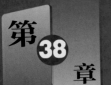

空军军医大学唐都医院 李 妍 马文帅

38.1 病例资料摘要

患者男性,72岁。主诉:心慌、气短5年余,加重1周。既往患扩心病、心房纤颤数年,脑梗死病史半年余,慢性胃肠炎病史多年。入院诊断:扩张型心肌病;房颤;脑梗死;慢性胃炎。

38.2 评估

38.2.1 术前评估

手术风险评估:使用卒中风险评分(CHA2DS2-VASc评分)量表(表38.1)和出血风险评分(HAS-BLED评分)量表(表38.2)进行术前评估。

风险评估得分:CHA2DS2-VASc=4分;HAS-BLED=3分。

表 38.1　CHA2DS2 - VASc 评分

CHA2DS2 - VASc	评分/分
慢性心力衰竭/左心室功能不全(C)	1
高血压(H)	0
年龄≥75岁(A)	0
糖尿病(D)	0
卒中/短暂性脑缺血发作/血栓栓塞病史(S)	2
血管性疾病(V)	0
年龄65~74岁(A)	1
女性(Sc)	0
合计	4

表 38.2　HAS－BLED 评分

HAS－BLED	评分/分
高血压（H）	0
肝、肾功能不全（A）	0
卒中（S）	1
出血（B）	1
异常 INR（L）	0
年龄＞65 岁（E）	1
药物或饮酒（D）	0
合计	3

38.2.2　术前影像检查

术前 TEE 检查结果见图 38.1 和表 38.3。

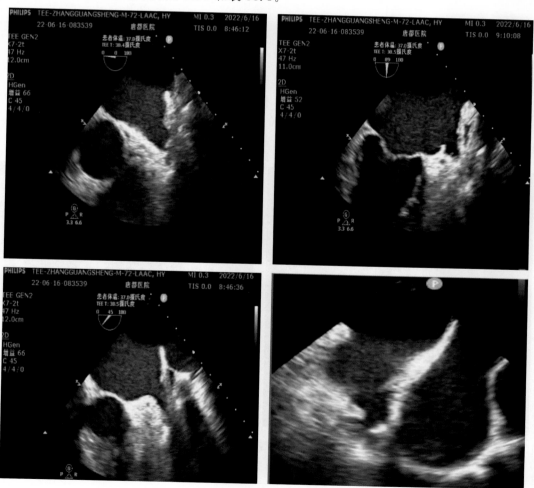

图 38.1　术前 TEE 检查

表 38.3 术前 TEE 测量心耳开口数据

TEE 位置/°	直径/mm	深度/mm
0	18.1	16.7
45	14.2	14.1
90	13.4	13.7
135	15.6	13.8

38.3 治疗方案

该患者卒中风险 4 分,出血风险 3 分,符合左心耳封堵术适应证,考虑患者的远期获益,建议行经皮左心耳封堵术。麻醉方式采用全身麻醉。

手术难点:该心耳内部空间小,梳状肌发达,需多次借深度。

38.4 手术过程

38.4.1 左心耳造影

采用常规肝位造影。心耳造影显示与术前 TEE 预判一致。给予足量肝素,间隔 15～30 分钟进行 ACT 监测,保持 ACT＞250 秒;术中左心房压监测＞10mmHg(图 38.2、图 38.3)。

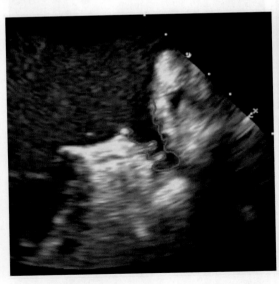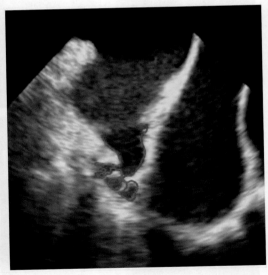

图 38.2 TEE 45°及 135°下心耳形态

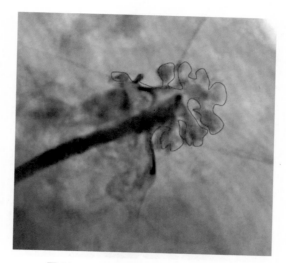

图 38.3　RAO 30°、CAU 20°心耳造影

38.4.2　封堵策略分析

DSA 测量开口直径为 1mm、深度为 16.38mm；TEE 各角度测量，考虑心耳开口呈水滴形，开口直径为 13~18mm。综合开口及深度数据，选定 21mm WATCHMAN 封堵器（图 38.4）。

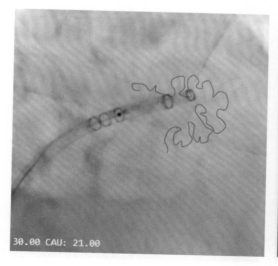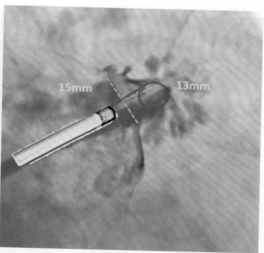

图 38.4　封堵策略分析图

38.4.3　封堵器展开

心耳主腔仅猪尾导管圈大小，远端小分叶致密，开口小，导管无法进入。操作要点为且退且进，展开一瞬间，顶住封堵器外扩的力量，抓住心耳壁（图 38.5）。

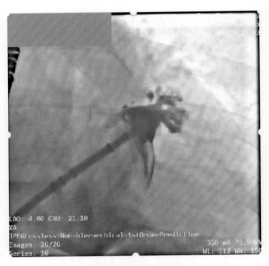

图 38.5　封堵器首次展开即刻造影

38.4.4　PASS 原则评估

TEE 探查下,4 个角度封堵器肩部均着陆于心耳口部,无明显露肩,符合 PASS 原则中对于位置的要求;封堵器牵拉试验稳定,回弹迅速,无明显位移;测量压缩比为 9.52%～14.29%(图 38.6 至图 38.9,表 38.3)。

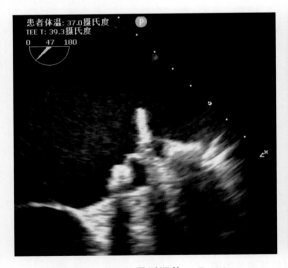

图 38.6　PASS 原则评估－Position

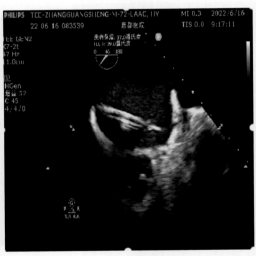

图 38.7　PASS 原则评估－Anchor

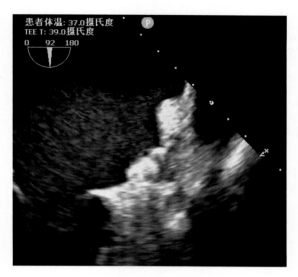

图 38.8　PASS 原则评估 - Size

表 38.4　TEE 测量心耳开口数据

TEE 位置/°	直径/mm	压缩比/%
0	19	9.52
45	18	14.29
90	19	9.52
135	19	9.52

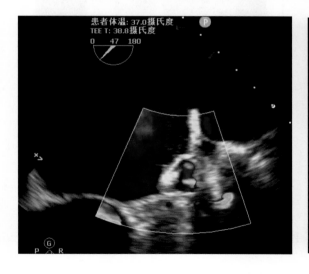

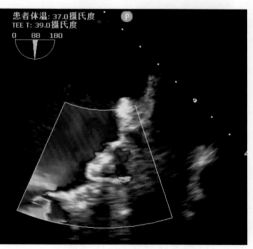

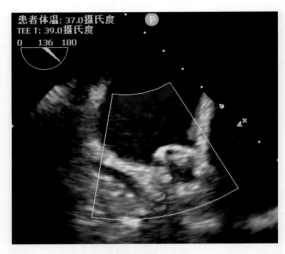

图 38.9　PASS 原则评估 - Seal

38.4.5　释放封堵器

满足 PASS 原则,释放封堵器,DSA 及 TEE 提示封堵效果理想(图 38.10、图 38.11)。

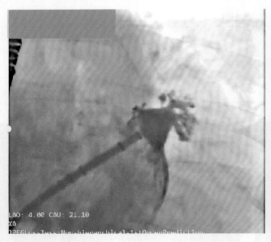

图 38.10　释放后 DSA 评估影像

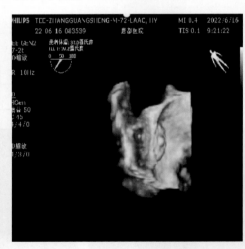

图 38.11　释放后 TEE 评估影像

38.5　要点精析

（1）本例患者心耳形态非常特殊,心耳主腔仅猪尾圈大小,远端小分叶繁多而致密,开口小,导管无法进入,封堵难度大。

（2）术者采用多次借深度的手法,在封堵器释放过程中,且退且进,展开一瞬间,顶住封堵器外扩的力量,抓住心耳壁。毫厘之间,需密切注意手术安全性,防止心脏压塞发生。

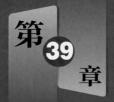

第 **39** 章　标准术式钳型左心耳封堵

昆明医科大学第一附属医院　孙　煌

39.1　病例资料摘要

患者男性，58 岁。主诉：胸闷、心慌 3 年余。既往患持续性房颤、冠心病、高血压、左下肢静脉血栓、肺动脉高压，长期服阿司匹林。入院诊断：持续性房颤；冠心病，心功能Ⅱ级；高血压 3 级；左下肢静脉血栓；肺动脉高压。

39.2　评估

39.2.1　术前评估

手术风险评估：使用卒中风险评分（CHA2DS2 – VASc 评分）量表（表 39.1）和出血风险评分（HAS – BLED 评分）量表（表 39.2）进行术前评估。

风险评估得分：CHA2DS2 – VASc＝3 分；HAS – BLED＝2 分。

表 39.1　CHA2DS2 – VASc 评分

CHA2DS2 – VASc	评分/分
慢性心力衰竭/左心室功能不全（C）	1
高血压（H）	1
年龄≥75 岁（A）	0
糖尿病（D）	0
卒中/短暂性脑缺血发作/血栓栓塞病史（S）	0
血管性疾病（V）	1
年龄 65～74 岁（A）	0
女性（Sc）	0
合计	3

表 39.2　HAS－BLED 评分

HAS－BLED	评分/分
高血压（H）	1
肝、肾功能不全（A）	0
卒中（S）	0
出血（B）	0
异常 INR（L）	0
年龄＞65 岁（E）	0
药物或饮酒（D）	1
合计	2

39.2.2　术前影像检查

术前 TEE 检查结果见图 39.1 和表 39.3。

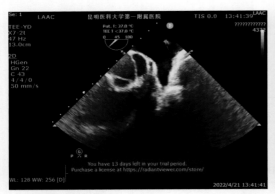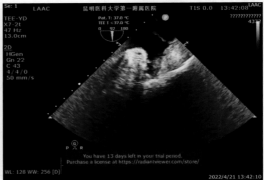

图 39.1　术前 TEE 测量

表 39.3　术前 TEE 测量心耳开口数据

TEE 位置/°	直径/mm	深度/mm
0	19	25
45	17	26
90	20	26
135	22	21

39.3　治疗方案

该患者 CHA2DS2 - VASc 评分 3 分，HAS - BLED 评分 2 分，长期服用抗凝药且依从性差。拟在全身麻醉下用 TEE 指导完成左心耳封堵术。

手术难点：该心耳远端分叶，需注意穿刺点轴向，以及覆盖左心耳上方大隐窝。

39.4　手术过程

39.4.1　TEE 指导下行房间隔穿刺

TEE 指导下行房间隔穿刺，影像见图 39.2。

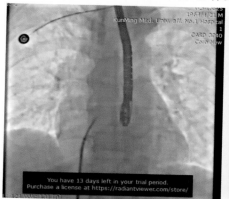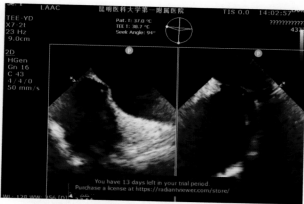

图 39.2　TEE 指导下房间隔穿刺

39.4.2　左心耳造影

DSA 多角度造影选择最佳工作体位，RAO 41°、CAU 11°造影见心耳展开位置最佳（图 39.3 至图 39.5）。

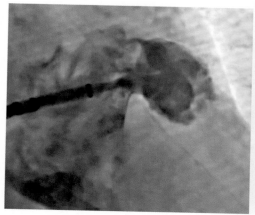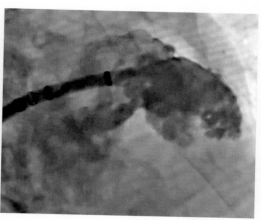

图 39.3　RAO 30°、CAU 20°造影　　　　**图 39.4　RAO 38°、CAU 24°造影**

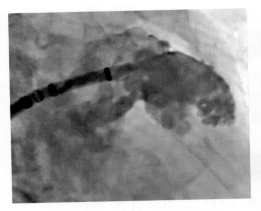

图 39.5　RAO 41°、CAU 11°造影

39.4.3　封堵策略分析

封堵策略分析见图 39.6。

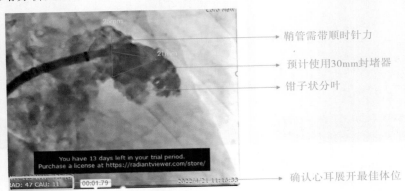

鞘管需带顺时针力

预计使用30mm封堵器

钳子状分叶

确认心耳展开最佳体位

图 39.6　封堵策略分析图

39.4.4　封堵器展开

封堵器首次展开即刻造影见图 39.7。

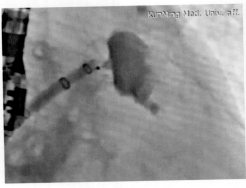

图 39.7　封堵器首次展开即刻造影

39.4.5 PASS 原则评估

TEE 探查下,4 个角度封堵器肩部均着陆于心耳口部,无明显露肩,符合 PASS 原则中对于位置的要求;封堵器牵拉试验稳定,回弹迅速,无明显位移;测量压缩比为 17%～20%(图 39.8 至图 39.11)。

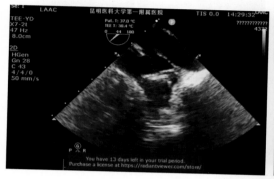
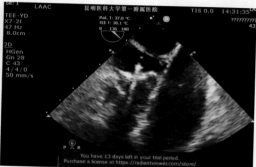

图 39.8　PASS 原则评估 - Position

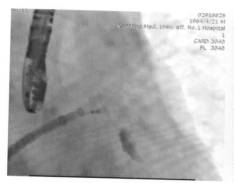
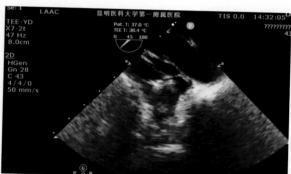

图 39.9　PASS 原则评估 - Anchor

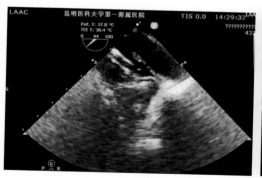
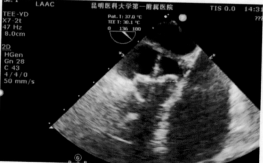

图 39.10　PASS 原则评估 - Size

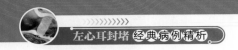
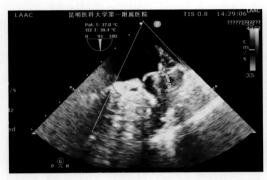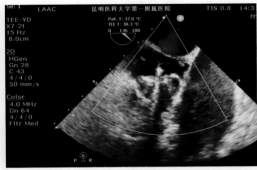

图 39.11 PASS 原则评估 - Seal

39.4.6 释放封堵器

满足 PASS 原则,释放封堵器,DSA 提示封堵效果理想(图 39.12)。

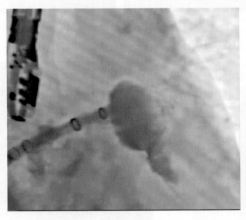

图 39.12 释放后 DSA 评估影像

39.5 要点精析

(1)本病例术者采用多个体位进行左心耳造影,从 RAO 30°、CAU 20° 逐渐加大 RAO,减少腹位角度,使左心耳远端的两分页逐渐展开,使术者更详细地了解左心耳真实形态,确定手术策略。

(2)房间隔穿刺位点及导管的轴向对手术能否顺利进行影响很大。术者可根据左心耳形态决定顺时针或逆时针旋转导管。本例患者应略带顺时针旋转,方能取得更好的同轴性。

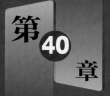

第40章　大开口风向标型左心耳封堵

汕头大学医学院第一附属医院　王　斌　陈业群

40.1　病例资料摘要

患者女性,57 岁。主诉:心慌、气短 5 年余。既往患甲状腺功能亢进症(20 余年),脑梗死病史(半年前)。入院诊断:持续性房颤;甲状腺功能亢进症;脑梗死。

40.2　评估

40.2.1　术前评估

手术风险评估:使用卒中风险评分(CHA2DS2 - VASc 评分)量表(表 40.1)和出血风险评分(HAS - BLED 评分)量表(表 40.2)进行术前评估。

风险评估得分:CHA2DS2 - VASc=3 分;HAS - BLED=3 分。

表 40.1　CHA2DS2 - VASc 评分

CHA2DS2 - VASc	评分/分
慢性心力衰竭/左心室功能不全(C)	0
高血压(H)	0
年龄≥75 岁(A)	0
糖尿病(D)	0
卒中/短暂性脑缺血发作/血栓栓塞病史(S)	2
血管性疾病(V)	0
年龄 65～74 岁(A)	0
女性(Sc)	1
合计	3

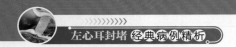

表 40.2　HAS - BLED 评分

HAS - BLED	评分/分
高血压(H)	0
肝、肾功能不全(A)	0
卒中(S)	1
出血(B)	0
异常 INR(L)	1
年龄＞65 岁(E)	0
药物或饮酒(D)	1
合计	3

40.2.2　术前影像检查

术前 TEE 检查结果见图 40.1 和表 40.3。

表 40.3　术前 TEE 测量心耳开口数据

TEE 位置/°	直径/mm	深度/mm
0	26	25
45	26	27
90	26	26
135	31	25

40.3　治疗方案

该患者属于非瓣膜性房颤患者,CHA2DS2 - VASc 评分 3 分,HAS - BLED 评分 3 分,符合适应证评分标准。

手术难点:心耳开口最大直径为 31mm,椭圆形开口,风向标型形态,深度够,内部梳状肌发达,展开过程使用"退鞘法"缓慢展开,注意下缘露肩情况。

40.4　手术过程

40.4.1　左心耳造影

DSA 多角度造影选择最佳工作体位,RAO 30°、CAU 20°造影心耳展开位置最佳(图 40.1、图 40.2)。

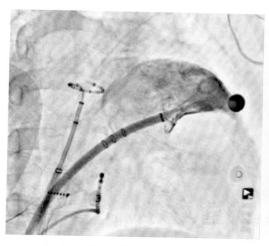

图 40.1 RAO 30°、CRA 20°心耳造影，
心耳最大开口直径为 27mm

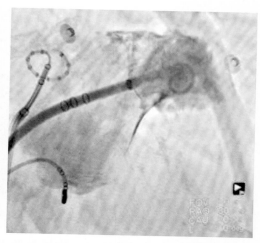

图 40.2 RAO 30°、CAU 20°心耳造影，
风向标型心耳，开口直径为 31mm、深度为 22mm

40.4.2 封堵策略分析

结合右肩位及肝位测量，以及 TEE 4 个角度数据判断该心耳开口椭圆形，选用 33mm
WATCHMAN 封堵器，走上叶封堵：在 DSA 和 TEE 的配合下，与猪尾导管轻轻试探走到
心耳上小分叶，获取更佳鞘管轴向（图 40.3）。

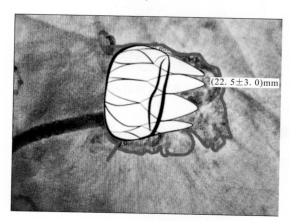

(22.5±3.0)mm

图 40.3 封堵策略分析图

40.4.3 导引系统操作

DSA 肝位下，鞘管进入心耳远端过程中，此时猪尾导管与鞘管相互作用，鞘管连同猪
尾导管呈现"钓鱼状"，"冒烟"发现造影剂溢散至下分叶内（图 40.4）。

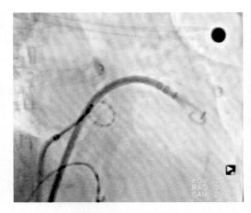

图 40.4　导引系统进入下叶造影

　　撤出鞘管，加大 RAO 45°，猪尾导管调整至上叶再次造影，重新测得开口直径为 31mm。综合考虑选用 33mm WATCHMAN 封堵器(图 40.5)。

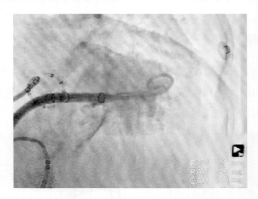

图 40.5　导引系统进入上叶造影

40.4.4　封堵器展开

封堵器首次展开即刻造影，见图 40.6。

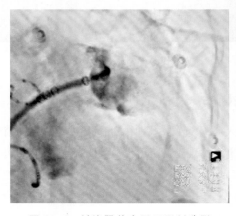

图 40.6　封堵器首次展开即刻造影

40.4.5　PASS 原则评估

　　TEE 探查下,4 个角度封堵器肩部均着陆于心耳口部,无明显露肩,符合 PASS 原则中对于位置的要求;封堵器牵拉试验稳定,回弹迅速,无明显位移;测量压缩比为 12%～15%(图 40.7 至图 40.10)。

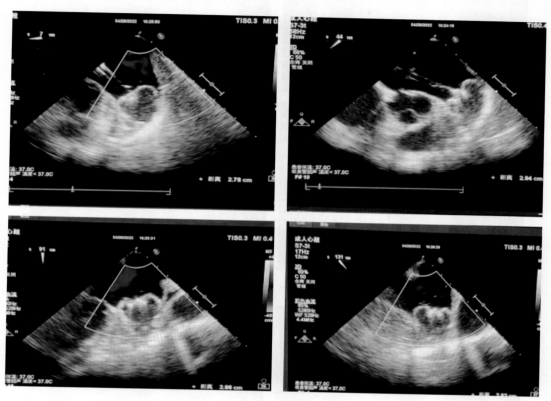

图 40.7　PASS 原则评估 – Position

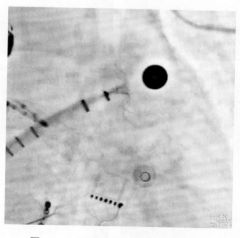

图 40.8　PASS 原则评估 – Anchor

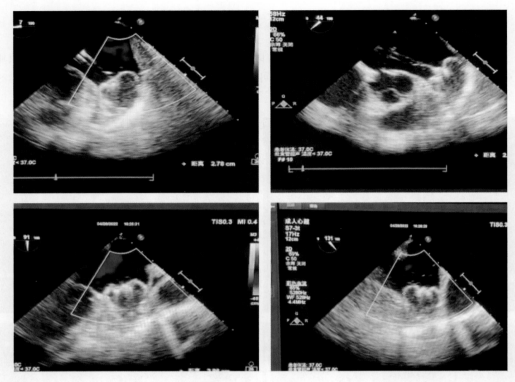

图 40.9 PASS 原则评估 - Size

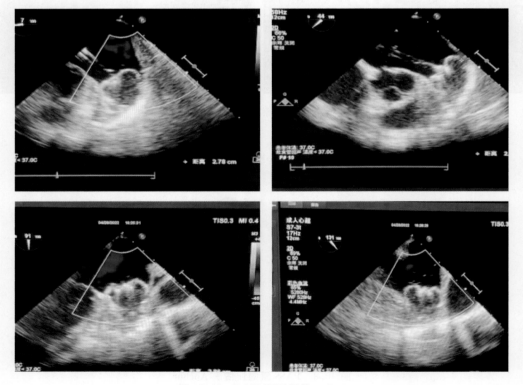

图 40.10 PASS 原则评估 - Seal

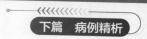
40.4.6 释放封堵器

满足 PASS 原则,释放封堵器,DSA 提示封堵效果理想(图 40.11)。

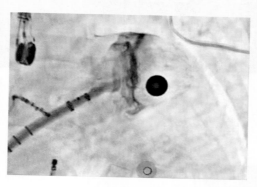

图 40.11 释放后 DSA 评估

40.5 要点精析

(1)术前需运用 TEE 充分探查 4 个角度开口大小,判定是否为椭圆形开口。根据心耳口部形态、梳状肌分布、分叶数量等综合评估,选择合适的封堵器。

(2)理论上,塞式封堵器最大型号的限制,对于直径大于 31mm 的心耳封堵有一定难度,但 WATCHMAN 可利用口部椭圆形的特性获得径向支撑,同时可采取封堵内口的方式,使封堵器钩挂住远端梳状肌,达到稳定性的效果。

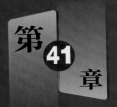

第41章 经皮冠脉介入术联合多分叶鸡翅型心耳封堵

湖南省人民医院　潘宏伟

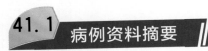

41.1 病例资料摘要

患者男性,67岁。既往房颤多年(未行抗凝治疗),高血压10年(药物控压),胃溃疡并出血1年,近1年2次脑梗死。心脏超声示LAd 49mm、RAd 49mm,二尖瓣少量反流,心包无积液,EF 48%。生化检查:凝血功能、肾功能(一)。肌钙蛋白0.43ng/mL,肌酸激酶182.3U/L,pro-BNP 7290pg/mL。入院诊断:冠心病,急性非ST段抬高型心肌梗死,心功能Ⅰ级(Killip分级),房颤;高血压3级,很高危;陈旧性脑梗死;胃溃疡。

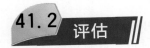

41.2 评估

41.2.1 术前评估

手术风险评估:使用卒中风险评分(CHA2DS2-VASc评分)量表(表41.1)和出血风险评分(HAS-BLED评分)量表(表41.2)进行术前评估。

风险评估得分:CHA2DS2-VASc=5分;HAS-BLED=5分。

表 41.1　CHA2DS2-VASc 评分

CHA2DS2-VASc	评分/分
慢性心力衰竭/左心室功能不全(C)	0
高血压(H)	1
年龄≥75岁(A)	0
糖尿病(D)	0
卒中/短暂性脑缺血发作/血栓栓塞病史(S)	2
血管性疾病(V)	1
年龄65～74岁(A)	1
女性(Sc)	0
合计	5

表 41.2 HAS - BLED 评分

HAS - BLED	评分/分
高血压(H)	1
肝、肾功能不全(A)	0
卒中(S)	1
出血(B)	1
异常 INR(L)	0
年龄＞65 岁(E)	1
药物或饮酒(D)	1
合计	5

41.2.2 术前 ECG 检查及影像检查

(1)术前 ECG 检查 参考图 41.1。

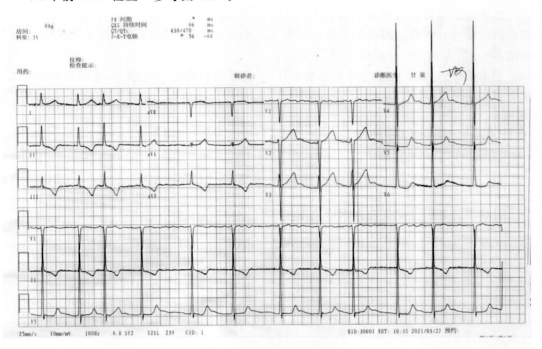

图 41.1 术前 ECG 检查

(2)术前左心耳 CT 左心耳呈多分叶鸡翅型,最大长度为 55mm,开口宽约为 24.9mm,心耳内未见血栓及自发显影(图 41.2)。

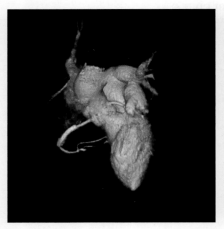
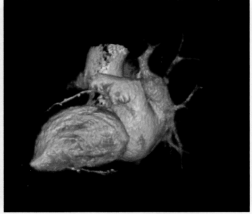

图 41.2　术前左心耳 CT 影像

41.3　治疗方案

患者属于非瓣膜性房颤患者,CHA2DS2 - VASc 评分 5 分,HAS - BLED 评分 5 分,符合适应证评分标准。拟采用全身麻醉方式。手术方式采用冠状动脉介入术联合左心耳封堵术"一站式"手术,且术中 TEE 下指导。

手术难点:该患者为早分叶鸡翅型心耳,多角度投射将左心耳展开,缓慢释放封堵器,注意封堵完全。

41.4　手术过程

41.4.1　冠状动脉造影及支架植入术

冠状动脉造影及支架植入术后见图 41.3 至图 41.5。

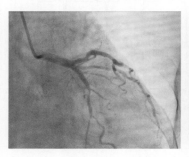
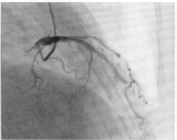
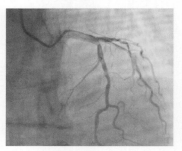

图 41.3　左冠状动脉造影回旋支近端至远端严重狭窄、左前降近端轻度狭窄

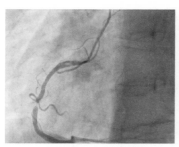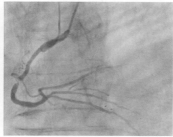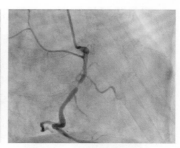

图 41.4　右冠状动脉造影中段严重狭窄,拟血运重建

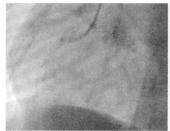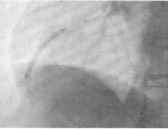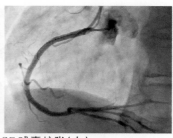

图 41.5　6F JR 4.0Gc Sion 导丝到位后 2.0×15mm SC 球囊扩张(左);
植入 3.5×38mm 药物涂层支架(中);最后造影(右)

41.4.2　房间隔穿刺及心耳造影

房间隔穿刺 DSA 影像见图 41.6。

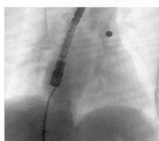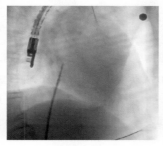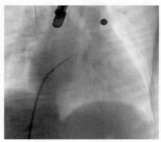

图 41.6　房间隔穿刺 DSA 影像

TEE 指导下房间隔穿刺见图 41.7。

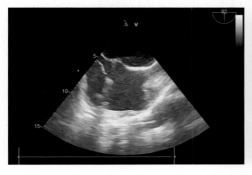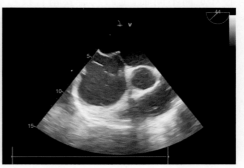

图 41.7　TEE 指导下房间隔穿刺影像

调整猪尾导管至左心耳内,肝位造影及头位造影影像见图41.8。

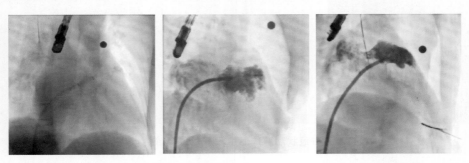

图41.8 调整猪尾导管至左心耳内(左);肝位造影影像(中);头位造影影像(右)

41.4.3 封堵策略分析

结合肝位及头位测量,头位开口直径为29.2mm、深度为32.8mm;肝位开口直径为30.8mm、深度为28.8mm,拟定选用33mm WATCHMAN封堵器,走上叶封堵(图41.9)。

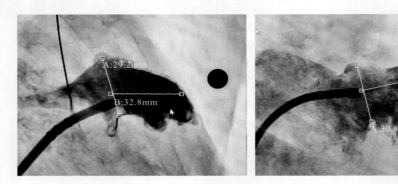

图41.9 DSA头位及肝位测量心耳开口直径及深度

41.4.4 左心耳封堵过程

第一次展开:心耳呈鸡翅型。顺时针调整导引鞘进入心耳,退鞘法展开封堵器,即刻造影见封堵器位置偏向于心房侧,封堵器稳定性差,不符合PASS原则,全回收封堵器,轴向与心耳走向不同轴,全回收需要鞘管技巧和谨慎操作(图41.10至图41.12)。

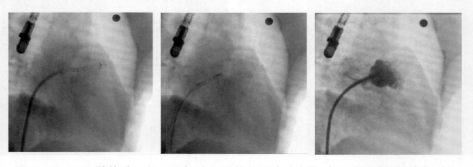

图41.10 DSA鞘管送入左心耳内(左);退鞘并释放封堵器(中);展开后即刻造影(右)

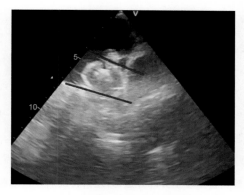

图 41.11　TEE 检查心耳下缘露肩过多

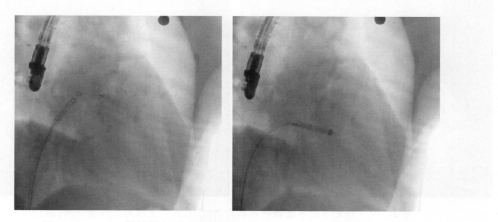

图 41.12　DSA 鞘管轴向过高,封堵器牵扯过大(左);全回收封堵器(右)

　　第二次展开:调整猪尾导管进入上分叶,选取较深的分叶,通过借深度技巧再次展开封堵器,即刻造影见封堵器位置仍偏向于心房侧,封堵器稳定性差,不符合 PASS 原则。全回收封堵器,轴向与心耳走向不同轴,全回收需要鞘管技巧和谨慎操作(图 41.13 至图 41.16)。

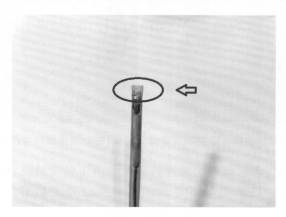

图 41.13　封堵器前推体外借深度

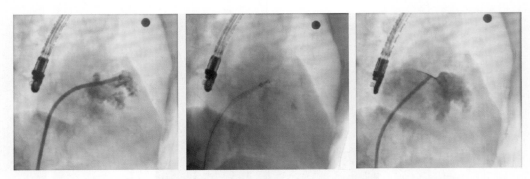

图 41.14 DSA 下见鞘管调整至左上分叶并造影(左);再次展开封堵器(中);鞘管张力大(右)

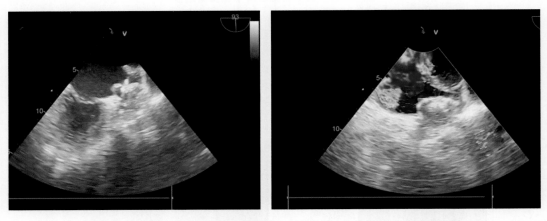

图 41.15 TEE 下见下缘封堵器露肩仍过大(左);上缘可见残余分流(右)

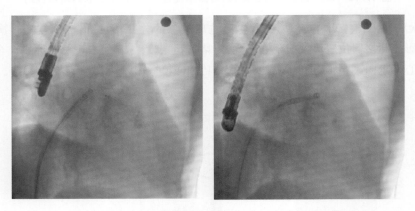

图 41.16 DSA 下见鞘管牵扯封堵器(左);全回收封堵器(右)

第二次穿刺房间隔:考虑前两次展开露肩过多由于轴向过高,鞘管张力过大,第二次重新偏下穿刺房间隔。TEE 指导下寻找比第一次位置更靠下、靠后的位置进行穿刺(图 41.17、图 41.18)。

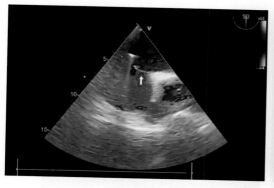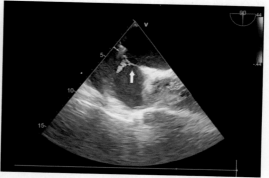

红色箭头为第一次穿刺位置；绿色箭头为第二次穿刺位置。

图 41.17　TEE 彩色多普勒显示红色为第一次穿刺位置；第二次位置靠后

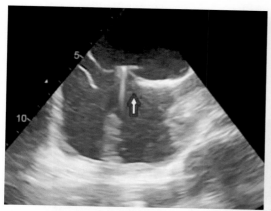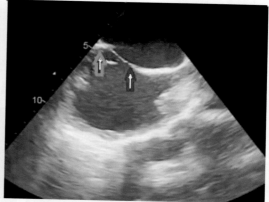

图 41.18　TEE 双心房切面：第一次穿刺位置(左)；第二次穿刺位置明显偏下(右)

第三次展开：调整猪尾导管进入上分叶，选取较深的分叶，通过借深度技巧再次展开封堵器，展开后即刻造影见封堵器位置良好(图 41.19)。

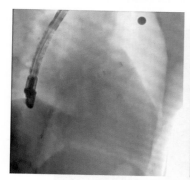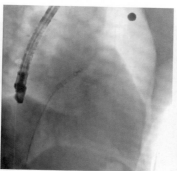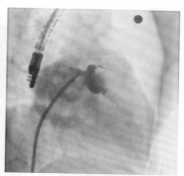

图 41.19　鞘管送入左心耳内(左)；退鞘并释放封堵器(中)；封堵器展开后即刻造影(右)

41.4.5　PASS 原则评估

TEE 探查下，牵拉试验封堵器稳定，展开直径为 29mm 左右，压缩比为 12% 左右，无残余分流,无心包积液,符合 PASS 原则,释放封堵器(图 41.20)。

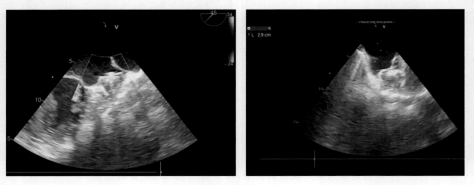

图 41.20　TEE 下心耳未见残余分流(左);测量压缩比(右)

41.5　术后情况

术后给予双联抗血小板、利伐沙班抗凝治疗。

术后 45 天随访结果:TEE 复查结果见图 41.21、图 41.22。

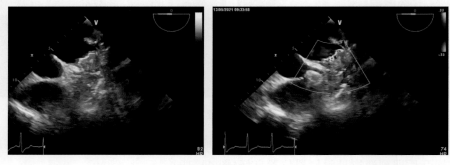

图 41.21　TEE 二维影像显示封堵器无移位、未见血栓、无残余分流

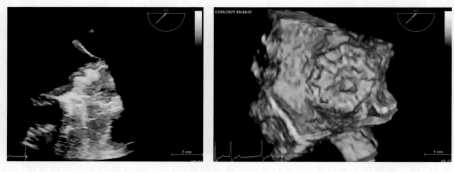

图 41.22　TEE 三维影像显示封堵器内皮化完全

41.6 要点精析

（1）该患者为多分叶鸡翅型心耳。多体位造影可有助于对心耳的形态有更好的了解。

（2）房间隔穿刺点的位置决定了鞘管的轴向。TEE 指导下房间隔穿刺可帮助寻找更好的房间隔穿刺位点。

（3）术者采用借深度的方法，释放过程中轻微逆时针旋转可避免下缘露肩过多。

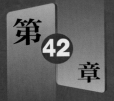**第42章 心腔内超声指导下既往经皮冠脉介入术肾动脉支架联合心耳封堵"一站式"治疗**

湖南省人民医院　潘宏伟

42.1 病例资料摘要

患者男性，81岁，主诉：心慌、头晕、气短10余年，加重1周。既往高血压10年（药物控压），脑梗死10余年，右侧肢体活动障碍，2020年9月因病窦行永久起搏器置入；同年10月LAD及RCA植入药物支架；肾功能不全2年，右肾狭窄、左肾A闭塞1月余。心脏超声：LAd 48mm，左心房、右心房增大，二尖瓣少量反流，EF 52%。入院诊断：持续性房颤；冠心病，不稳定型心绞痛，PCI术后，心功能Ⅲ级（NYHA分级）；慢性肾功能不全，CKD 3期，左肾A闭塞，右肾A严重狭窄；高血压3级；陈旧性脑梗死，脑梗死后遗症。

42.2 评估

42.2.1 术前评估

手术风险评估：使用卒中风险评分（CHA2DS2 - VASc评分）量表（表42.1）和出血风险评分（HAS - BLED评分）量表（表42.2）进行术前评估。

风险评估得分：CHA2DS2 - VASc＝7分；HAS - BLED＝5分。

表42.1　CHA2DS2 - VASc评分

CHA2DS2 - VASc	评分/分
慢性心力衰竭/左心室功能不全（C）	1
高血压（H）	1
年龄≥75岁（A）	2
糖尿病（D）	0
卒中/短暂性脑缺血发作/血栓栓塞病史（S）	2
血管性疾病（V）	1

续表

CHA2DS2 - VASc	评分/分
年龄 65～74 岁(A)	0
女性(Sc)	0
合计	7

表 42.2 HAS - BLED 评分

HAS - BLED	评分/分
高血压(H)	1
肝、肾功能不全(A)	1
卒中(S)	1
出血(B)	0
异常 INR(L)	0
年龄＞65 岁(E)	1
药物或饮酒(D)	1
合计	5

42.2.2 术前 ECG 检查及 TEE、TTE 检查

(1)术前 ECG 检查 参照图 42.1。

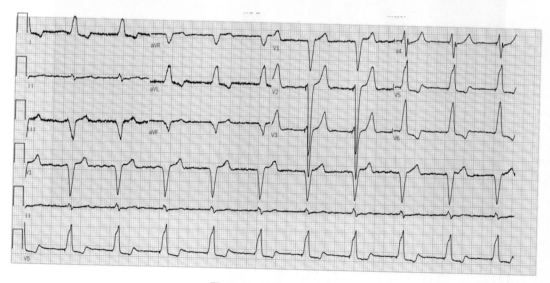

图 42.1 术前 ECG 检查

(2)术前 TTE、TEE 检查 参照图 42.2、图 42.3。

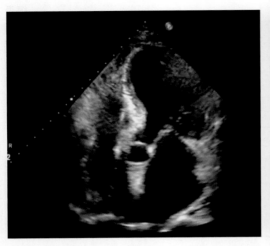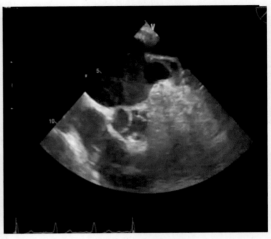

图 42.2　术前 TTE 心包微量积液 LAd 48mm,EF 52%(左);术前 TEE 微量心包,
心耳内自发显影,未见血栓影(右)

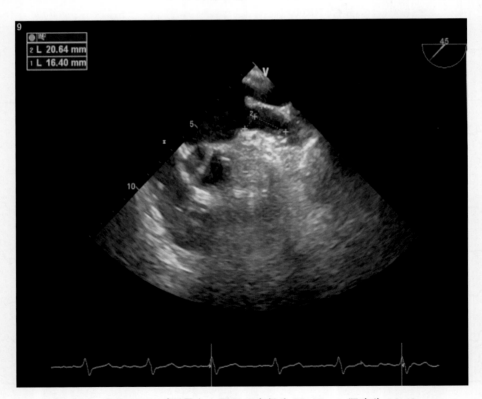

图 42.3　术前 TEE 45°测量左心耳开口直径为 20.46mm、深度为 16.40mm

42.2.3　既往术前 1 个月前 PCI 史

术前 1 个月前 PCI 的影像见图 42.4 至图 42.7。

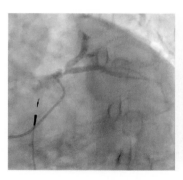
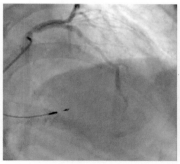
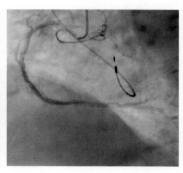

图 42.4　冠状动脉造影见左主干尾部严重狭窄;右冠状动脉未见狭窄

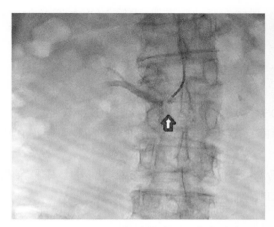
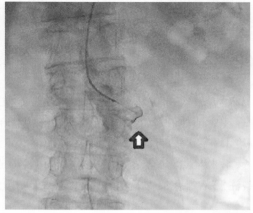

图 42.5　肾功能造影见右肾动脉开口严重狭窄(右);左肾动脉开口闭塞(左)

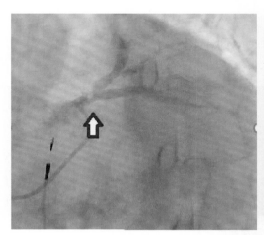
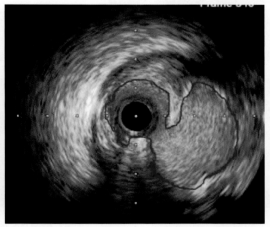

图 42.6　左主干 IVUS 见严重狭窄伴破裂斑块

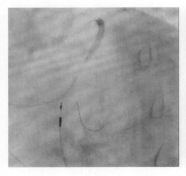
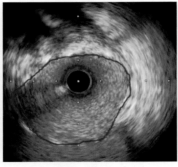
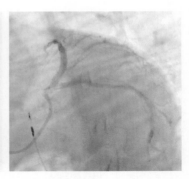

图 42.7　左前降支至左主干植入 3.5×38mm 药物涂层支架，复查 IVUS 见贴壁良好

术中使用造影剂 36mL，考虑肾功能问题，暂缓右肾动脉支架，术后 NOCA、单抗治疗，术后复查 Cr 185μmol/L。

42.3　治疗方案

该患者属于非瓣膜性房颤患者，CHA2DS2 - VASc 评分 7 分，HAS - BLED 评分 5 分，符合适应证评分标准。麻醉方式采用局部麻醉。手术方式采用肾动脉介入术联合左心耳封堵术"一站式"手术，且术中 ICE 指导。

手术难点：患者肾功能较差，术中注意造影剂剂量，术前、术后需水化；左心耳为菜花型，注意穿刺点位置及鞘管轴向，其反向向上的轴向增加了手术难度。

42.4　手术过程

42.4.1　房间隔穿刺及心耳造影

房间隔穿刺及心耳造影见图 42.8 至图 42.12。

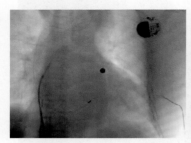
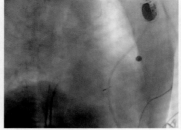
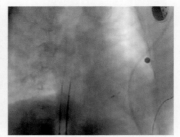

图 42.8　DSA 指导房间隔穿刺

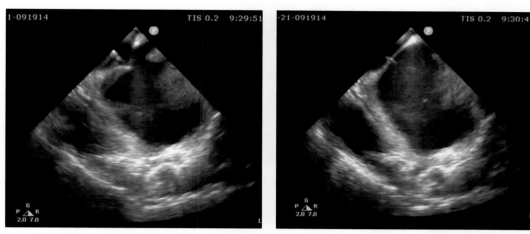

图 42.9　ICE 调整双房界面形成帐篷征（左）；穿刺成功后送导丝至左心房（右）

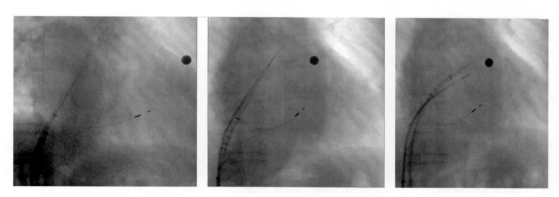

图 42.10　交换加硬导丝后使用导引系统预扩张房间隔后 ICE 进入左心房（左至右）

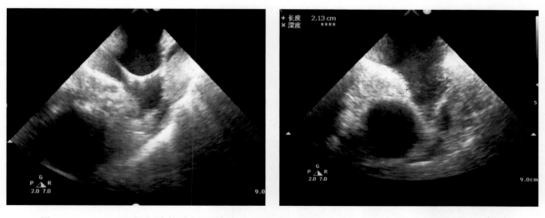

图 42.11　ICE 下左上肺静脉切面检查心耳未见血栓（左）；测量心耳开口直径为 21mm（右）

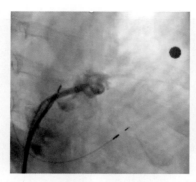

图 42.12　调整导引系统及猪尾导管至行肝位造影

42.4.2　封堵策略分析

结合 DSA 及 ICE 测量,菜花样心耳;测得开口直径为 22.4mm,而深度 24mm(对比 TEE 16.4mm 更深,观察至下缘),拟定选用 27mm WATCHMAN 封堵器(图 42.13)。

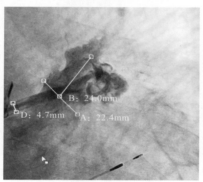

图 42.13　封堵策略分析图

42.4.3　左心耳封堵过程

调整输送鞘至左上缘,保持鞘管逆时针转向,缓慢推送封堵器至左上缘后退鞘,封堵器展开后封堵器形态压缩过大,ICE 下测量压缩比为 27%～33%,反复牵拉和微回收并未改善,全回收后重新释放,封堵器形态良好(图 42.14 至图 42.17)。

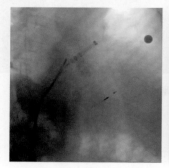 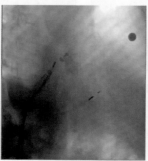 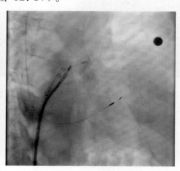

图 42.14　鞘管送入左心耳内(左);退鞘并释放封堵器(中);封堵器展开后即刻造影(右)

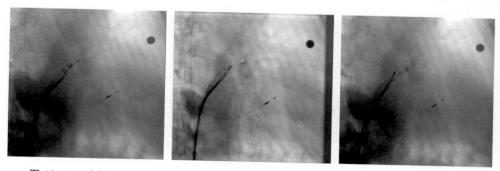

图 42.15　牵拉试验(左);再次牵拉试验(中);通过 ICE 发现压缩比过大后全回收(右)

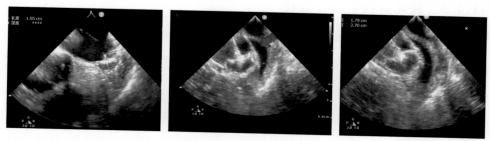

图 42.16　ICE 观测压缩比不同切面分别是(27%、33%)过大,考虑位置过深

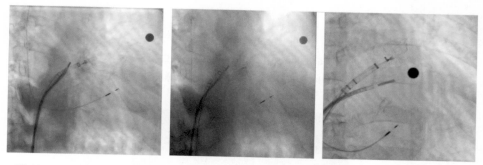

图 42.17　重新调整导引鞘管(左);第二次展开封堵器形态良好(中);牵拉试验稳定(右)

42.4.4　PASS 原则评估

ICE 探查下,牵拉试验封堵器稳定,压缩比为 21% 左右,无残余分流,无心包积液;符合 PASS 原则,释放封堵器(图 42.18、图 42.19)。

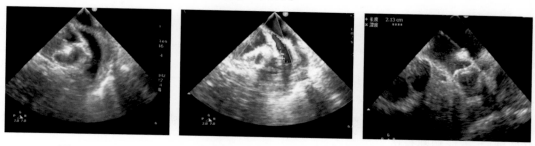

图 42.18　ICE 不同切面下观察其位置(左);无残余分流(中);压缩比为 21%(右)

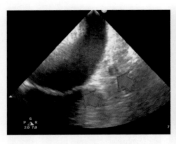
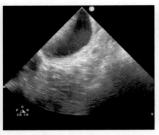
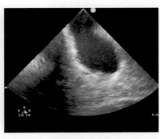

图 42.19 回旋支未受压及二尖瓣未影响(左、中);心包无积液(右)

42.4.5 肾动脉狭窄治疗过程

肾动脉狭窄治疗操作见图 42.20,治疗后肌酐变化见图 42.21。

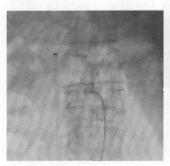
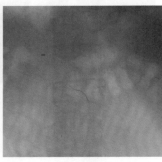

图 42.20 6F JR 4.0Gc 造影右肾动脉开口闭塞(左);
Sion black Pilot 200 导丝均未通过右肾动脉开口(中、右)

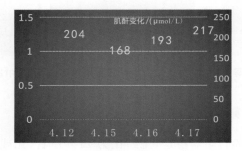

图 42.21 肾动脉狭窄治疗后肌酐变化

42.5 要点精析

(1)本例患者是左心耳封堵术联合肾动脉支架置入术"一站式"治疗,能够减少患者二次手术风险。

(2)该患者为多分叶菜花型心耳,且心耳朝"天"长,术中需要逆时针旋转鞘管,保持良好的轴向,方能顺利封堵。

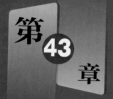

第43章 "安心封堵、一气呵成"：鸡翅型浅心耳 WATCHMAN FLX 封堵

上海交通大学医学院附属第九人民医院 张俊峰 何 清 周 静

43.1 病例资料摘要

患者男性，67岁。主诉：反复胸闷、心悸13年，加重伴双下肢水肿2个月。既往史：外院诊断为扩张性心肌病，阵发性房颤。在我院行房颤消融治疗，术中行左心耳造影提示鸡翅型敞口浅心耳，尝试封堵未成功。有高血压、2型糖尿病、心功能不全、慢性支气管炎病史。心脏超声显示左心室内径正常上限，左心室壁整体收缩活动减弱，轻度二尖瓣反流，LVEF 47%。入院诊断：扩张性心肌病；阵发性房颤；心脏消融术后；慢性心力衰竭，心功能Ⅲ级；高血压2级；2型糖尿病；慢性支气管炎。

43.2 评估

43.2.1 术前评估

手术风险评估：使用卒中风险评分（CHA2DS2 - VASc 评分）量表（表43.1）和出血风险评分（HAS - BLED 评分）量表（表43.2）进行术前评估。

风险评估得分：CHA2DS2 - VASc=4分；HAS - BLED=2分。

表 43.1　CHA2DS2 - VASc 评分

CHA2DS2 - VASc	评分/分
慢性心力衰竭/左心室功能不全（C）	1
高血压（H）	1
年龄≥75岁（A）	0
糖尿病（D）	1
卒中/短暂性脑缺血发作/血栓栓塞病史（S）	0
血管性疾病（V）	0
年龄65~74岁（A）	1
女性（Sc）	1
合计	4

表 43.2　HAS - BLED 评分

HAS - BLED	评分/分
高血压(H)	1
肝、肾功能不全(A)	0
卒中(S)	0
出血(B)	0
异常 INR(L)	0
年龄＞65 岁(E)	1
药物或饮酒(D)	0
合计	2

43.2.2　术前影像检查

(1)术前左心房 CTA 检查和评估　心耳类型:鸡翅型心耳,且下缘较短,上、下缘不对称,心耳内部较光滑。最佳展开角度为 RAO 40°、CAU 40°。封堵穿刺点:上下靠下、前后靠后。心耳口部直径为 19.2～22.7mm,偏椭圆口,预计使用 27mm WATCHMAN FLX 封堵器,展开过程中保持鞘管逆时针力减少下缘露肩(图 43.1)。

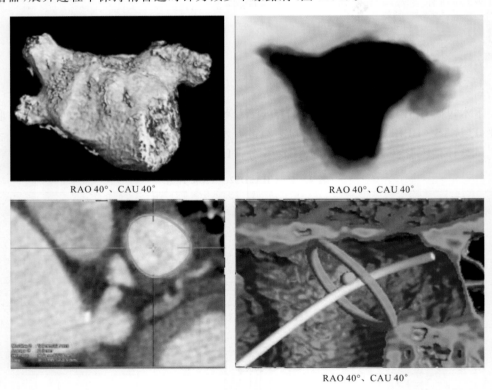

RAO 40°、CAU 40°　　　　　　　RAO 40°、CAU 40°

RAO 40°、CAU 40°

图 43.1　术前 CTA 检查

（2）TEE 检查 左心房自发显影，未见左心房或左心耳血栓，左心耳内部较为平滑，形状类鸡翅型，下缘较短，无多余分叶，开口直径为20.2～22.8mm（图43.2和表43.3）。

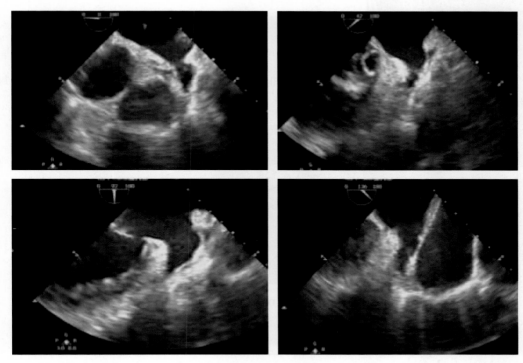

图 43.2 术前 TEE 各角度下检查

表 43.3 ICE 下测量心耳开口数据

ICE 位置/°	直径/mm	深度/mm
0	20.2	18.5
45	20.3	16.3
90	22.8	16.3
135	20.1	16

43.3 治疗方案

该患者 CHA2DS2‑VASc 评分 4 分；HAS‑BLED 评分 2 分。符合左心耳封堵术适应证，建议行经皮左心耳封堵术。麻醉方式采用深度镇静。手术方式采用 TEE 指导下标准术式。

手术难点：该患者左心耳为鸡翅型，深度较浅，需借深度，拟采用 WATCHMAN FLX 封堵器，可提高手术安全性。

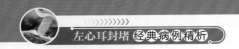
43.4 手术过程

43.4.1 DSA 造影

DSA 造影显示为鸡翅型心耳,因深度和翅尖空间有限,曾于 2021 年尝试多种规格封堵器进行封堵未能成功(图 43.3)。

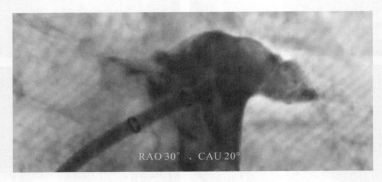

图 43.3 DSA 肝位造影

43.4.2 封堵器选择

本次决定采用 WATCHMAN FLX 左心耳封堵器进行封堵。术中改变造影体位至 RAO 40°、CAU 40°,DSA 造影显示左心耳为鸡翅型,上、下缘不对称,上缘长、下缘短,测量开口直径为 21.4mm、深度为 17mm,术中选用 27mm WATCHMAN FLX 左心耳封堵器进行封堵(图 43.4)。

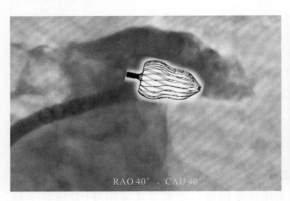
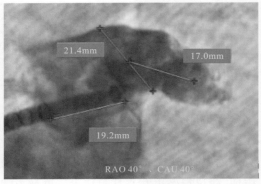

图 43.4 DSA RAO 40°、CAU 40°造影

43.4.3 封堵器展开过程

当心耳较浅 FLX BALL 抵住心耳壁时,由于 FLX 顺应性极好,会发生"低头"的情况,

导致轴向发生改变。为了保持同轴展开,往往需要在回撤鞘管和推送释放手柄之间达到平衡,这种操作方法可以形象地称为"毛毛虫"技术,展开后顶住钢缆至少10秒(图43.5、图43.6)。

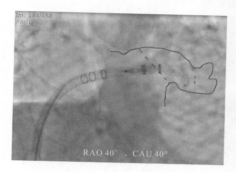

图 43.5 封堵器展开过程

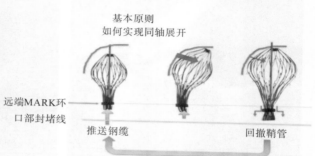

图 43.6 封堵器展开示意图(FLX 展开保持同轴性)

43.4.4 PASS 原则评估

(1)位置 封堵器最大直径平面刚好位于心耳口部或略深一点的位置。DSA 和 TEE 评估封堵器位置,DSA 造影下位置良好,TEE 下显示各角度位置良好,展开后封堵器长度为 21.3mm,135°测量下缘露肩 4.8mm,满足 PASS 原则(图43.7)。

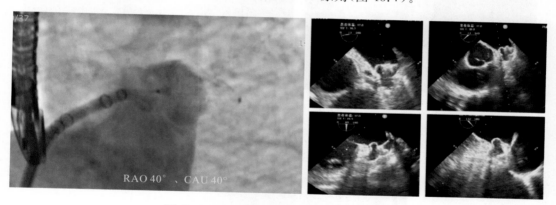

图 43.7 DSA 造影与 TEE 评估封堵器位置

(2)锚定 轻柔向后牵拉释放手柄(1cm 左右),然后松开,观察封堵器与左心耳是否同步运动。多次牵拉试验过程封堵器均回弹明显,无相对运动,封堵器锚定牢固(图43.8)。

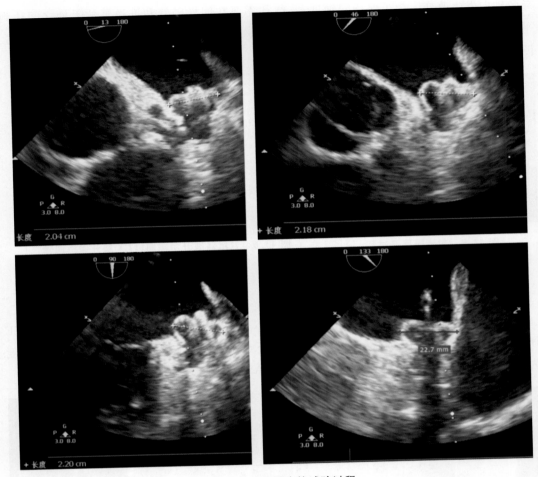

图 43.8 封堵器牵拉试验过程

（3）压缩比 多角度测量封堵器最大直径,压缩比为 10%～30%。TEE 各角度下测得压缩比在 16%～24%,平均压缩比为 19.5%(图 43.9 和表 43.4)。

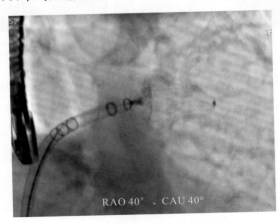

图 43.9 TEE 各角度下测量压缩比

表 43.4　TEE 各角度下测量压缩数据

TEE 位置/°	压缩后直径/mm	压缩比/%
0	20.4	24
45	21.8	19.2
90	22.7	16
135	22	18.5

　　(4)密闭　确保所有分叶都被封住,且多角度评估是否存在残余分流,确保残余分流 <5mm。TEE 各角度下封堵器与心耳壁贴靠紧密,无任何残余分流,DSA 造影亦显示完全封堵,无任何残余分流(图 43.10)。

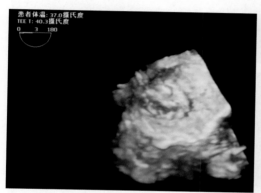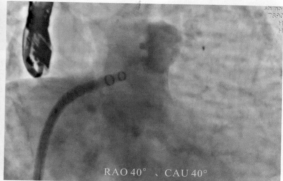

图 43.10　TEE 与 DSA 评估密封性

　　满足 PASS 原则,封堵器成功释放,参照图 43.11。

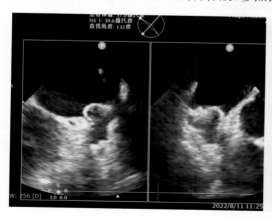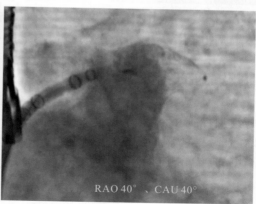

图 43.11　成功释放后影像

43.5 术后情况

术后 3 个月随访，TEE 显示封堵器各角度下未见残余分流，且封堵器表面与周边组织回声类似，该同质化转变提示初步内皮化可能（图 43.12），无器械相关血栓。

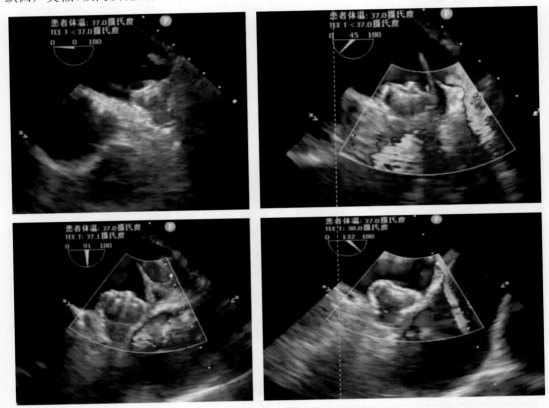

图 43.12 术后 3 个月 TEE 随访影像

43.6 要点精析

该心耳上、下缘极不对称，翅尖有效深度有限，曾尝试不同器械封堵未果，采用 WATCHAMN FLX 一次展开实现完美封堵；远端全封闭设计使得在术中形成 FLX BALL 时能够像猪尾导管一样安全自如地进退；FLX 远端全闭合球体、J 形倒钩设计、技术迭代的骨架材料、覆膜面积等做进一步提升，使左心耳封堵术更加安全高效。

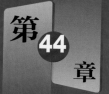

第44章

心腔内超声指导下天使之翼型左心耳封堵术联合卵圆孔未闭封堵术"一站式"治疗

空军军医大学唐都医院　李　妍　马文帅

44.1 病例资料摘要

患者女性,61岁。主诉:心慌、气短3年余。既往有高血压、糖尿病10余年,未规律监测。入院诊断:阵发性房颤;先天性卵圆孔未闭;2型糖尿病;高血压3级。

44.2 评估

44.2.1 术前评估

手术风险评估:使用卒中风险评分(CHA2DS2-VASc评分)量表(表44.1)和出血风险评分(HAS-BLED评分)量表(表44.2)进行术前评估。

风险评估得分:CHA2DS2-VASc=3分;HAS-BLED=2分。

表 44.1　CHA2DS2-VASc 评分

CHA2DS2-VASc	评分/分
慢性心力衰竭/左心室功能不全(C)	0
高血压(H)	1
年龄≥75岁(A)	0
糖尿病(D)	1
卒中/短暂性脑缺血发作/血栓栓塞病史(S)	0
血管性疾病(V)	0
年龄65~74岁(A)	0
女性(Sc)	1
合计	3

表 44.2　HAS – BLED 评分

HAS – BLED	评分/分
高血压（H）	1
肝、肾功能不全（A）	0
卒中（S）	0
出血（B）	1
异常 INR（L）	0
年龄＞65 岁（E）	0
药物或饮酒（D）	0
合计	2

44.2.2　术前影像学检查

双侧肺静脉及左心房未见明显血栓形成。

44.3　治疗方案

该患者 CHA2DS2 – VASc 评分 4 分；HAS – BLED 评分 2 分，符合左心耳封堵术适应证，考虑患者的远期获益，建议行经皮左心耳封堵术。考虑心慌、胸闷主诉，先行冠状动脉造影明确冠状动脉情况，采用 ICE 指导。麻醉方式采用局部麻醉。

手术难点：该患者房间隔由左向右膨出，类似膨出瘤，增加了房间隔穿刺难度，在 ICE 指导下可增加房间隔穿刺的安全性；左心耳造影呈大菜花型，梳状肌发达，需注意鞘管轴向及深度。

44.4　手术过程

44.4.1　ICE 指导下穿刺及术前心耳观测

LAd 45mm，房间隔左向右膨出显著，EF 62%，先天性卵圆孔未闭，给房间隔穿刺带来挑战。ICE 指导下进行房间隔穿刺（图 44.1 至图 44.3，表 44.3）。

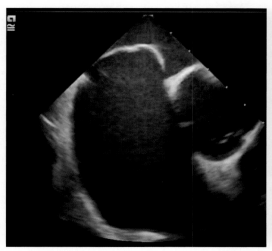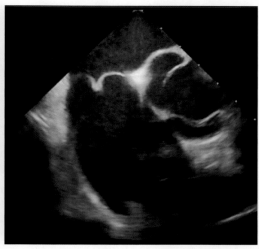

图 44.1　ICE 下房间隔左向右膨出　　　　　　图 44.2　ICE 指导下房间隔穿刺

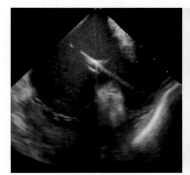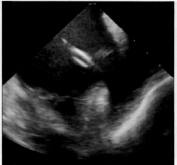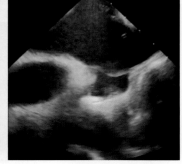

图 44.3　ICE 指导下进行左心耳观测

表 44.3　ICE 下测量心耳开口数据

ICE 位置/°	直径/mm	深度/mm
45	25.5	26.6
90	27.5	28.5
135	27.6	30.1

44.4.2　左心耳造影

术前分析心耳呈菜花型,采用常规肝位造影,心耳造影显示大鸡翅型多分叶结构,心耳内部梳状肌发达。给予足量肝素,间隔 15～30 分钟进行 ACT 监测,保持 ACT>250秒;术中左心房压监测>10mmHg(图 44.4)。

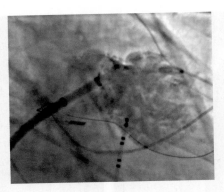

图 44.4　RAO 30°、CAU 20°心耳造影

44.4.3　封堵策略分析

考虑目前现有穿刺点及鞘管轴向,选定最上缘分叶进鞘,进行封堵;DSA 测量开口直径为 27.8mm、深度为 28.6mm;ICE 各角度测量,测量开口直径为 25～28mm;综合开口及深度数据,选定 33mm WATCHMAN 封堵器(图 44.5)。

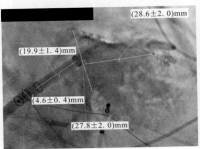

图 44.5　封堵策略分析图

44.4.4　封堵器展开

封堵器首次展开即刻,造影下封堵器位置良好,初步符合预期效果(图 44.6)。

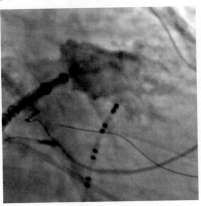

图 44.6　封堵器首次展开即刻造影

44.4.5　PASS 原则评估

ICE 探查下,3 个角度封堵器肩部均着陆于心耳口部,无明显露肩,符合 PASS 原则中对于位置的要求;封堵器牵拉试验稳定,回弹迅速,无明显位移;压缩比测量为 $15\% \sim 21\%$（图 44.7 至图 44.10,表 44.4）。

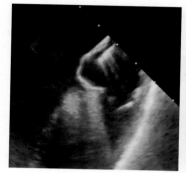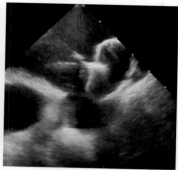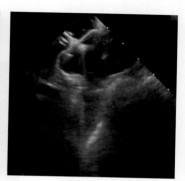

图 44.7　PASS 原则评估 - Position

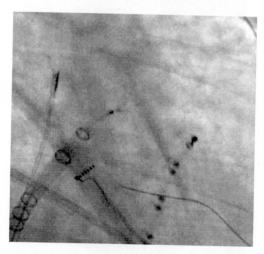

图 44.8　PASS 原则评估 - Anchor

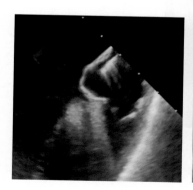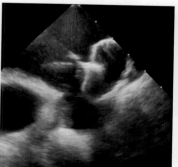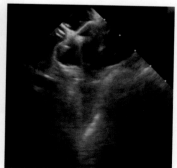

图 44.9　PASS 原则评估 - Size

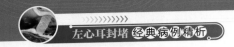

表 44.4　PASS 原则评估－Size

ICE 位置/°	直径/mm	压缩比/%
45	26	21
135	28	15
90	26	21

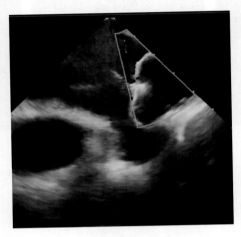

图 44.10　PASS 原则评估－Seal

44.4.6　释放封堵器

满足 PASS 原则,释放封堵器,ICE 提示封堵效果理想(图 44.11)。

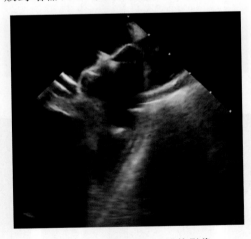

图 44.11　释放后 ICE 评估影像

44.4.7　PFO 手术过程

卵圆孔未闭间隙 5.5mm,选定 25/35mm 房间隔封堵器进行卵圆孔未闭封堵

（图 44.12、图 44.13）。

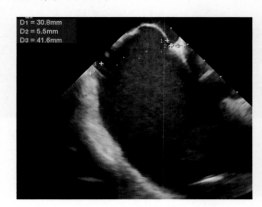

图 44.12　ICE 测量卵圆孔未闭

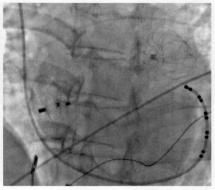

图 44.13　DSA 最终手术结束影像，
左心耳封堵及卵圆孔未闭封堵成功

44.5　要点精析

（1）本例患者存在房间隔膨出瘤，增加了房间隔穿刺难度。术者采用 ICE 指导下进行房间隔穿刺，增加了穿刺的安全性，并且避免穿刺针从卵圆孔通过房间隔，确保穿刺位点靠下、靠后，为后期左心耳封堵提供了很好的轴向。

（2）合并房间隔膨出瘤的患者，选择卵圆孔未闭封堵器需要选择略大号封堵器。

（3）采用左心耳封堵术联合卵圆孔未闭封堵术"一站式"手术，需注意 ICE 下确认卵圆孔未闭封堵导丝是经卵圆孔未闭裂隙通过。

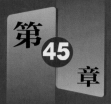

第 **45** 章　经食管超声心动图指导下仙人掌型左心耳封堵

空军军医大学唐都医院　王　彬

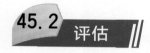

45.1　病例资料摘要

　　患者女性,69 岁。主诉:胸闷、心慌、气短 9 年。否认高血压、冠心病、2 型糖尿病、脑出血、脑梗死等病史;入院诊断:阵发性房颤;心力衰竭。

45.2　评估

45.2.1　术前评估

　　手术风险评估:使用卒中风险评分(CHA2DS2 – VASc 评分)量表(表 45.1)和出血风险评分(HAS – BLED 评分)量表(表 45.2)进行术前评估。

　　风险评估得分:CHA2DS2 – VASc＝3 分;HAS – BLED＝3 分。

表 45.1　CHA2DS2 – VASc 评分

CHA2DS2 – VASc	评分/分
慢性心力衰竭/左心室功能不全(C)	1
高血压(H)	0
年龄≥75 岁(A)	0
糖尿病(D)	0
卒中/短暂性脑缺血发作/血栓栓塞病史(S)	0
血管性疾病(V)	0
年龄 65～74 岁(A)	1
女性(Sc)	1
合计	3

表 45.2　HAS‐BLED 评分

HAS‐BLED	评分/分
高血压（H）	0
肝、肾功能不全（A）	0
卒中（S）	0
出血（B）	0
异常 INR（L）	1
年龄＞65 岁（E）	1
药物或饮酒（D）	1
合计	3

45.2.2　术前影像检查

双侧肺静脉、左心房未见明显血栓形成。

45.3　治疗方案

该患者卒中风险 3 分,出血风险 3 分,符合左心耳封堵术适应证,行房颤射频消融术联合 TEE 指导下左心耳封堵术。

手术难点:左心耳为仙人掌型,梳状肌发达,需注意穿刺轴向,鞘管深度不宜过深,避免心脏压塞;释放需缓慢,逆时针旋转防止下缘露肩过多。

45.4　手术过程

45.4.1　术前 TEE 检查

术前 TEE 查看心耳,排除心耳血栓(图 45.1)。

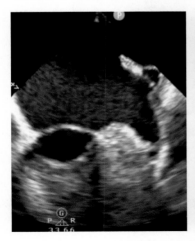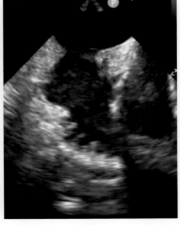

图 45.1　术中 TEE 查看心耳

45.4.2 左心耳造影

DSA 下 RAO 30°、CAU 20°导引系统与猪尾导管同时造影，观察发现轴向偏高，心耳呈仙人掌型，心耳远端梳状肌发达，内部真实空间狭小。测得心耳开口直径为 21mm、深度为 28mm，综合术前 TEE 分析，选择使用 27mm 封堵器（图 45.2）。

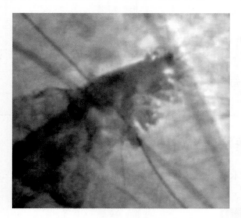

图 45.2　肝位下心耳造影

45.4.3 封堵策略分析

考虑目前现有穿刺点及鞘管轴向，DSA 测量开口直径为 21mm、深度为 28mm。综合开口及深度数据，选定 27mm WATCHMAN 封堵器（图 45.3）。

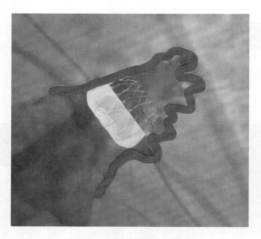

图 45.3　封堵策略分析图

45.4.4 封堵器展开

退鞘锁合输送系统与导引系统，缓慢退鞘展开封堵器；展开后即刻造影，封堵器形态良好，封堵完全（图 45.4）。

封堵器首次展开即刻，造影下封堵器位置良好，初步符合预期效果。

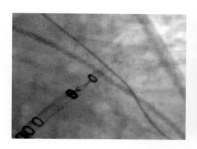
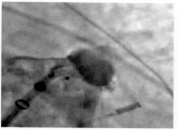

图 45.4 多次借深度封堵器首次展开即刻造影

45.4.5 PASS 原则评估

位置、压缩比及残余分流评估：TEE 探查下，各角度封堵器肩部均着陆于心耳口部，无明显露肩，符合 PASS 原则中对于位置的要求；封堵器牵拉试验稳定，回弹迅速，无明显位移；测量压缩比为 20%（图 45.5 至图 45.7）。

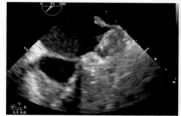
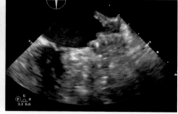
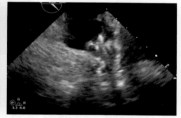

图 45.5 PASS 原则评估－Position

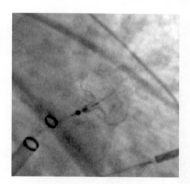

图 45.6 PASS 原则评估－Anchor

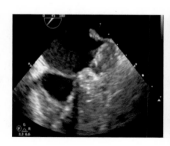
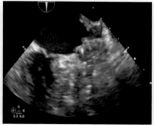
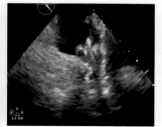

图 45.7 PASS 原则评估－Size

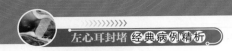
TEE 下各角度器械压缩比数据见表 45.3,并参考图 45.8。

表 45.3　PASS 原则评估-Size

TEE 位置/°	直径/mm	压缩比/%
45	23	14.8
90	23	14.8
135	22	18.5

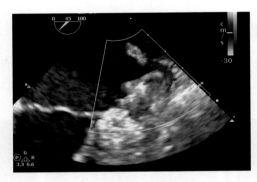

图 45.8　PASS 原则评估-Seal

45.4.6　释放封堵器

满足 PASS 原则,释放封堵器(图 45.9)。

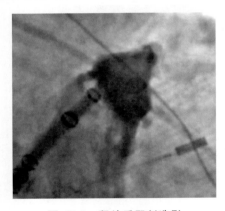

图 45.9　释放后即刻造影

45.5　要点精析

该患者为仙人掌型左心耳,内部梳状肌发达,释放封堵器过程要缓慢。术者术中采用多次借深度的方法,操作需谨慎,避免心脏压塞事件发生。

第 46 章 巨大房间隔缺损联合左心耳 "一站式"封堵治疗

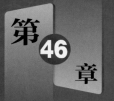

昆明医科大学第一附属医院　孙　煌

46.1 病例资料摘要

患者女性,67 岁。主诉:反复心悸、胸闷 2 年。既往有房间隔缺损、高血压病史。入院诊断:阵发性房颤;房间隔缺损;高血压 2 级,高危。

46.2 评估

46.2.1 术前评估

手术风险评估:使用卒中风险评分(CHA2DS2 - VASc 评分)量表(表 46.1)和出血风险评分(HAS - BLED 评分)量表(表 46.2)进行术前评估。

风险评估得分:CHA2DS2 - VASc＝3 分;HAS - BLED＝3 分。

表 46.1　CHA2DS2 - VASc 评分

CHA2DS2 - VASc	评分/分
慢性心力衰竭/左心室功能不全(C)	0
高血压(H)	1
年龄≥75 岁(A)	0
糖尿病(D)	0
卒中/短暂性脑缺血发作/血栓栓塞病史(S)	0
血管性疾病(V)	0
年龄 65～74 岁(A)	1
女性(Sc)	1
合计	3

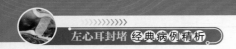
表46.2　HAS-BLED评分

HAS-BLED	评分/分
高血压（H）	1
肝、肾功能不全（A）	0
卒中（S）	0
出血（B）	0
异常 INR（L）	1
年龄＞65 岁（E）	1
药物或饮酒（D）	0
合计	3

46.2.2　术前影像学检查

双肺静脉、左心房未见明显充盈缺损，未见明显血栓形成。

46.3　治疗方案

该患者卒中风险3分，出血风险3分，符合左心耳封堵术适应证，拟行房间隔缺损封堵术联合左心耳封堵术"一站式"治疗。

手术难点：巨大型房间隔缺损封堵对手术人员操作技巧有较高要求；左心耳的形态、大小、深度不一，需调整合适的位置及角度释放封堵器。

46.4　手术过程

46.4.1　术前超声评估

（1）TTE检查　不同切面测量 ASD 大小。剑下切面：缺口宽为 25mm、上腔残边为 7mm、下腔残边 10mm，边软。大动脉短轴切面：缺口宽为 34mm、大动脉残边为 6mm、后下残边为 10mm。胸骨旁四腔心切面：缺口宽为 25mm、前下残边为 16mm、后上残边为 6mm（图 46.1）。

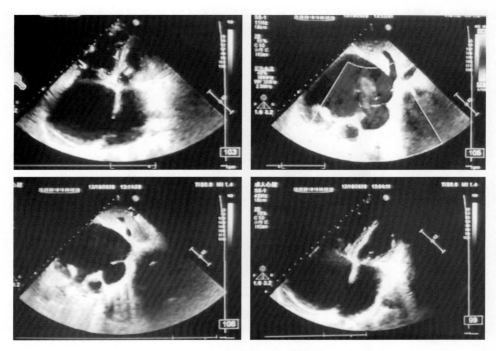

图 46.1　术前 TTE 影像

（2）TEE 检查　不同切面测量 ASD 大小。大动脉短轴切面：缺口宽为 35mm、大动脉无边，后下缘为 7mm。上、下腔切面：缺口宽为 27mm、上腔边为 5mm、下腔边为 16mm。四腔切面：缺口宽为 25mm、前下缘为 20mm、后上缘为 9mm（图 46.2）。

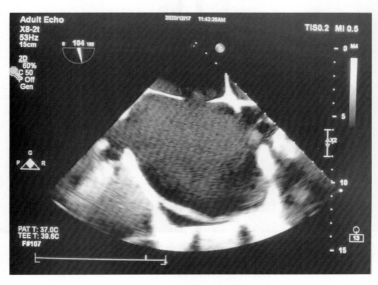

图 46.2　术前 TEE 影像

46.4.2　左心耳造影

拟定封堵策略，沿加硬钢丝送入 10F 导引系统，沿鞘送入猪尾导管至左上肺静脉，退出加硬导丝,后撤长鞘送猪尾导管至左心耳,造影示左心耳呈鸡翅型,结合心耳形态,选定 18～24mm LAmbre 封堵器(图 46.3)。

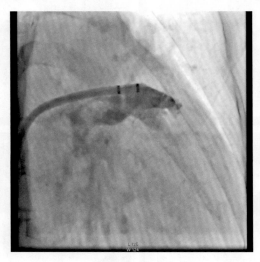

图 46.3　左心耳造影

46.4.3　封堵器展开与即刻造影

沿导引系统送入 18～24mm LAmbre 左心耳封堵器到达左心耳处,DSA 观察封堵器形态舒展,造影提示未见残余分流,牵拉试验见封堵器位置固定良好(图 46.4)。

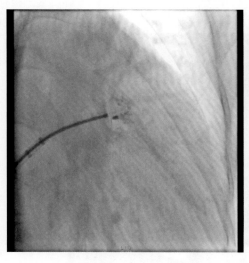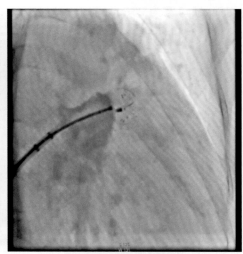

图 46.4　封堵器放置后影像

46.4.4　ASD 封堵策略分析

拟定封堵策略,沿加硬钢丝送入 14F 输送鞘,结合术前超声评估结果,选定 40mm 房间隔缺损封堵器。

46.4.5　封堵器释放

沿加硬钢丝送入 14F 输送鞘，沿输送鞘送入 40mm 房间隔缺损封堵器到达左心房，释放左心房面并后撤，稍感阻力后，再释放右心房面，观察封堵器形态舒展；TTE 提示未见残余分流，封堵器位置固定良好(图 46.5)。

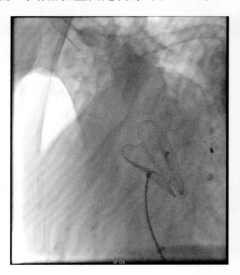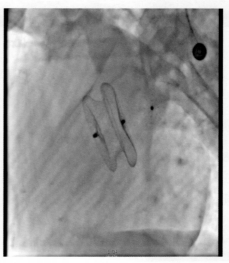

图 46.5　封堵器释放影像

46.5　要点精析

(1)本病例特点是巨大房间隔缺损合并房颤，选择房间隔缺损封堵术联合左心耳封堵术"一站式"封堵治疗。手术顺利实施很重要，先封堵左心耳再封堵房间隔缺损。

(2)病例中术前 TEE 及术中造影明确了左心耳的大小、形态及深度，选择合适的封堵器。TEE 指导下房间隔缺损封堵术对于封堵器的选择提供了精准的数据，对于封堵效果进行了实时评估。

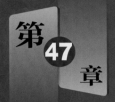

第47章 既往房间隔缺损封堵术后行左心耳封堵

47.1 病例资料摘要

患者女性,46岁。主诉:阵发性心悸5年,加重1年,持续性心悸6月余。既往有房间隔缺损封堵术史,脑梗死病史。入院诊断:持续性房颤;脑梗死史;房间隔缺损封堵术后。

47.2 评估

47.2.1 术前评估

手术风险评估:使用卒中风险评分(CHA2DS2-VASc评分)量表(表47.1)和出血风险评分(HAS-BLED评分)量表(表47.2)进行术前评估。

风险评估得分:CHA2DS2-VASc=3分;HAS-BLED=2分。

表 47.1　CHA2DS2-VASc 评分

CHA2DS2-VASc	评分/分
慢性心力衰竭/左心室功能不全(C)	0
高血压(H)	0
年龄≥75岁(A)	0
糖尿病(D)	0
卒中/短暂性脑缺血发作/血栓栓塞病史(S)	1
血管性疾病(V)	0
年龄65~74岁(A)	0
女性(Sc)	1
合计	3

表 47.2　HAS‐BLED 评分

HAS‐BLED	评分/分
高血压（H）	0
肝、肾功能不全（A）	0
卒中（S）	1
出血（B）	0
异常 INR（L）	0
年龄＞65 岁（E）	0
药物或饮酒（D）	1
合计	2

47.2.2　术前影像学检查

双肺静脉、左心房未见明显血栓。

47.3　治疗方案

该患者卒中风险 3 分，出血风险 2 分，符合左心耳封堵术适应证。

手术难点：房间隔缺损封堵术后进行左心耳封堵，增加了房间隔穿刺的难度。该穿刺位点所形成的轴向对输送鞘与左心耳体部走向是否具有较好的同轴性至关重要。

47.4　手术过程

47.4.1　术中 TEE 检查

术中 TEE 检查左心耳，并指导房间隔穿刺。TEE 提示：不同角度分别测量左心耳入口直径及深度，0°即食管探头横轴切面下测量左心耳入口直径为 21mm、深度为 30mm；45°即心脏短轴切面下测量左心耳入口直径为 17mm、深度为 26mm；90°即食管探头矢状切面下测量左心耳入口直径为 18mm、深度为 25mm；135°即心脏长轴切面下测量左心耳入口直径为 27mm、深度为 21mm。同时测量到房间隔缺损封堵器后下残边为 14mm、下腔残边为 10mm，术中靠后、靠下穿刺房间隔成功（图 47.1 至图 47.3）。

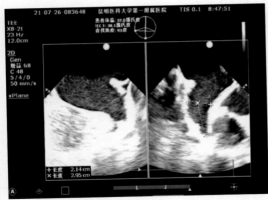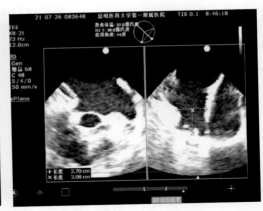

图 47.1 术中 TEE 检查左心耳

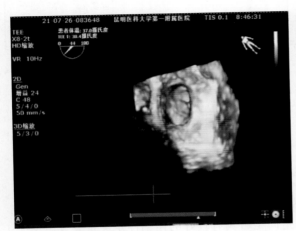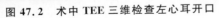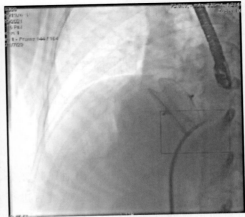

图 47.2 术中 TEE 三维检查左心耳开口　　图 47.3 DSA 下穿刺位点

47.4.2 封堵策略分析

拟定封堵策略,沿加硬钢丝送入 14F 导引系统时感阻力偏大,反复尝试后仍不能顺利通过房间隔。考虑强行通过心脏破裂风险增高,先后换 10F、12F 封堵器介入输送系统逐级扩张房间隔通道,至可顺利送入 14F 导引系统,顺利通过房间隔后,沿加硬导丝送入猪尾导管至左心耳,大鞘沿猪尾导管导航,造影见心耳为菜花型,导引系统轴向与心耳长轴同轴性较好(图 47.4)。

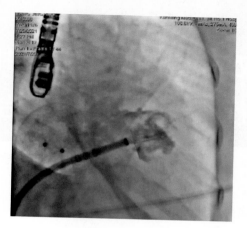

图 47.4　术中 TEE 三维检查左心耳开口影像

47.4.3　封堵器展开

沿导引系统送入 33mm WATCHMAN 左心耳封堵器到达左心耳处,退鞘锁合输送系统与导引系统,缓慢退鞘(展开过程中一般不超过 10 秒),展开封堵器;展开后即刻造影,首先封堵器形态良好且无造影剂残余分流,TEE 未见残余分流,同时牵拉试验稳定(图 47.5)。

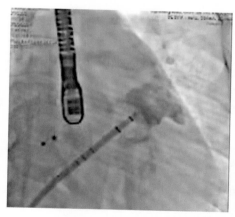

图 47.5　封堵策略分析图

47.5　要点精析

(1)房间隔缺损封堵术后进行左心耳封堵,增加了房间隔穿刺的难度。该穿刺位点所形成的轴向,对输送鞘与左心耳体部走向是否具有较好的同轴性至关重要。

(2)TEE 对经导管房间隔缺损封堵术后再行左心耳封堵的辅助作用非常重要,包括术前及术中精准选择房间隔缺损封堵器边缘穿刺点,降低穿刺引起心脏破裂及房间隔缺损封堵器的破坏风险。该例患者根据 TEE 及透视下指导,选择经导管房间隔缺损封堵器下缘进行穿刺。

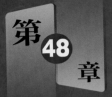

双孔房间隔缺损合并房颤 行"一站式"封堵治疗

昆明医科大学第一附属医院　孙　煌

48.1 病例资料摘要

患者男性,50 岁。主诉:心悸 1 年。既往有先天性心脏病-房间隔缺损(继发双孔型)。否认高血压、脑梗死等病史。入院诊断:持续性房颤;房间隔缺损。

48.2 评估

48.2.1 术前评估

手术风险评估:使用卒中风险评分(CHA2DS2 - VASc 评分)量表(表 48.1)和出血风险评分(HAS - BLED 评分)量表(表 48.2)进行术前评估。

风险评估得分:CHA2DS2 - VASc＝1 分;HAS - BLED＝0 分。

表 48.1　CHA2DS2 - VASc 评分

CHA2DS2 - VASc	评分/分
慢性心力衰竭/左心室功能不全(C)	1
高血压(H)	0
年龄≥75 岁(A)	0
糖尿病(D)	0
卒中/短暂性脑缺血发作/血栓栓塞病史(S)	0
血管性疾病(V)	0
年龄 65～74 岁(A)	0
女性(Sc)	0
合计	1

表 48.2 HAS - BLED 评分

HAS - BLED	评分/分
高血压（H）	0
肝、肾功能不全（A）	0
卒中（S）	0
出血（B）	0
异常 INR（L）	0
年龄＞65 岁（E）	0
药物或饮酒（D）	0
合计	0

48.2.2 术前影像学检查

TEE 检查上、下腔切面可见两股分流，邻上腔边分流宽约为 8mm、邻下腔边分流宽约为 12mm、间距为 14mm、上腔边为 9mm、下腔边为 13mm，心率为 114 次/分（图 48.1、图 48.2）。

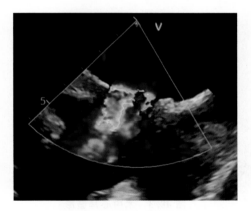

图 48.1 TEE 检查左心耳影像

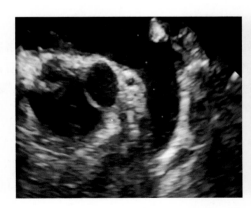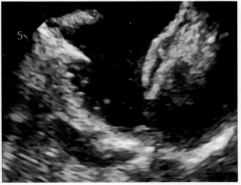

图 48.2 TEE 45°和 135°下测量左心耳影像

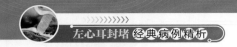

48.3 治疗方案

该患者卒中风险 1 分,出血风险 0 分。根据卒中风险评分和出血风险评分显示,该患者为低位卒中风险,但患先天性心脏病-房间隔缺损(继发双孔型)。由于经导管房间隔缺损封堵后金属封堵器的存在,将极大增加房间隔穿刺的难度,失去对左心房或左心耳及肺静脉干预的机会。与患者充分沟通,决定行房间隔缺损封堵术联合左心耳封堵术"一站式"封堵术。

手术难点:双孔房间隔缺损的间距较远,双盘选择及释放的同轴性要求高。若仅行房间隔缺损封堵术,择期手术需房间隔穿刺非常困难。

48.4 术中操作

48.4.1 术中心耳造影

肝位造影(大鞘同猪尾导管同时造影,"双造影")显示轴向可,心耳呈菜花型。根据TEE 和造影结果,选择 32mm 封堵器(图 48.3)。

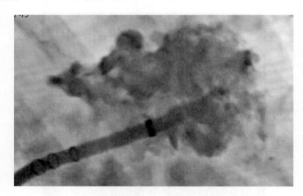

图 48.3 术中心耳造影

48.4.2 左心耳封堵策略分析

大鞘延猪尾导管导航,同时造影确认,此处用 32mm MARK 环(标记环)对齐封堵线;输送系统置换猪尾导管,远端 MARK 环双对齐封堵线,同时造影确认与心耳远端空间;退鞘锁合输送系统与导引系统,缓慢退鞘(展开过程中一般不超过 10 秒),展开封堵器;展开后即刻造影,见封堵器形态良好(图 48.4)。

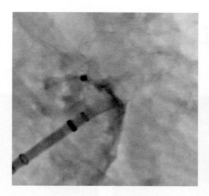

图 48.4　展开后即刻造影

48.4.3　房间隔缺损封堵策略分析

　　行 TEE 检查。上、下腔切面可见两股分流，邻上腔边分流宽约为 8mm、邻下腔边分流宽约为 12mm、间距为 14mm、上腔边为 9mm、下腔边为 13mm。两孔间距较远，若选用常规或小圆大边封堵器较难封堵完全，因此根据 TTE 和 TEE 评估选择 20mm 和 26mm 的常规经导管房间隔缺损封堵器。

　　行房间隔缺损封堵，同时在左心耳释放左盘面，缓慢拉入房间隔部位后，先释放小盘右面再释放大盘右面（即大盘夹小盘）（图 48.5、图 48.6）。

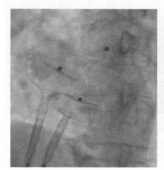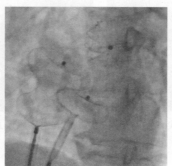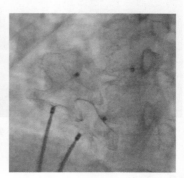

图 48.5　双孔 ASD 释放过程影像

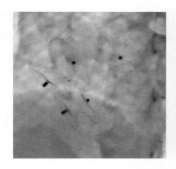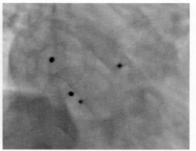

图 48.6　左心耳和房间隔缺损封堵术后在 LAO 45°、CRA 20°形态
和 RAO 30°、CRA 20°形态

48.5 术后情况

经导管房间隔缺损封堵术后心脏超声影像见图48.7到图48.9。

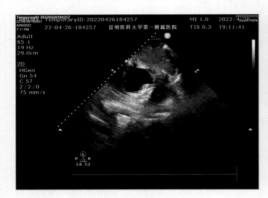

图48.7 剑突下四腔切面

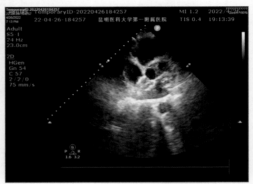

图48.8 胸骨旁大动脉短轴切面

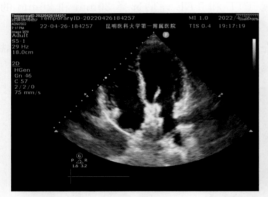

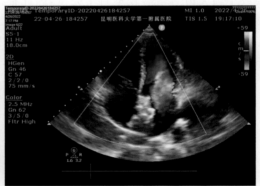

图48.9 心尖四腔切面：二尖瓣开放未受限及血流正常

48.6 要点精析

患者有先天性心脏病-房间隔缺损（继发双孔型）。双孔房间隔缺损的间距较远，双盘选择及释放的同轴性要求高。若仅行房间隔缺损封堵术，择期左心耳封堵术再行房间隔穿刺非常困难，故行房间隔缺损封堵术联合左心耳封堵术"一站式"手术治疗。